ASE's Comprehensive Strain Imaging

ASE 斑点追踪超声心动图应变成像

主　编　[澳]Thomas H. Marwick

副主编　[美]Theodore P. Abraham

主　译　邢长洋　袁丽君

主　审　曹铁生　段云友

副主译　王　辰　张宇新　邱　硕

中国出版集团有限公司

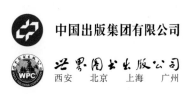
世界图书出版公司
西安　北京　上海　广州

图书在版编目（CIP）数据

ASE 斑点追踪超声心动图应变成像 /（澳）托马斯·H. 马维克（Thomas H. Marwick）主编；
邢长洋，袁丽君主译 . —西安：世界图书出版西安有限公司，2023.11
书名原文：ASE's Comprehensive Strain Imaging
ISBN 978-7-5232-0910-3

Ⅰ . ① A… Ⅱ . ①托… ②邢… ③袁… Ⅲ . ①超声心动图 Ⅳ . ① R540.4

中国国家版本馆 CIP 数据核字（2023）第 220948 号

Elsevier (Singapore) Pte Ltd.
3 Killiney Road,
#08-01 Winsland House I,
Singapore 239519
Tel: (65) 6349-0200; Fax: (65) 6733-1817

书 名	ASE 斑点追踪超声心动图应变成像	
	ASE BANDIAN ZHUIZONG CHAOSHENG XINDONGTU YINGBIAN CHENGXIANG	
主 编	[澳]Thomas H. Marwick	
主 译	邢长洋 袁丽君	
策划编辑	马可为	
责任编辑	张 丹 李 晶	
装帧设计	陕西锦绣前程文化传媒有限公司	
出版发行	世界图书出版西安有限公司	
地 址	西安市雁塔区曲江新区汇新路 355 号	
邮 编	710061	
电 话	029-87214941 029-87233647（市场营销部）	
	029-87234767（总编室）	
网 址	http://www.wpcxa.com	
邮 箱	xast@wpcxa.com	
经 销	新华书店	
印 刷	西安雁展印务有限公司	
开 本	787mm×1092mm 1/16	
印 张	14.5	
字 数	360 千字	
版次印次	2023 年 11 月第 1 版 2023 年 11 月第 1 次印刷	
版权登记	25-2023-306	
国际书号	ISBN 978-7-5232-0910-3	
定 价	138.00 元	

医学投稿 xastyx@163.com ┃ 029-87279745 029-87285296
（如有印装错误，请寄回本公司更换）

谨将本书献给我们的家人、导师、学生和患者。

"我们站在巨人的肩膀上。"

译者名单
■ Translators

主　译　邢长洋（空军军医大学第二附属医院）

　　　　袁丽君（空军军医大学第二附属医院）

主　审　曹铁生（空军军医大学第二附属医院）

　　　　段云友（空军军医大学第二附属医院）

副主译　王　辰　张宇新　邱　硕

译　者　邢长洋　袁丽君　王　辰　张宇新　李者龙　周雪莹

　　　　雷玉嘉　丰　杨　孙汶齐　刘云楠　侯　颖　赵联璧

　　　　邱　硕　周　田　卜　特　薛　丹　李　璠　张　曦

　　　　胡　伟　屈　飚　文立伟

原著主编
■ Editors

主 编

Thomas H. Marwick, MBBS, PhD, MPH, FACC

Director

Baker Heart and Diabetes Institute

Cardiologist

Alfred Health and Western Health

Melbourne, Australia

副主编

Theodore P. Abraham, MD, FASE

Director

UCSF Echocardiography Laboratory

University of California

San Francisco, United States

原著作者
■ Contributors

Theodore P. Abraham, MD, FASE
Meyer Friedman Distinguished Professor of Medicine
Director, UCSF Echocardiography Laboratory
Division of Cardiology
University of California, San Francisco
San Francisco, California, United States

Luigi P. Badano, MD, PhD
Professor
School of Medicine and Surgery
University of Milano–Bicocca;
Professor
Department of Cardiac, Neural and Metabolic
Sciences
Istituto Auxologico Italiano
IRCCS
Milano, Italy

Thor Edvardsen, MD, PhD
Head, Department of Cardiology
Oslo University Hospital
Rikshospitalet;
Professor
Faculty of Medicine
University of Oslo
Oslo, Norway

John Gorcsan III, MD
Professor of Medicine
Director of Clinical Research
Cardiology
Washington University
St. Louis, Missouri, United States

Nobuyuki Kagiyama, MD, PhD
Associate Professor
Department of Cardiovascular Biology and Medicine
Juntendo University
Tokyo, Japan

Allan L. Klein, MD, FRCP(C), FACC, FAHA, FASE, FESC
Professor of Medicine
Cleveland Clinic Lerner College of Medicine
Case Western Reserve University;
Director of Cardiovascular Research
Director of Pericardial Center
Cardiovascular Medicine
Heart and Vascular Institute
Cleveland Clinic
Cleveland, Ohio, United States

Wojciech Kosmala, MD, PhD
Professor of Cardiology
Wroclaw Medical University
Wroclaw, Poland

Kenya Kusunose, MD, PhD
Cardiologist
Cardiovascular Medicine
Tokushima University Hospital
Tokushima, Japan

Thomas H. Marwick, MBBS, PhD, MPH, FACC
Director, Baker Heart and Diabetes Institute;
Cardiologist,
Alfred Health and Western Health, Melbourne,
Australia

Denisa Muraru, MD, PhD, FESC, FACC, FASE
Cardiologist
Department of Medicine and Surgery
University of Milano–Bicocca
Milan, Italy

Kazuaki Negishi, MD, PhD
Professor of Medicine
Nepean Clinical School
University of Sydney
Kingswood, New South Wales, Australia

Dermot Phelan, MD, PhD, FACC, FASE
Director
Cardiovascular Imaging
Cardiovascular Medicine
Sanger Heart and Vascular Institute
Atrium Health;
Director
Sports Cardiology Program
Co-director
Hypertrophic Cardiomyopathy Program
Charlotte, North Carolina, United States

Zoran B. Popović, MD, PhD
Cardiologist
Cardiovascular Medicine
Cleveland Clinic
Cleveland, Ohio, United States

Marielle Scherrer-Crosbie, MD, PhD
Professor of Medicine
Cardiovascular Diseases
University of Pennsylvania
Philadelphia, Pennsylvania, United States

Partho P. Sengupta, MD
Professor
Cardiology
West Virginia University
Morgantown, West Virginia, United States

Amil Shah, MD
Cardiologist
Brigham and Women's Hospital
Boston, Massachusetts, United States

Sirish Shrestha, MS
Postdoctoral Fellow
West Virginia University Heart and Vascular Institute

Paaladinesh Thavendiranathan, MD, SM
Cardiologist
Medicine/Cardiology
Toronto General Hospital
Toronto, Ontario, Canada

James Thomas, MD, FACC, FASE
Director
Center for Heart Valve Disease;
Director
Academic Affairs
Bluhm Cardiovascular Center
Northwestern University
Chicago, Illinois, United States

Jens-Uwe Voigt, MD, PhD, FESC
Professor
Cardiology
Department of Cardiovascular Sciences
Catholic University Leuven;
Head of Echocardiography
Department of Cardiovascular Diseases
University Hospitals Leuven
Leuven, Belgium

　　超声心动图是临床无创心脏检查最为普遍和重要的影像技术，在心脏结构观察和功能评估中发挥着无可替代的重要作用。本书关注的斑点追踪应变技术，能够同时提供关于局部和整体各个方向的心肌运动能力信息，是继心脏解剖学和血流动力学成像之后超声心动图最主要也最成功的新技术。译者多年来一直从事斑点追踪应变技术的临床应用和科研工作，亲历了应变成像从开始主要用于临床科研的小众技术，发展为如今写入指南的不可或缺的重要临床技术这一过程，也充分体会到其在各类型心脏疾病诊断评估中的重要价值和优越性。尽管斑点追踪应变技术的开展已较为普遍，但在与同行的交流中，译者认为仍有必要对该技术的原理和具体临床应用进行系统、全面地讲解和梳理。本书正是这样一部围绕斑点追踪应变成像，从基本技术原理、指标算法解读到各类型心脏疾病应变特征讲解的前沿著作，可为超声心动图从业医生在学习和提高斑点追踪应变技术时提供参考和借鉴。

　　在本书出版之际，译者特别感谢我国著名的超声医学专家曹铁生和段云友教授在百忙之中担任主审，对全书进行审阅和修改，并提出许多宝贵建议。

　　由于译者翻译风格和学识水平有限，难免有疏漏和瑕疵，希望得到广大读者的批评和指正。

邢长洋

前　言

在过去的十年间，几乎所有主要的影像或心脏会议，以及影像期刊上都能看到心肌应变这个基本的物理学参数。心肌应变反映了一定力作用下的心肌形变程度，数十年一直被认为是一种具有潜力的临床指标。然而，十五年前随着斑点追踪技术的发展，心肌应变代表的真正信息才被方便可行地展示。

研究者们都十分青睐这项新的技术，因其能够方便地测量各个心腔的功能，包括以新的生理学角度去看待心脏，从心脏的长轴功能到扭转及解扭转指标。而对于临床医生，将应变用于临床实践的过程则较为缓慢，不同医生的接受度也不同。造成这种情况的原因有很多，并不仅仅是克服临床惯性和某些专家的质疑。首先，关于应变的描述容易引起误解。缩短以负值表示，数值越负，功能越好，这就使得在对于差异和变化的表达上要采取一定的技巧，比如"恶化"和"改善"这样的用词就不如"升高"和"降低"的语义明确。其次，应变有时也略显复杂，在不同方向上，对心肌不同水平、形变的幅度和时机进行测定，有时还需要结合起来（如应变率）进行分析。应变曾被误认为是耗时且难于获得的。曾有报道称，由于不同厂家对于应变测量的定义不一致，应变的变异度大到不可接受。尽管如此，应变还是不可抗拒地继续向前发展，因为它确实是可行、可重复的，并且能够兼顾微小变化检出的灵敏度和较高的重测一致性，使其适用于对治疗反应的序贯评估，如心脏毒性。因此，今年美国推出了关于应变的专门宣讲，这有望推倒应变广泛应用的最后阻碍，其中付出的时间、专业知识和努力现在都得到了奖励。

在这样的背景下，以及对应变得到广泛临床应用的期待下，美国超声心动图学会（American Society of Echocardiography，ASE）同爱思唯尔（Elsevier）出版公司联合出版了这部针对临床读者的应变教科书。尽管应变曾在此前的一些著作中有所提及（包括工程类书籍），但本书的独特之处在于向临床医生展示了应变参数在不同临床场景下是如何帮助诊断和治疗的。

七十多年前，第一张超声心动图问世，此后超声心动图技术不断发展。在超声心动图医师的职业生涯中，随着二维成像、彩色多普勒、经食管超声心动图和负荷超声心动图的发展，我们目睹了该技术在易用性和多功能性方面的巨大进步。应变超声心动图代表了新的一大进步。尽管射血分数和一些常规参数对于二十世纪五六十年代来说是合适的，但当前的技术和临床环境都已经发生了变化。我们现在不仅仅需要诊断是否有功能不良并定量其严重程度，还需要预测其发展，理解其机制，估计其对不同干预措施的反应，并判断其预后。

我非常高兴能够同澳大利亚、欧洲和北美在应变领域的国际专家一起编写此书。我们希望这部新的著作，能帮助提高应变的临床认可度，并鼓励相关的临床医生、科学家和心脏超声企业，最终使该技术进步，造福我们的患者。

目 录
■ Contents

应变成像基础

Thomas H. Marwick, Wojciech Kosmala

背 景

左心室功能的评估是心脏临床的基本需要。为此发展出了很多的技术和参数，目前射血分数仍然是采用最多的指标。超声心动图是应用最为广泛的左心室功能评价技术，因为其装机量大，价格相对不高，而且可以在床旁进行检测。目前的问题在于超声评价射血分数存在一定不足（表 1.1），包括技术上的和生理上的，影响了其重测一致性[1]。经过 30 余年的发展，应变成像已经成为一个准确可靠的临床工具。2020 年是相关工作的里程碑时刻，应变在临床实践中被现行程序术语（CTP）代码收录（93356），作为左心室功能评估的附加评估指标。本章的目的在于介绍应变的技术背景，总结其潜在应用，为读者阅读此后关于心肌应变的主要临床应用做准备。

表 1.1　目前用于评估左心室整体和局部功能的超声心动图技术的不足

整体（EF）	局部（WMSI）
变异度	变异度
对轻度功能异常不敏感	对梗死和缺血心肌辨别难
左心室肥厚时不准确	无法在左束支传导阻滞时应用
心动过速时不准确	在严重的左心室功能不良时不准确
无法评估右心室和左心房功能	
无法评估舒张功能	

EF：射血分数；WMSI：室壁运动评分指数

采用一种新的技术往往都会存在困难。找到采用新技术的动力在于，认识到现有技术在整体和局部功能评估中的不足（表 1.1）[1]。理想的测量技术包括两个方面：有效性和可靠性（图 1.1）。有效性（或准确性）是指该测量技术与某些外部标准是否存在差异。应变的准确性已经经过在体声纳微测量法对组织位移的实验对比验证，以及临床核磁标靶的对比验证证实[2-5]。尽管对于临床而言，准确性很重要，在大多数情况下，我们并不太担心固定存在的偏倚（当测量同参考标准差异在 5% 以内时），而更关注测量的随机变异对个体间或不同时间测量结果可比性的影响。这反映了可靠性或精确度。在序惯检测中，该工具应足以敏感到检出细微差异，其可靠性可通过真值的方差与真值 + 误差的方差之比计算。重要的是要认识到，现有技术的有效性和可靠性都存在不足，特别是重复性欠佳。比如，二维射血分数的 95% 可信区间超过 10%[6]，这就意味着射血分数从 54%（正常）降低到 45%（中度受损）可能仅仅是测量的变异度造成的。尽管三维射血分数的变异度相对较小，但也超过了 5%[7]。

应变的物理学基础

定 义

应变是物质的一种基本属性，是指其在力的作用下的形变。这个力可以是来自心脏以外，属于弹性的一种表现（第 10 章）。但更多时候，是内在的心肌收缩。由于心肌被假定为不可压缩，因此一个方向的缩短就意

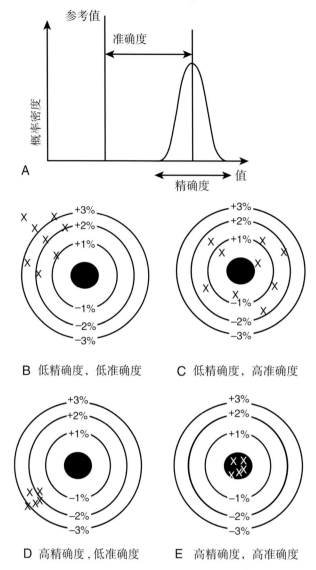

图 1.1　影像测量的基石—准确性和可靠性。这些参数是指测量值同参考"真值"差异以及测量值之间的分布。（A）该图说明了对于"真值"（中心点）高估或低估测量的偏差。（B）低精确度（测量间差异大）且低准确度（平均值同参考值偏差 2%）。（C）低精确度（测量间差异大）但高准确度（平均值同参考值重合）。（D）高精确度（测量间一致性高）但低准确度；尽管此情况并不完美，大部分临床医生能够对持续存在的高估或低估进行校正。（E）理想的高精确度且高准确度情况

味着横断面的增厚。

　　Lagrangian 应变（ε）是指基线心肌长度（L_0，通常是舒张末期）与一段时间后心肌长度之差（L，通常是收缩末期）与基线心肌长度的比值。这就是斑点追踪应变技术所测得的应变（图 1.2）：

$$^{\varepsilon}Lagrange = \frac{L-L_0}{L_0}$$

　　如果应变是计算形变过程中一段无限小的时间间隔（dt）中发生的瞬时长度变化，这种应变称为自然应变。对于组织速度应变，在这种应变计算中不以初长度作为参考[2]。

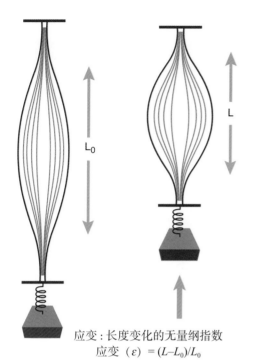

应变：长度变化的无量纲指数
应变（ε）= $(L-L_0)/L_0$

图 1.2 应变定义

$$\varepsilon_N(t) = \int_{t_0}^{t} \frac{L(t+dt)-L(t)}{L(t)}$$

在这种情况下，总应变量是 t_0 到 t 之间所有无限小时间内的应变的集合。

如果应变很小，Lagrangian 应变与自然应变接近相等，但形变 > 10% 时（比如心动周期中），两种方法结果不同。目前大部分影像技术（斑点追踪超声心动图，心脏核磁共振，核医学成像）都测量的是 Lagrangian 应变。

应变是无量纲参数，以百分数表示。当用于表达收缩期长轴或环向缩短，其值应为负数，因为 L 小于 L_0；相反，径向增厚为正值。

应变的测量并未考虑心肌运动的时间方面，但该方面的信息可以用应变率（Strain rate，SR）来表达，SR 代表了形变的平均速率，单位是 s^{-1}：

$$SR(t) = \frac{d\varepsilon(t)}{dt}$$

应变可以是各心肌节段的形变，也可以是沿着整个室壁或心腔的整体形变，后者是目前应用最广泛的整体长轴应变（global longitudinal strain，GLS）的基础。尽管该参数是目前临床应用最广的指标，需要注意的是应变并不是一个黑箱指标，还要注意其完整的应变曲线。

尽管将长轴应变（缩短）表达为负值从物理学的角度是完全正确的，但其导致一些非专家人员在应变的解释上出现明显的误解。当应变使用从研究者和心脏学者扩展到其他临床医生（如评估心脏毒性的肿瘤科医生）时，就产生了问题。近来，一些作者开始使用 GLS 的绝对值（正值）来报道结果[8-9]。影像专业期刊提出为了提高对 GLS 的理解，应规范为使用绝对值（正值）[10]，或标记为整体长轴缩短。但如果将 GLS 表示为正值，那么同样的逻辑下 EF 将成为负值。该表达问题还需进一步讨论，但目前在指南中仍建议表达为负值。

应变生理学

左心室和右心室三个维度上的应变分别是：长轴（心尖切面获得）、环向（短轴切面获得）和心肌厚度测量（短轴径向和心尖切面横向）。在这三个方向的应变中，长轴应变最为稳健，应用也最为广泛。环向应变似乎并不能提供关键信息，尽管也曾有研究将其用于预测左心室重构[11]。径向和横向应变是最不可靠的，其原因可能是其用于计算应变的心肌少。因此，不建议使用径向应变。此外，尽管总形变应当通过测量三种弧向应变成分获得，但在临床实际中常常忽略弧向形变，除扭转（torsion）外 [译者注：torsion，通常应译为扭力，并不等同于物理学上的同一术语，在绝大多数文献中指的是在单位长度上（通常是心尖到心底）的扭转角度；在此处指的是心尖到心底的扭转角度，和文献以及现有软件中常提到的 twist（扭转）等同]。

心肌纤维螺旋排列，因此收缩将导致长轴缩短，并引起径向增厚。这样的排列方向具有机械优势，即大概 10% 的心肌纤维缩短能够转化为 50%EF（图 1.3）。心肌为多层结构，长轴纤维主要位于心内膜下和心外膜下心肌，径向纤维则位于中层。这些倾斜排列的纤维就产生了心尖逆时针扭转（twist）和心底部顺时针扭转，共同产生了心室的扭转收缩[12-13]。总扭转角度同解扭转速度相关，解扭转引起等容舒张期压力降低，产生舒张期心室内压力差令左心室充盈（图 1.4）。有两点需要注意：首先，应变测量的方向是相对于室壁而言，而非心肌纤维方向；其次，尽管分别测量心内膜下和心外膜下心肌功能可能很有价值，但这是基于两层心肌运动不同的假设，尚未得到有力证明。

应变是一个射血期的参数，因此受负荷影响，特别是后负荷，而受和左室大小相关的前负荷和心率影响较小。由于负荷依赖性这一不足，应变并不是表示收缩能力的最佳指标。实际上，应变率在此方面可能更有优势，其被证明与 dP/dt 相关，能更好地反映心肌的收缩特征[14]。

虽然左心室 GLS 和 EF 都是射血期的指标，但并不一定相关。EF 与 GLS，整体环向应变（global circumferential strain，GCS）、室壁厚度、左室大小和舒张期容积都有关系[15]，尽管左室 EF 与 GCS 的平方成比例，但其同 GLS 是线性关系。左室 EF 同左室内径呈负相关，因此更小和更加肥厚的左心室即使 GLS 受损，但 EF 往往有所保留。这些相互关系在瓣膜性心脏病中尤为重要，详见第 7 章。

超声心动图应变的方法学

组织速度成像

对于应变测量的基础工作其实已经有数

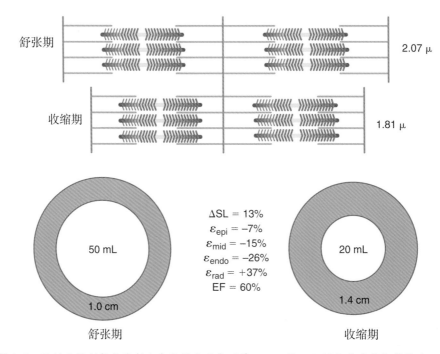

图 1.3　肌纤维缩短转化为射血分数的应用生理学。10% 的心肌纤维长度变化转化为 −7% 的心外膜下应变（ε_{epi}），−15% 的中层应变（ε_{mid}）和 −26% 的心内膜下应变（ε_{endo}），相应的径向应变（ε_{rad}）为 37%，射血分数（EF）为 60%

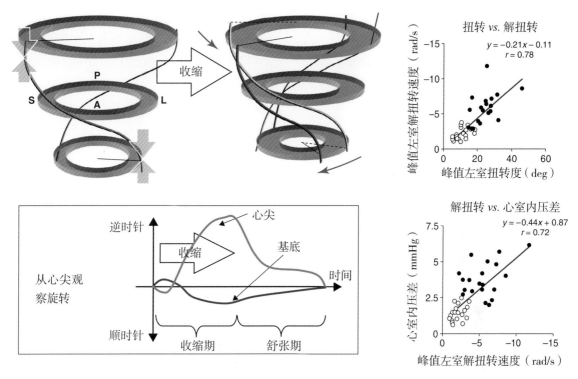

图 1.4　在不同心肌水平测量环向应变以评估左室扭转和解扭转。扭转度与解扭转速度相关，后者是左室舒张期充盈能力的标志

十年的历史，是通过使用微晶体在动物模型上完成的。超声心动图最早使用该参数是在 20 世纪 90 年代通过组织速度成像进行测量的。该技术通过测量感兴趣区方向上的速度差，得到应变率，进一步通过积分得到应变（图 1.5）。该方法的优势是其时间分辨力很高，能够可靠的测量应变率。但是，其不足在于多普勒具有方向依赖性，所以对于偏离声束方向的室壁形变评估可存在明显的低估。其次，其信噪比较差。

二维斑点追踪

随着 2000 年左右斑点追踪技术的发展，应变临床应用的可行性开始明显提高[16]。该技术的原理类似于电脑的光学鼠标，心肌的特征被斑点技术形成的纹理标记。当心肌运动时，能够逐帧追踪斑点，从而评价心肌相对于原测量的形变。该假设认为斑点不会移出观察平面。然而，当心肌收缩期扭转时，

斑点实际上会移出平面，意味着收缩晚期和舒张期的测量可信度低于收缩早期。使用标准的二维成像，斑点追踪技术的帧频在 50~90 帧/秒。在很多情况下（如负荷超声的心动过速时），将导致取样频率不足，引起

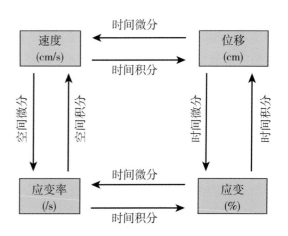

图 1.5　位移、速度、应变和应变率的关系。这些参数间的数学关系是基于空间和时间的积分和微分

应变和应变率的低估。目前正在研发新的设备以提高时间分辨率，这些新技术将可能有新的应用，比如弹性成像，但要以牺牲图像质量为代价。

三维斑点追踪

三维斑点追踪技术的优势在于能够追踪移出平面的斑点，因此其信号更加可靠，特别是在收缩晚期和舒张期。但是，三维成像的时间分辨率低于二维成像，其帧频在每秒20个容积图像左右。通常，时间和空间分辨率无法兼顾。目前，尽管二维斑点追踪并不完美，但它仍然是应变成像最可行和可靠的手段。

分层应变

自心外膜（较低）至心内膜（较高）存在正常的心肌应变梯度，分层应变可能识别该梯度关系是否异常，用以提高疾病诊断信息[17]。但是，尽管心肌分为不同层面，但它们都由间质组织联合在一起，因此似乎一层的形变会对另一层造成影响。此外，同径向应变相似，感兴趣区越小，其应变的变异度越大。该方法不足的典型表现就是，即使发生透壁心梗，梗死区的心内膜下环向应变仍然不为0[18]。

图像获取及处理

图像获取

对二维应变的测量，需要获取心内膜界限清晰的高质量图像，帧频达到50~90帧/秒。尽管环向应变需要获取短轴图像，但大部分临床应变使用的是GLS，从心尖四腔、两腔和三腔切面获得。尽管有研究采用单切面计算应变，但其变异度高于三个切面平均应变，因此不做推荐[19]。需要特别注意相关细节（表1.2）。详细的应变操作和技术指南已经发表[20-21]。

应变测量依赖于对室壁的准确追踪，因此并不是所有患者均可行，例如并不能对所有患者采用双平面法测量射血分数。尽管如此，GLS在90%以上的患者中是可行的。同常规二维图像的受限条件一样，肺部疾病比肥胖对应变测量的影响更大。

图像处理

不同厂家间应变测量的差异是目前GLS在临床实践中推广应用的主要障碍，其差异主要是后处理方式的不同[22]。某些厂家追踪心内膜以计算心内膜下心肌应变，数值高于中层、心外膜下和整体应变。其他差异来源包括对峰值还是收缩末期应变进行自动测量，当存在收缩后收缩时，二者可能存在不同。最后，各厂家的算法也不尽相同，也会导致差异。目前欧洲心血管影像协会和美国超声心动图学会工作组，联合主要的超声心动图学会和厂家，已经降低不同厂家的应变差异[23]，目前似乎比2010年报道的有所改善[24]。需要注意重复测量引起的常规指标（包括内径和射血分数等）差异是大于GLS差异的。

GLS的应用还具有一定的技术难度和专业知识要求。但同组织多普勒相比，斑点追踪应变技术已经明显提高了其测量可行性。

表1.2　获取并选择适当的图像进行整体长轴应变测量

适当的深度	适当的图像深度，要能够显示舒张期二尖瓣环，特别是瓣叶和瓣环的连接点。常常还要包括左心房的上半部分
适当的扇面宽度	扇面宽度，要能够显示舒张期的整个心尖，以及部分右室以保证能够捕捉到整个室间隔，还要包括前壁和侧壁的心外膜边界。扇面加宽可能需要牺牲帧频，但如果帧频仍在40~70帧/秒，还是可以接受的
适当的增益设置	稍高的增益有助于检查心内膜追踪的情况
避免缩短	缩短有可能造成对心尖应变的高估
清晰的心内膜边界	需要清晰适当的心内膜边界，同进行左室容积和射血分数测量一样
心电图波形	高质量的心电图波形是必须的，因为QRS和T波常用来定义收缩的开始和结束

初学者达到专家水平仍存在学习曲线（图1.6），但时间并不长[25]。建议在了解应变技术的局限性和潜在不足后再进行应用。

GLS 具有负荷依赖性，但该局限性存在于所有收缩功能指标中。尽管 GLS 的绝对值＞18% 为正常，像其他界值一样，正常应变存在"灰区"（16%~18%），其影响因素包括后负荷[26]、年龄和性别[27]。

后处理的第一步是心肌追踪。目前的软件将自动识别二尖瓣环和心尖的基准点，进行全自动测量。所有的软件都由运行操作者进行调整，检查追踪是否准确。后处理的第二步是标出感兴趣区，常见的问题是将心包包括进去，造成感兴趣区过宽，将导致形变的低估。第三步是识别收缩起始，有不同的算法，包括 R 波升支和心尖长轴主动脉瓣开放。需要特别注意此步骤，因为后续的缩短是从此点开始计算。图 1.7~图 1.10 展示了不同厂家的后处理过程[28]。

不同方式的半自动测量提高了对左室功能评价的速度和重复性[29-33]，如射血分数和应变，但需要在专家的监督下完成[29-32]。不过，尽管 GLS 测量存在学习曲线，但无经验的超声心动心动图者也能达到很高的准确度 [组内相关系数，0.975；95% 可信区间（CI），0.912~0.998，和专家水平相似（0.996；95%CI，0.988~1.000；$P = 0.0002$）][25]。也有对左室 EF 和整体长轴 GLS 的全自动测量方法[33]。全自动测量方法对功能正常的心脏识别较为可靠，但对功能不良的心脏功能评估准确度降低，这可能是由于图像质量不佳常会导致低估。因此，对异常检查的自动识别和测量需要人工审核，若能有自动的筛查程序将十分有用，比如对肿瘤治疗相关的心脏功能不良进行评估和诊断[34-35]，以及在社区中进行无症状左室收缩功能不良检出[36-38]。在这些情况下，并不总是能得到有经验的 GLS 测量者进行及时的结果解读，所以具有高阴性预

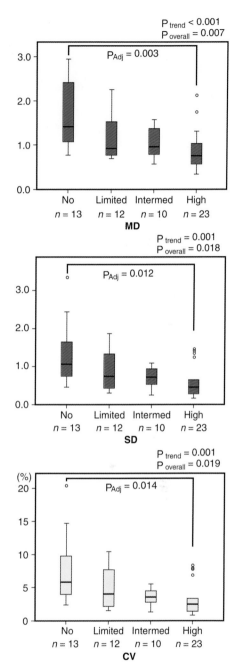

图 1.6　经验对应变测量的影响。该研究根据经验将操作者分为四组，计算 9 例不同图像质量的 GLS。比较组内相关系数、平均差异（MD）、标准差（SD）和变异系数（CV）[25]。随着经验的增加，GLS 的 MD、SD 和 CV 均明显降低。High：高经验组；Intermed：中等经验组；Limited：经验有限组；No：无经验组

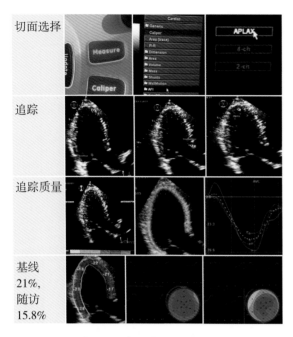

图 1.7 使用自动功能成像（AFI; GE Medical Systems）测量 GLS 的步骤[28]。

切面选择：心尖长轴切面是 AFI 的第一个切面。在测量菜单选择 AFI，从心尖长轴切面开始。该软件能够进行手动选择主动脉瓣关闭的时刻来标记收缩末期。

追踪：AFI 将自动从收缩末期开始追踪，但有必要对于识别困难的图像进行基准点（瓣环和心尖）的手动标记。基准点应定位在心内膜边界，而非心肌或心包上。对收缩末期的自动定位是基于 QRS 波或 T 波结束后预期时间长度的时刻来实现的。

追踪质量：这是应变分析最重要的一步。需要人工观察判定软件识别的和实际的心内膜边界是否相符。软件追踪完整度的自动显示是基于节段内边缘检测的统计算法，不能替代人工观察。必要时可调整感兴趣的边界和宽度。例如包括了心包，将导致 GLS 低估。应变曲线也常用于判断追踪质量。在正常的心室中，应变曲线在形态、时间和幅度上都应该基本相似，如果出现明显的偏离，应进一步检查追踪情况。

整合：当三个切面心动周期长度相似时，AFI 通过参数展示的方式给出峰值收缩应变（牛眼图）。在本例中，随访的 GLS（−15.9%）相对于基线检测（−22.1%）有所降低

测值的自动程序会有很大帮助。

结果展示

在图像数据处理完后，需要展示和解读其结果，如定量的测量结果，波形或参数展示。斑点追踪获得的大量的测量参数可能令人产生抵触，这可能也是该技术推广中的阻碍之一。

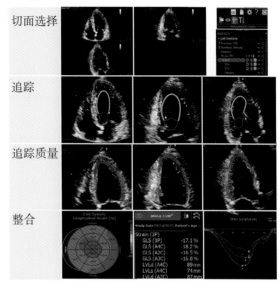

图 1.8 使用 AutoStrain（Image Arena, TomTec Imaging Systems）进行 GLS 测量的步骤[28]。

图像选择：AutoStrain 属于第三方图像分析平台，需导入 DICOM 格式图像。双击选择心尖四、二、三腔图像，拖入工作框。

追踪：整个左心室的心内膜边界将被自动追踪，从二尖瓣插入点起始。收缩末期的时机自动定位在左室容积最小时，也可以通过手动测量左室流出道多普勒频谱来定位主动脉瓣关闭时刻。

追踪质量：通过人工观察判断追踪质量，可能需要调整舒张末期和收缩末期的心内膜边界。

整合：在追踪完心尖三个切面后，节段性的应变将结合在一起得到 GLS，该步骤不需要三个切面有相似的心动周期长度

最有用的幅度参数包括：

1. 峰值（最大）应变：是指整个心动周期中的最大应变，应用广泛，通常是将所有左室节段的应变值进行平均作为 GLS。

2. 峰值收缩期应变：即收缩期的最大应变。

3. 收缩末期应变：该参数需要明确定义收缩末期的时间，一般是通过频谱多普勒来定位主动脉瓣关闭的时刻。其较收缩力同每搏量和射血分数的相关性更高。

4. 收缩后收缩应变：是指在收缩末期结束后发生的缩短，有时表示为收缩后收缩指数（PSI，收缩后收缩同总应变的比值）。该

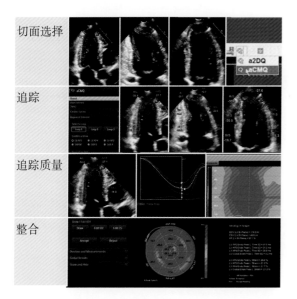

图1.9 使用自动心脏运动定量（aCMQ; Philips, Best, Netherlands）进行GLS测量的步骤[28]。

图像选择：在获得了适当的图像后，激活aCMQ进行图像处理。该软件不需要从特定切面开始。

追踪：aCMQ可以进行自动追踪，在边界识别困难的图像中也可以手动标记三个基准点（两个瓣环和心尖）进行半自动追踪。

追踪质量：相似的，也需要人工观察判定软件识别的和实际的心内膜边界的符合度。必要时可调整感兴趣区的宽度和边界。对感兴趣的调节有助于避开心包层和乳头肌，如不进行调整可能会导致GLS的高估或低估。

整合：在获得应变曲线后，将通过参数展示（牛眼图）给出峰值收缩应变，本例中为−21%，正常

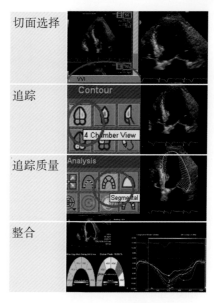

图1.10 使用速度向量成像（VVI）（Siemens, Mountain View, CA）进行GLS测量的步骤[28]。

图像选择：在获得了合适的心尖切面后，在图像上右键选择VVI功能。对初始切面并无顺序要求。对收缩末期的定义依据心电图的QRS和T波实现。

追踪：需要手动追踪整个左心室心内膜边界，需要注意对起始点，即二尖瓣插入点的追踪，包含乳头肌可能会导致GLS高估。通常在收缩末期进行追踪，也可以手动调节追踪时间。

追踪质量：同AFI和aCMQ相比，人工观察VVI的追踪质量可能较为困难，因为其轮廓为线性追踪。"心内膜向量"显示可以打开或关闭，以利于图像的视觉处理。处理过程中，将增益稍微调高，可能有利于心内膜追踪，必要时可进行冻结和逐帧观察。

整合：在完成三个心尖切面的追踪后，局部应变将被整合在一起得到基于峰值或峰值收缩应变的GLS。最新的版本可以显示牛眼图，无需各切面的心动周期长度相似

指标是缺血和心肌活力的标志（图1.11）。

　　5. 收缩期应变率：该指标同心肌收缩力指标线性相关，如dP/dt。

　　6. 舒张期应变率：舒张期应变包括两个阶段，被动和主动充盈阶段[2]。但是，对于二者的测量时机和幅度尚不统一。

　　7. 等容收缩和舒张速度波形：这些指标在心肌缺血时可能从负值翻转为正值。

　　除测量收缩幅度外，应变图像也能测量时间参数。同超声心动图的其他时间指标相同，应变衍生的时间指标其变异度大于幅度指标，且斑点追踪图像的取样频率可能过低。尽管如此，在大约十年前左室机械离散度（LV

mechanical dispersion，LVMD）（图1.12）就被证明同心律失常相关[39-40]。最近的meta分析表明，最佳的LVMD截断值为60~70 ms（图1.13）。在心律失常人群中，LVMD的预测价值优于左室EF和GLS，心律失常组的LVMD平均比对照组高20 ms；LVMD每提高10 ms都同心律失常独立相关（HR 1.19，95%CI 1.09~1.29；$P < 0.01$）[41]。时间参数也用于评价左室同步性，但不如幅度指标应用广泛。

　　除应变曲线外，一些参数展示能够综合

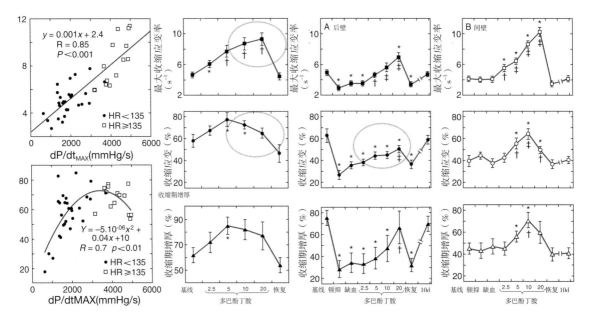

图 1.11 通过应变和应变率来判断心肌缺血。在封闭胸腔的猪模型中，在灌注不足 30min 后观察多巴酚丁胺反应，应变率对缺血的判断最佳。对多巴酚丁胺增长剂量 [以及相应的心率（HR）] 的正常应变反应是在左心室腔变小时达到平台，而正常的应变率反应是持续降低

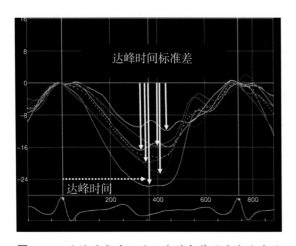

图 1.12 收缩弥散度。该心室的各节段应变曲线呈现不同的时间模式，可以通过达峰时间测量。达峰时间的标准差反映了收缩的一致性程度，是心律不齐的测量指标

幅度、空间和时间信息，如牛眼图和节段性 M 型应变率图。M 型的展示对于收缩和舒张时机的不同非常有效，通常需要对两个机械事件进行标记来实现：主动脉瓣关闭和二尖瓣开放。根据左室流出道频谱多普勒标记主动脉瓣关闭。二尖瓣的开放时间是在二尖瓣多普勒频谱 E 峰起始处标记的。

界定正常范围

正常的心肌缩短大概为 20%。然而，界定正常范围有一点困难。首先，在临床中心中进行超声心动图检查的"正常人"其实是为了给某些临床症状寻找诊断线索的。因此，正常志愿者可能更适合进行正常值研究。在不同患者人群中关于 GLS 的 meta 分析已经得到相应的平均值分布，但正常人群的 GLS 离散情况尚未有准确的界定[42-43]。对于 GLS 正常范围下限界定的困难是阻碍 GLS 进入临床实践的原因之一。

在最近的个体化 meta 分析中，根据 2011 年以来发表的文章，报道了 GLS 的正常值范围，取代了此前的 meta 分析[43]，也反映了斑点追踪技术的进步，即不同厂家间差异的降低[44]。该结果基于 25 项报道中的 8 项，包括了 2396 例患者，平均年龄 42 岁（范围 18~92 岁），体表面积 $1.7 \pm 0.2 \ m^2$。GLS 的正常范围是 –21.0% ± 2.6%，因此更

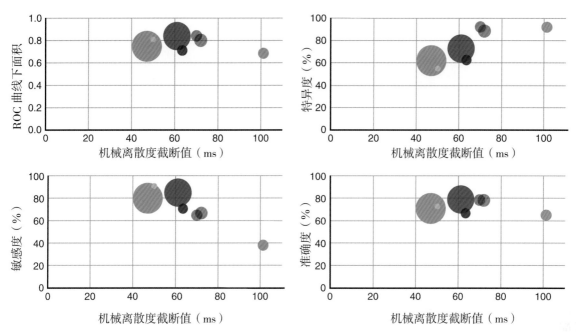

图 1.13 机械离散度截断值的选择。近期关于机械离散度预测严重心律失常的截断值研究，包括 ROC 曲线的面积、敏感度、特异度和准确度

负于 -18% 肯定正常，大于 -16%（即绝对值小于 16%）很可能异常，有 2.8% 的正常人处于此范围。在 -16% 至 -18% 之间无法判断，可能异常，也可能是后负荷和年龄增加相关的正常情况，或反映了亚临床疾病对应变的影响。需要注意，无需在进行临床诊断（如冠心病）的患者界定其应变是否在正常范围。不论原因如何，年龄相关的 GLS 变化对 60 岁以上的人群有明显影响，该人群同 60 岁以下的患病人群相比，GLS 有所减低（19.9% ± 2.9% vs. 21.1% ± 2.6%，P < 0.01）（图 1.14）。GLS 的正常范围还随着常见的临床指标，如体重和血压变化而变化。表 1.3 列出了同一人群不同厂家软件测量得到的 GLS 平均值和下限[24]。该结果与 meta 分析中不同厂家 GLS 正常值范围相似 [General Electric（-20.7% ± 2.4%），Philips（-20.1% ± 2.4%），Siemens（-20.0% ± 2.7%）]，Tomtec 系统的值略高（-22.2% ± 2.7%，P < 0.01 vs. 其他厂家），可能是因为其测量了心内膜应变。据

报道，女性的应变值较低，可能与女性的心脏较小有关；在没有心血管疾病或传统风险因素的人群中，男女 GLS 的绝对值差异大于 1%[27,45]。

尽管在 -16% 至 -18% 范围内应变无法明确是否异常，但患者自身进行前后对照是可靠的（如化疗心脏毒性的序贯评价）[46]。基于应变得到的心肌做功（myocardial work，MW），通过将心肌应变和后负荷整合在一起，能够克服应变的后负荷依赖性[47]，可用于不同负荷条件下的比较[47-48]。该指标，经动物模型验证，可将心肌缩短与左室内压力变化联系起来，其中压力变化由外周动脉压估计得到。在血压可能发生序贯变化的情况下，MW 非常具有应用前景，如潜在心脏毒性的序贯评估和运动相关心脏功能评估。但是，该指标的一个重要不足是其正常范围变异较大，导致正常和疾病状态下的取值范围有较多重叠。

当测量节段性指标而不是 GLS 时，正常

值范围可能存在问题。GLS 的可靠性一定程度上是由于其为平均所得，减少了单个节段应变的误差。节段性应变受噪声和随机差异的影响较大。需评估应变信号以进行质量控制，因为某些应变曲线波形可能是非生理性的。收缩后收缩是心肌缺血的特异性信号（见图 1.11）。

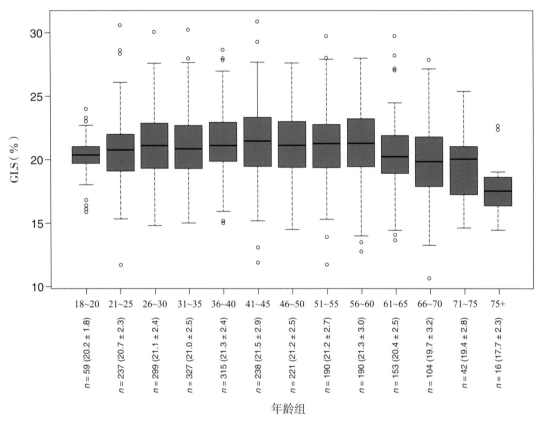

A

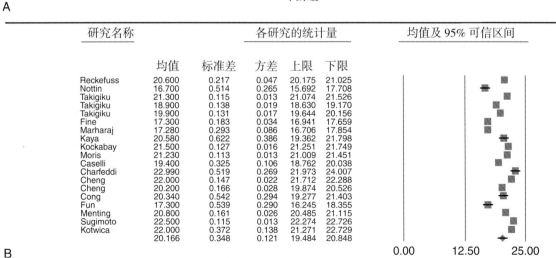

B

图 1.14　正常应变和年龄。根据最近的个体化 meta 分析，各年龄的应变正常值范围表现出随年龄减低的趋势

表1.3 不同软件测量同一人群的 GLS 正常值范围

	GE	Tomtec	Siemens	Philips
均值	21	21.5	20	18.8
下限（2SD）	17.1	17.5	16.4	15.2

GE：General Electric; SD：标准差（引自 Farsalinos KE, Daraban AM, Ünlü S, et al. Head-to-head comparison of global longitudinal strain measurements among nine different vendors. J Am Soc Echocardiogr, 2015,28:1171-1181.e2.）

除左心室外其他心腔的应变测量

可对心脏所有腔室进行心肌应变测量。左心室和右心室的应变测量通常依据 R 波激发。左心房和右心房应变可以使用 R 波激发，也可以使用 P 波激发。各腔室的应变曲线见图 1.15 和图 1.16，并将在后续章节进行讨论。

右心室以及左右心房的壁都相对较薄；因此，应特别注意感兴趣区的定义，以确保追踪的准确性。在正常的心脏，右心室游离壁长轴应变绝对值高于左心室。出于技术原因，对右室游离壁和室间隔的整体追踪比单独的游离壁追踪准确度高，但右心室游离壁单独应变更能代表右心室收缩功能。

左心房应变（右心房应变类似）评估储备、通道和泵功能（见图 1.15）。这些功能同心室充盈和心血管系统状态有关。储备功能同心室收缩期静脉回流至心房相对应，由心房特征（舒张性和僵硬度）和心室收缩共同决定。通道功能与心室舒张早期血流进入心室相对应，受到心室舒张功能和心房后负荷的影响。主动泵功能反映了心房固有的收缩能力，受心室顺应性的调节。

左房大小（受心房压力和肺静脉压力影响）对应变有重要影响。对左心房顺应性的评估类似于左心室做功，融合了左心房容积对左心房应变的影响。

临床应用

对于检出左心室功能的早期变化，GLS 比左心室 EF 更加敏感[49-51]，是亚临床左心室功能不良的可靠指标，可用于诊断和预后评估。在多种疾病中 GLS 都具有重要的负性事件预测能力，其预后风险分级价值高于左心室 EF[52-55]。一项比较了 GLS 和左心室 EF 的 meta 分析显示，每个标准差变化的 GLS 的判断价值是 EF 的 1.5 倍，不论是 EF 减低还是保留[54]。GLS 的诊断价值基于其对多种情况下亚临床左心室功能不良的检出能力，包括早期心力衰竭（简称"心衰"）（如心脏毒性、糖尿病、高血压和肥胖）和瓣膜病（主旨插图 1.1）[1]。近期研究报道，由 GLS 减低定义的左心室收缩功能不良比左心室 EF 定义的发生频率高，在社区人群中是心血管事件的良好且独立预测指标[53,56]。有证据表明，斑点追踪测量的左心室解扭转，在预测临床前期疾病和临床明显心衰（EF 保留）的不良结局方面有重要价值[57-59]。

应变已经成为评估心房和心室功能的有力工具，相对于传统指标有明显优势。最后，应变已被用于明确影响心肌功能的潜在疾病。

这些应用基于应变的局部分布，类似于心肌组织定征。比如，某些特定模式的局部形变不均已用于区分淀粉样变和其他形式的心肌肥厚，以识别肥厚型心肌病。作为功能指标，应变对异常心肌的评估可能受到正常心肌的影响，导致某些功能变化被掩盖或夸大。

结 论

心脏功能评估（特别是左心室）对于心脏病学中的决策制定至关重要。尽管目前所有的临床医生都依靠左心室 EF 进行决策，但 EF 的可靠性和准确性存在根本性的问题。此外，左心室 EF 在 EF 减低的心衰为主流的时

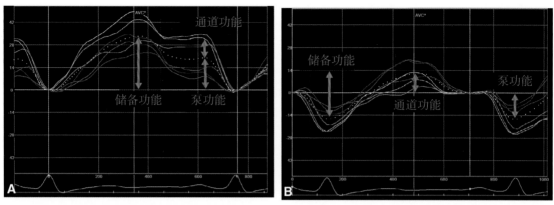

图 1.15　左心房应变曲线组成。心房应变曲线可划分为储备功能（全过程）、通道功能和泵功能应变。（A）QRS 波为参考点；（B）P 波为参考点

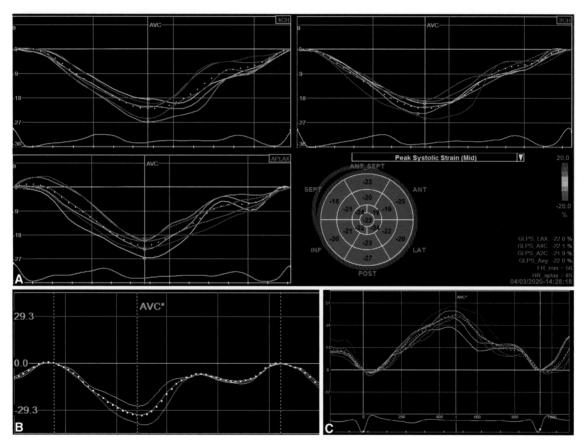

图 1.16　不同心腔的应变曲线。（A）左心室三个心尖切面的应变曲线和牛眼图；（B）右心室游离壁；（C）右心房

代发挥了重要作用，但目前 EF 保留的心衰已成为心衰的主要类型，需要新的方法和指标，以检出亚临床疾病并进行序惯检查[60]。在大部分实验室，GLS 仍不是临床常规检查。其受限原因主要包括耗时长（但每个检查只增加几分钟）和学习曲线（但时间很短）[61-62]。本书的其他章节将对应变技术的应用进行更详尽的说明。

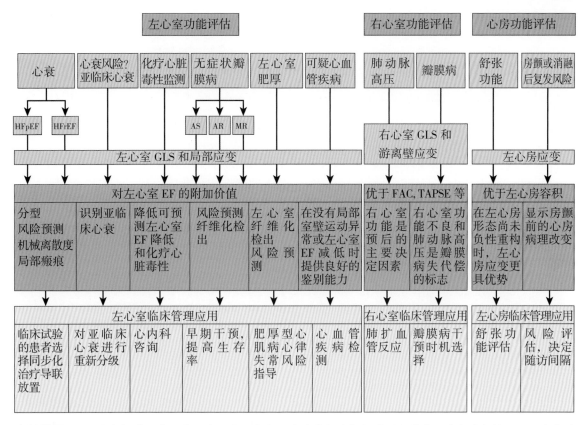

主旨插图 1.1　应变相对于常规左心室、右心室和心房功能评估指标的附加价值。在大多数情况下，应变的主要作用是检出亚临床功能不良，包括疾病早期改变 [1]。HFpEF：射血分数保留的心衰。HFrEF：射血分数减低的心衰；AS：主动脉狭窄；AR：主动脉反流；MR：二尖瓣反流；FAC：面积变化率；TAPSE：三尖瓣环收缩期最大位移

参考文献

[1] Potter E, Marwick TH. Assessment of left ventricular function by echocardiography: the case for routinely adding global longitudinal strain to ejection fraction. JACC Cardiovasc Imaging, 2018,11:260-274.

[2] Buchalter MB, Weiss JL, Rogers WJ, et al. Noninvasive quantification of left ventricular rotational deformation in normal humans using magnetic resonance imaging myocardial tagging. Circulation,1990,81:1236.

[3] Maier SE, Fischer SE, McKinnon GC, et al. Evaluation of left ventricular segmental wall motion in hypertrophic cardiomyopathy with myocardial tagging. Circulation,1992,86:1919.

[4] Yeon SB, Reichek N, Tallant BA, et al. Validation of in vivo myocardial strain measurement by magnetic resonance tagging with sonomicrometry. J Am Coll Cardiol, 2001,38:555-561.

[5] MacGowan GA, Shapiro EP, Azhari H, et al. Noninvasive measurement of shortening in the fiber and cross-fiber directions in the normal human left ventricle and in idiopathic dilated cardiomyopathy. Circulation,1997,96:535.

[6] Otterstad JE, Froeland G, St John Sutton M, et al. Accuracy and reproducibility of biplane two-dimensional echocardiographic measurements of left ventricular dimensions and function. Eur Heart J,1997,18:507-513.

[7] Jenkins C, Bricknell K, Hanekom L, et al. Reproducibility and accuracy of echocardiographic measurements of left ventricular parameters using real-time three-dimensional echocardiography. J Am Coll Cardiol, 2004,44:878-886.

[8] Park JJ, Park JB, Park JH, et al. Global longitudinal strain to predict mortality in patients with acute heart failure. J Am Coll Cardiol, 2018,71:1947-1957.

[9] Kagiyama N, Sugahara M, Crago EA, et al. Neurocardiac injury assessed by strain imaging is associated with inhospital mortality in patients with subarachnoid hemorrhage. JACC Cardiovasc Imaging, 2020,13:535-546.

[10] Flachskampf FA, Blankstein R, Grayburn PA, et al. Global longitudinal shortening: a positive step towards reducing confusion surrounding global longitudinal strain. JACC Cardiovasc Imaging, 2019,12:1566-1567.

[11] Hung CL, Verma A, Uno H, et al. Longitudinal and circumferential strain rate, left ventricular remodeling, and prognosis after myocardial infarction. J Am Coll Cardiol,2010,56:1812-1822.

[12] Esch BT, Warburton DER. Left ventricular torsion and recoil: implications for exercise performance and cardiovascular disease. J Appl Physiol,2009,106:362.

[13] Buckberg G, Hoffman JIE, Mahajan A, et al. Cardiac mechanics revisited. Circulation,2008,118:2571.

[14] Weidemann F, Jamal F, Sutherland GR, et al. Myocardial function defined by strain rate and strain during alterations in inotropic states and heart rate. Am J Physiol Heart Circ Physiol,2002,283:H792-H799.

[15] Stokke TM, Hasselberg NE, Smedsrud MK, et al. Geometry as a confounder when assessing ventricular systolic function: comparison between ejection fraction and strain. J Am Coll Cardiol,2017,70:942-954.

[16] Leitman M, Lysyansky P, Sidenko S, et al. Two-dimensional straina novel software for real-time quantitative echocardiographic assessment of myocardial function. J Am Soc Echocardiogr,2004,17:1021-1029.

[17] Leitman M, Lysiansky M, Lysyansky P, et al. Circumferential and longitudinal strain in 3 myocardial layers in normal subjects and in patients with regional left ventricular dysfunction. J Am Soc Echocardiogr,2010,23:64-70.

[18] Chan J, Hanekom L, Wong C, et al. Differentiation of subendocardial and transmural infarction using twodimensional strain rate imaging to assess short-axis and long-axis myocardial function. J Am Coll Cardiol, 2006,48:2026-2033.

[19] Thavendiranathan P, Negishi T, Cote MA, et al. Single versus standard multiview assessment of global longitudinal strain for the diagnosis of cardiotoxicity during cancer therapy. JACC Cardiovasc Imaging,2018,11: 1109-1118.

[20] Collier P, Phelan D, Klein A. A test in context: myocardial strain measured by speckle-tracking echocardiography. J Am Coll Cardiol,2017,69:1043-1056.

[21] Negishi K, Negishi T, Kurosawa K, et al. Practical guidance in echocardiographic assessment of global longitudinal strain. JACC Cardiovasc Imaging,2015,8:489-492.

[22] Negishi K, Lucas S, Negishi T, et al. What is the primary source of discordance in strain measurement between vendors: imaging or analysis? Ultrasound Med Biol,2013,39:714-720.

[23] Voigt JU, Pedrizzetti G, Lysyansky P, et al. Definitions for a common standard for 2D speckle tracking echocardiography: consensus document of the EACVI/ASE/Industry Task Force to standardize deformation imaging. Eur Heart J Cardiovasc Imaging,2015,16:1-11.

[24] Farsalinos KE, Daraban AM, Ünlü S, et al. Head-to-head comparison of global longitudinal strain measurements among nine different vendors. J Am Soc Echocardiogr,2015,28:1171-1181.e2.

[25] Negishi T, Negishi K, Thavendiranathan P, et al. Effect of experience and training on the concordance and precision of strain measurements. JACC Cardiovasc Imaging,2017,10:518-522.

[26] Zghal F, Bougteb H, Réant P, et al. Assessing global and regional left ventricular myocardial function in elderly patients using the bidimensional strain method. Echocardiography,2011,28:978-982.

[27] Takigiku K, Takeuchi M, Izumi C, et al. Normal range of left ventricular 2-dimensional strain: Japanese Ultrasound Speckle Tracking of the Left Ventricle (JUSTICE) study. Circ J,2012,76:2623-2632.

[28] Yang H, Wright L, Negishi T, et al. Research to practice: assessment of left ventricular global longitudinal strain for surveillance of cancer chemotherapeutic-related cardiac dysfunction. JACC Cardiovasc Imaging,2018,11:1196-1201.

[29] Cannesson M, Tanabe M, Suffoletto MS, et al. A novel two-dimensional echocardiographic image analysis system using artificial intelligence-learned pattern recognition for rapid automated ejection fraction. J Am Coll Cardiol,2007,49:217-226.

[30] Liel-Cohen N, Tsadok Y, Beeri R, et al. A new tool for automatic assessment of segmental wall motion based on longitudinal 2D strain: a multicenter study by the Israeli Echocardiography Research Group. Circ Cardiovasc Imaging,2010,3:47-53.

[31] Blondheim DS, Friedman Z, Lysyansky P, et al. Use of an automatic application for wall motion classification based on longitudinal strain: is it affected by operator expertise in echocardiography? A multicentre study by the Israeli Echocardiography Research Group. Eur Heart J Cardiovasc Imaging,2012,13:257-262.

[32] Lee M, Chang SA, Cho EJ, et al. Role of strain values using automated function imaging on transthoracic echocardiography for the assessment of acute chest pain in emergency department. Int J Cardiovasc Imaging,2015,31:547-556.

[33] Knackstedt C, Bekkers SC, Schummers G, et al. Fully automated versus standard tracking of left ventricular ejection fraction and longitudinal strain: the FAST-EFs multicenter study. J Am Coll Cardiol,2015,66:1456-1466.

[34] Zamorano JL, Lancellotti P, Rodriguez Munoz D, et al. 2016 ESC position paper on cancer treatments and cardiovascular toxicity developed under the auspices of the ESC Committee for Practice Guidelines: the task force for cancer treatments and cardiovascular toxicity of the European Society of Cardiology (ESC). Eur Heart J,2016,37:2768-2801.

[35] Liu J, Banchs J, Mousavi N, et al. Contemporary role of echocardiography for clinical decision making in patients during and after cancer therapy. JACC Cardiovasc Imaging,2018,11:1122-1131.

[36] Wang TJ, Evans JC, Benjamin EJ, et al. Natural history of asymptomatic left ventricular systolic dysfunction in the community. Circulation,2003,108:977-982.

[37] Redfield MM, Jacobsen SJ, Burnett Jr JC, et al. Burden of systolic and diastolic ventricular dysfunction in the community: appreciating the scope of the heart failure epidemic. JAMA,2003,289:194-202.

[38] Yeboah J, Rodriguez CJ, Stacey B, et al. Prognosis of individuals with asymptomatic left ventricular systolic dysfunction in the multi-ethnic study of atherosclerosis (MESA). Circulation,2012,126:2713-2719.

[39] Haugaa KH, Amlie JP, Berge KE, et al. Transmural differences in myocardial contraction in long-QT syndrome: mechanical consequences of ion channel dysfunction. Circulation,2010,122:1355-1363.

[40] Haugaa KH, Smedsrud MK, Steen T, et al. Mechanical dispersion assessed by myocardial strain in patients after myocardial infarction for risk prediction of ventricular arrhythmia. JACC Cardiovasc Imaging,2010,3:247-256.

[41] Kawakami H, Nerlekar N, Haugaa KH, et al. Prediction of ventricular arrhythmias with left ventricular mechanical dispersion: a systematic review and meta-analysis. JACC Cardiovasc Imaging,2020,13:562-572.

[42] Jashari H, Rydberg A, Ibrahimi P, et al. Normal ranges of left ventricular strain in children: a meta-analysis. Cardiovasc Ultrasound,2015,13:37.

[43] Yingchoncharoen T, Agarwal S, Popovic ZB, et al. Normal ranges of left ventricular strain: a meta-analysis. J Am Soc Echocardiogr,2013,26:185-191.

[44] Yang H, Marwick TH, Fukuda N, et al. Improvement in strain concordance between two major vendors after the strain standardization initiative. J Am Soc Echocardiogr,2015,28:642-648.e7.

[45] Cheng S, Larson MG, McCabe EL, et al. Age- and sex-based reference limits and clinical correlates of myocardial strain and synchrony: clinical perspective. Circ Cardiovasc Imaging,2013,6:692.

[46] Plana JC, Galderisi M, Barac A, et al. Expert consensus for multimodality imaging evaluation of adult patients during and after cancer therapy: a report from the American Society of Echocardiography and the European Association of Cardiovascular Imaging. J Am Soc Echocardiogr,2014,27:911-939.

[47] Manganaro R, Marchetta S, Dulgheru R, et al. Echocardiographic reference ranges for normal non-invasive myocardial work indices: results from the EACVI NORRE study. Eur Heart J Cardiovasc Imaging,2019,20:582-590.

[48] Russell K, Eriksen M, Aaberge L, et al. A novel clinical method for quantification of regional left ventricular pressure-strain loop area: a non-invasive index of myocardial work. Eur Heart J,2012,33:724-733.

[49] Helle-Valle T, Crosby J, Edvardsen T, et al. New noninvasive method for assessment of left ventricular rotation: speckle tracking echocardiography. Circulation,2005,112:3149-3156.

[50] Nesbitt GC, Mankad S, Oh JK. Strain imaging in echocardiography: methods and clinical applications. Int J Cardiovasc Imaging,2009,25:9-22.

[51] Marwick TH. Methods used for the assessment of LV systolic function: common currency or tower of Babel? Heart,2013,99:1078-1086.

[52] Motoki H, Borowski AG, Shrestha K, et al. Incremental prognostic value of assessing left ventricular myocardial mechanics in patients with chronic systolic heart failure. J Am Coll Cardiol,2012,60:2074-2081.

[53] Russo C, Jin Z, Elkind MS, et al. Prevalence and prognostic value of subclinical left ventricular systolic dysfunction by global longitudinal strain in a community-based cohort. Eur J Heart Fail,2014,16:1301-1309.

[54] Kalam K, Otahal P, Marwick TH. Prognostic implications of global LV dysfunction: a systematic review and metaanalysis of global longitudinal strain and ejection fraction. Heart,2014,100:1673-1680.

[55] Saito M, Negishi K, Eskandari M, et al. Association of left ventricular strain with 30-day mortality and readmission in patients with heart failure. J Am Soc Echocardiogr,2015,28:652-666.

[56] Yang H, Negishi K, Wang Y, et al. Echocardiographic screening for non-ischaemic stage B heart failure in the community. Eur J Heart Fail,2016,18:1331-1339.

[57] Przewlocka-Kosmala M, Marwick TH, Yang H, et al. Association of reduced apical untwisting with incident HF in asymptomatic patients with HF risk factors. JACC Cardiovasc Imaging,2020,13:187-194.

[58] Kosmala W, Przewlocka-Kosmala M, Marwick TH.

Association of active and passive components of LV diastolic filling with exercise intolerance in heart failure with preserved ejection fraction: mechanistic insights from spironolactone response. JACC Cardiovasc Imaging,2019,12:784-794.

[59] Kosmala W, Przewlocka-Kosmala M, Rojek A, et al. Comparison of the diastolic stress test with a combined resting echocardiography and biomarker approach to patients with exertional dyspnea: diagnostic and prognostic implications. JACC Cardiovasc Imaging,2019,12:771-780.

[60] Senni M, Tribouilloy CM, Rodeheffer RJ, et al. Congestive heart failure in the community: a study of all incident cases in Olmsted County, Minnesota, in 1991. Circulation,1998,98:2282-2289.

[61] Negishi K, Negishi T, Kurosawa K, et al. Practical guidance in echocardiographic assessment of global longitudinal strain. JACC Cardiovasc Imaging,2015,8:489-492.

[62] Negishi T, Negishi K, Thavendiranathan P, et al. Effect of experience and training on the concordance and precision of strain measurements. JACC Cardiovasc Imaging,2017,10:518-522.

2

亚临床心力衰竭检测

Paaladinesh Thavendiranathan, Kazuaki Negishi

引 言

左心室射血分数检测亚临床心肌病的局限性

左心室射血分数（Left ventricular ejection fraction，LVEF）在心血管疾病的诊断和管理中发挥着主要作用[1]。然而，在许多情况下，LVEF 的降低发生在疾病的晚期，这通常是不可逆的，并且与不良预后相关[2]。此外，LVEF 作为心肌功能的检测手段存在许多局限性。首先，LVEF 的二维（2D）测量是基于形状假设并且可能导致 LVEF 的定量测值不准确，尤其是在局部心肌功能障碍的影响下。虽然这种形状假设可通过使用三维（3D）超声心动图克服，但其在多达 20% 的患者中并不可行。LVEF 也是受心室负荷影响的射血期指数。因此尤其对于负荷条件可能不断变化的患者（例如，接受癌症治疗的患者）进行心肌功能连续随访会出现问题。其次，LVEF 测量也受 LV 几何形状的影响，并且在评估 LV 肥厚患者的心肌功能时可能受到限制。最后，LVEF 测量受时间和检测者间变异性的影响，后者在 2D 和 3D LVEF 中可分别高达 10% 和 6%[3-4]。综上，LVEF 作为心肌功能标志物在识别亚临床心力衰竭（heart failure，HF）方面存在一定局限性。

为了克服超声心动图测量 LVEF 的局限性，心肌应变已成为测量亚临床 HF 的一种可靠的方法[2]。应变检测，尤其是峰值收缩期整体长轴应变（global longitudinal strain，GLS），即使在 LVEF 正常时也可以测量到具有重要预后意义的心肌功能障碍[2]。其原因在于，应变测量事实上是心肌形变而不是心内膜平移；整体测量值是多个切面的平均值和应变测量相同，特别是 GLS，都具有良好的检测者内、检测者间和重复测量的一致性。尽管应变测量肯定会受到图像质量的影响，但与 2D LVEF 和 3D LVEF 相比，它们受 2D 图像质量下降的影响可能较小[5]。因此，特别是在心肌广泛受累的疾病中，心肌应变可能是比 LVEF 更有效的检测亚临床 HF 方法。

应变能识别从心力衰竭 A 期到 B 期的进展

患有 HF 危险因素（例如糖尿病、高血压、接受潜在的心脏毒性抗癌治疗）的患者在没有结构或功能性心肌异常的情况下被认为处于 HF A 期。随后患者可能会发展为无症状的心肌损伤，表现为 LVEF 降低、心室扩张或肥大。这些患者被认为处于 HF B 期，并且进展为症状性 HF（C 和 D 期）的风险很高，这与不良预后相关（主旨插图 2.1）[6]。然而，依靠这些传统措施可能不足以在干预即可达到完全恢复的阶段检出心肌功能障碍。应变可用于识别从 HF A 期向 B 期进展的患者，并可能提供启动 HF 治疗和积极控制潜在危险因素以防止随后进展为症状期 HF。在许多情况下，例如高血压、糖尿病和接受癌症治疗的患者，应变异常已被证明是潜在疾病对心肌影响的首要衡量标准（主旨插图 2.1）[2]。应变异常的发生对这些患者的预后很重要，并且在高血压、糖尿病或肥胖的背景下，它与较低的心肺功能相关，类似于其他 HF B 期的标志物[2,7]。

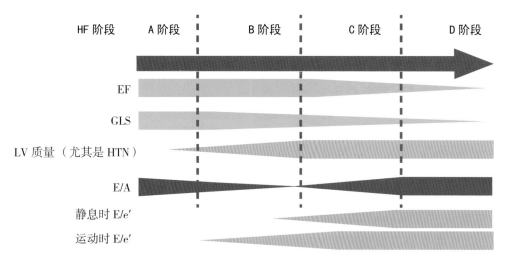

主旨插图2.1　各种超声心动图功能参数的变化及其与心力衰竭分期的关系。EF：射血分数；GLS：整体长轴应变；HTN：高血压；LV：左心室

心脏肿瘤学中的应变成像

心脏肿瘤学和心脏监测的需要

自 20 世纪 90 年代末引入心脏肿瘤学这一新的分支学科以来，该领域取得了巨大的发展[8]。这是由全球癌症发病率的增加、存活率显著提高以及对癌症幸存者整体健康的日益关注所推动的。仅在美国，就有超过 1550 万癌症幸存者，预计这一数字在 2026 年将增加到 2030 万（www.cancer.gov）。癌症幸存者面临着许多健康问题的风险，其中心血管疾病（cardiovascular disease，CVD）是影响发病率和死亡率的主要因素。这是由癌症和 CVD 的共同风险因素、癌症对心血管系统的直接影响、癌症治疗对心血管系统的靶向和脱靶效应以及癌症幸存者心血管护理的潜在缺失等因素导致的（图 2.1）。例如，在儿科和老年癌症幸存者中，CVD 是导致死亡率的主要危险因素[9-10]。

CVD、心肌病和 HF 一直是心脏肿瘤学领域的焦点。HF 是心脏肿瘤学领域中一些最常见的癌症治疗药物（例如蒽环类药物、曲妥珠单抗）的主要并发症[11-12]。它通常发生在癌症治疗期间，影响癌症治疗的全过程。

同时也更容易被广泛使用的非侵入性成像技术识别，例如超声心动图、多门控采集技术（MUGA）和心血管磁共振（CMR）成像。最终癌症患者不良预后与其发生 HF 相关[13]。

最初，对抗癌治疗的 HF 患者的关注，是由蒽环类药物引发的。已知蒽环类药物引起心衰的风险与剂量有关，当剂量超过 750 mg/m^2 时心衰的发生率可达到 48%[14]。接

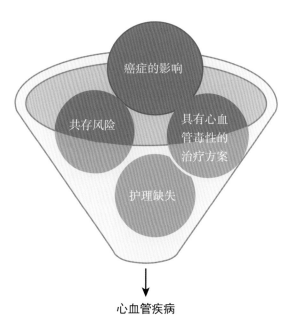

图 2.1　癌症患者心血管疾病的危险因素

下来研究者尝试在进展到临床 HF 之前检测到"早期"心肌功能障碍并希望通过停止蒽环类药物治疗和给予心脏保护药物来降低风险。这种方法的第一次系统研究是在 1987 年，通过在 7 年间重复使用 MUGA 扫描随访使用多柔比星治疗的患者，积累了大量经验[15]。他们发现若患者在服用最终剂量的多柔比星之前出现 LVEF 绝对值下降 10% 至小于 50% 的情况，将可能出现临床 HF。在符合这一标准的患者中，停止多柔比星治疗和给予心脏保护性药物[洋地黄、利尿剂和（或）血管扩张剂]可使进展为 HF 的患者减少 17.9%。最重要的是，这种方法在学术研究和临床论证中都有效。这使得重复监测 LVEF 以评估心脏功能在抗癌治疗过程中成为常规措施，有时也延长至蒽环类药物治疗后。20 世纪 90 年代末，曲妥珠单抗在治疗人类表皮生长因子 2（HER2+）阳性乳腺癌女性患者的应用，

进一步推动了对心脏进行重复监测的重视。根据临床试验的计划，在曲妥珠单抗治疗期间，每隔 3~6 个月使用心脏成像监测 LVEF 已成为一种常规检查。影像学的使用导致了一种特殊情况，即 EF 的变化定义了心脏毒性的诊断，但诊断标准之间的差异增加了额外的不确定性（表 2.1）[16]，并且一度出现混乱。实际上用药几年后 HF 的进展才是研究者寻求避免的目标，EF 的变化只是一个替代性观测指标。事实上，当前的标准存在随意性，一些医生使用 50% 的 EF 界值，有些医生使用 53% 的界值，而还有一些医生使用 55% 的界值，而实际的正常范围因年龄、性别、种族[17]（图 2.2）和成像方式的不同而产生差异[18]。EF 的变化更多是自定的，而未考虑其测量重复性，对于 2D-EF 而言，其可信区间（confidence intervals，CI）约为 12%；对于 3D-EF，其 CI 约为 6%[3-4]。而对于 CMR-

表 2.1 心脏毒性标准的建立

标准	心脏毒性的定义	临床和影像学特征
美国超声心动图学会和全欧洲心血管影像协会（ASE/EACVI）	LVEF 下降 > 10% 至 EF < 53%	左心室功能改变可能是区域性或全局性的 有症状或无症状的心衰
欧洲心脏病学会（ESC）	LVEF 较基线下降 > 10% 至 EF < 50%	有症状或无症状的心衰
美国国家癌症研究所（NCI）	不良事件通用术语标准中采用的 1~5 级心衰	1 级（无症状） 2 级（轻度至中度症状） 3 级（轻微运动或休息时出现症状） 4 级（有生命危险） 5 级（死亡）
加拿大心血管学会（CCS）	LVEF 较基线下降 > 10% 至 EF < 53%	指南还建议结合①三维超声心动图或在癌症治疗过程中使用相同的方式；②心肌应变成像；③心脏生物标志物（NT-proBNP，肌钙蛋白）用于早期检查
欧洲肿瘤医学学会（ESMO）	有症状的 LVEF 下降至少 5% 至小于 55% 或无症状的 LVEF 下降至少 10% 至小于 55%	充血性心力衰竭的症状包括但不限于奔马律、心动过速或二者兼而有之

引自 Chung R,Ghosh AK,Banerjee A.Cardiotoxicity:precision medicine with imprecise definitions. Open Heart, 2018, 5:e000774.

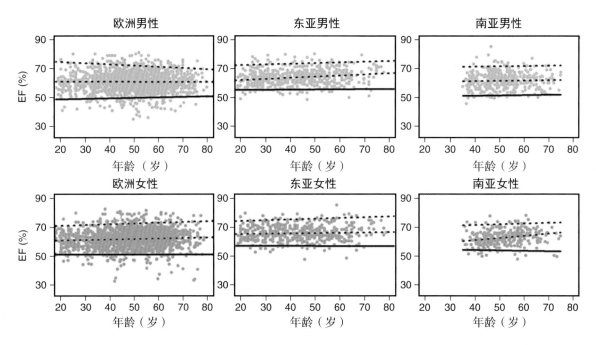

图 2.2 正常射血分数（EF；使用双平面 Simpson 法）与年龄、性别和种族的关系。实线对应于第 5 百分位数（较低的参考值），虚线中线和顶线分别对应于第 50 个和第 95 个百分位数，EF：射血分数 [17]

EF，其 CI 则更小。区别有症状和无症状 HF 的并不主要依赖数据，无论 EF 变化如何，当出现新的 HF 症状时，都将被认定为出现了心脏毒性。毕竟，这些患者可能会发展为射血分数保留的心力衰竭（HF with preserved EF，HFpEF）。事实上，正是由于这些限制性的发现，心脏毒性的成像监测反而不断发展。Truven MarketScan 最近对 2009 至 2014 年 16 456 例接受乳腺癌化疗的患者数据进行了调查分析，发现在 4325 例服用曲妥珠单抗的患者中，定期接受 LVEF 随访（基线和每 4 个月一次）的比例为 46%（在 35 岁的患者中，这一比例低至 40%）（图 2.3）。然而，这并不是一个低风险组，其中充血性心力衰竭的发生率（由一次住院就诊或两次相隔 30d 的门诊就诊定义）总体为 4.2%（曲妥珠单抗治疗 8.3%，其他治疗 2.7%）[19]。

几十年来人们使用 LVEF 监测肿瘤治疗相关的心脏功能不良（cancer therapeutics-related cardiac dysfunction，CTRCD）。现在已经明确发现在某些癌症的治疗中，LVEF 的降低只能识别相对较晚的心肌损伤。例如，在使用蒽环类药物后出现了 LVEF 下降的患者中，尽管当时接受了心衰治疗，但只有 11% 的患者完全恢复到治疗前的 LVEF 水平 [20]。LVEF 恢复不良与随后主要不良心血管事件（major adverse cardiovascular events，MACE）的发生有关 [21]。在曲妥珠单抗等其他治疗方案中，心衰治疗改善 LVEF 更为常见。然而，在长期随访中，LVEF 仍倾向于保持在癌症治疗前的水平以下 [22]。因此，在 LVEF 显著降低之前，通过早期心肌损伤标志物检查可能有助于识别患者，从而进行有针对性的干预，可能会降低心脏毒性和随后临床 HF 的风险 [23]。

早期心肌损伤的非应变心脏成像标志物

除心肌应变外，其他超声心动图指标也被认为是癌症治疗期间早期检测心肌损伤的标志物，分为收缩和舒张功能检测两类。收缩功能的测量包括组织多普勒测量的 s′ 速度

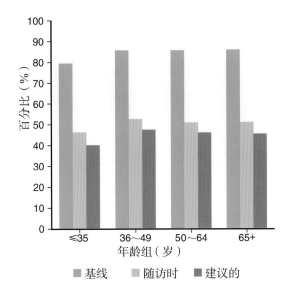

图 2.3 各年龄组建议和实际监测射血分数（EF）的比例。曲妥珠单抗治疗的乳腺癌患者在基线（曲妥珠单抗前，粉色）、随访时（绿色）和建议的（紫色）EF 监测百分比[19]

和 M 型超声心动图测量的二尖瓣环收缩运动[24-25]。在接受以曲妥珠单抗为基础治疗的乳腺癌患者中，治疗期间早期二尖瓣环 s′速度的降低可能检出随后发展为 CTRCD 的患者[24, 26]。类似地，二尖瓣环收缩期位移的减少也可在蒽环类药物治疗期间早期发生，尽管这一发现的预后价值尚未确定[25]。

在已发表的研究中，舒张功能测量与随后的 CTRCD 之间的时间先后顺序尚未得出一致结论[27]。在预后研究中，包括 E 速度、E/A 比值和 e′速度在内的舒张功能指标的降低，已被证明与随后的蒽环类药物诱发的 CTRCD 有关[27-28]。比如 E/A 比值等舒张期指标似乎在血液系统恶性肿瘤患儿接受第一剂蒽环类药物治疗后就出现了变化[25]。在最近发表的一项针对 362 例乳腺癌患者的纵向队列研究中，Upshaw 及其同事[29]记录了在 2.1 年的中位随访期内，接受多柔比星（蓝色）和多柔比星联合曲妥珠单抗（紫色）治疗的患者中舒张功能持续降低（E/A 比值、侧壁和间隔 e′速度降低），而单独使用曲妥珠单抗（绿色）

患者的舒张功能则不出现持续降低（图 2.4）。尽管风险较小，但舒张功能的异常和持续降低仍与随后出现收缩功能不良显著相关，其中包括 LVEF（$P < 0.001$）和 GLS（$P = 0.013$）。与基线检查时相比，舒张功能分级的持续变差预示着在随后的超声心动图上发生 CTRCD 的风险增加了两倍[29]。这些数据支持美国超声心动图学会（ASE）的专家共识，即应当对接受癌症治疗的患者的心脏功能（包括收缩和舒张参数）进行综合评估[30]。

心肌应变在癌症治疗前用于危险分级（表 2.2）

在癌症治疗开始之前评估发生 HF 的风险仍有难度。个体化的危险因素，如糖尿病、高血压和年龄以及与治疗相关的因素，如治疗剂量（如蒽环类药物、曲妥珠单抗以及放射治疗），可能有助于推定发生风险[31]。但是含有这些危险因素的模型比较有限，同时缺乏适当的区分和验证[22,32]。然而，这些与患者相关的危险因素可能最终导致亚临床心肌功能障碍，这是临床病史和传统评估 LVEF 或舒张功能参数所发现不了的。心肌应变能够在识别患者易损心肌方面发挥作用，因此为制定主要预防策略以降低 CTRCD 和临床 HF 风险提供了机会。

关于使用应变来确定 CTRCD 或主要不良心血管事件的治疗前风险的文献（关注蒽环类药物）提出峰值收缩期 GLS 和中段短轴切面的整体环向应变（global circumferential strain，GCS）可能有助于识别有 CTRCD 风险的患者，但研究结果并不一致（图 2.5）。当血液系统恶性肿瘤的患者接受多柔比星的治疗量达到 150mg/m² 累积剂量，那么在接受蒽环类药物为基础的治疗之前的 GLS（阈值为 −19.95%）与之后的 CTRCD 发生有关[33-34]。进一步支持这一发现的是，其他研究者已经证实，每当基线 GLS 绝对值减少 1%，发生 CTRCD 的比值比（odds ratio，OR）为 1.48。同样地，当接受蒽环类药物治疗的血液系统恶性肿瘤患者的 GLS 测量值减低为

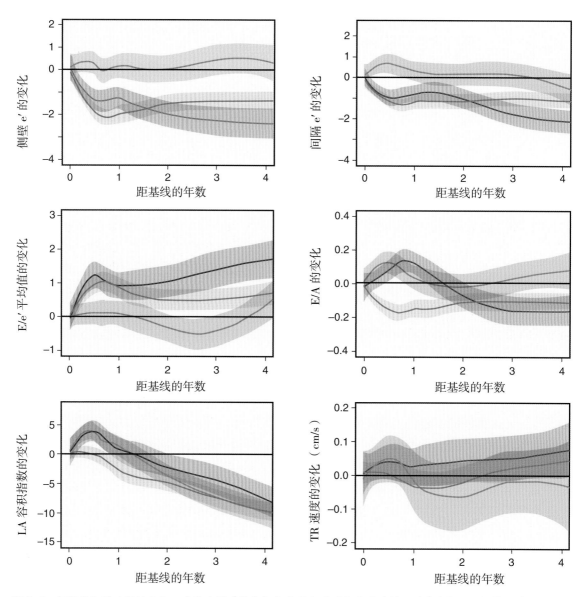

图 2.4 舒张指标随时间的变化。多柔比星（蓝色）和多柔比星联合曲妥珠单抗（紫色）组可见持续降低的 E/A 比值以及侧壁和间隔 e′ 速度，但未出现在单独曲妥珠单抗组（绿色）。LA：左心房；TR：三尖瓣反流 [29]

17.5% 时（三个心尖切面，Tomtec 软件），则心源性死亡或有症状的 HF 风险增加 6 倍 [35]。然而，这些阈值并不一致，最近一项针对接受蒽环类药物治疗的淋巴瘤患者的研究表明，GLS 值为 –19%，与治疗后 CTRCD 的后续风险和 HF 住院的长期风险相关 [36]。GLS 还对临床变量和基线 LVEF 有附加价值。在接受基于蒽环类药物治疗的患者中，GLS 的一个潜在的实际应用是对基线左心室射血分数处于 "正常但较低范围（50%~59%）" 的患者，GLS 测量可能进一步将其区分为随后发生 MACE 的低风险和高风险患者 [37]。类似地，基线的 GCS 可能有助于识别具有 CTRCD 风险的患者，GCS 每降低 1%（基于短轴图像测量），患者发生 CTRCD 的概率增加 23%~31% [38]。然而，其他研究表明，基线时 GLS [38-39] 和 GCS [39] 在多变量校正后与 CTRCD 的后续发展之间没有关系。

表 2.2 持续整体纵向应变对化疗相关心脏毒性的预后价值

研究	结局	单变量 AUC	未校正的 OR/HR (95%CI)	校正后的 OR/HR (95%CI)	协变量（模型校正用）
治疗中的 GLS 绝对值	CTRCD	0.67~0.95	HR 2.77, OR 1.75	HR 4.10, OR 1.33~1.71	肾功能衰竭，BB 治疗，曲妥珠单抗治疗，年龄，ANT 剂量，治疗后 GLS LAVI, LVEF, LVEDVI
GLS(%) 相对改变量	CTRCD	0.74~0.97	OR 1.01~1.65	1.11 (1.03~1.19)	年龄,HTN,糖尿病,HLD,吸烟,LVEF
GLS 变化的绝对值	CTRCD	0.61~0.84	OR 0.94~3.98	OR 0.94~1.25	年龄，性别，民族，心率，高血压，HTN，HLD，ACEI/ARB/BB 治疗使用，生活习惯，超声检查时间点
基线 GLS	MACE	0.89 (0.84~0.95)	HR 1.36~1.47	HR 1.36	糖尿病，LVEF，年龄，癌症类型
	CTRCD	—	—	OR 1.09 (0.86~1.38)	BB 治疗，曲妥珠单抗治疗，年龄，ANT 剂量，治疗前 GLS

a: 95%CI derived from ratios and P values based on the method proposed by Altman DG. BMJ, 2011, 343:d2090. ACEI: 血管紧张素转换酶抑制剂；ARB: 血管紧张素 II 受体阻滞剂；ANT: 蒽环类药物；AUC: 曲线下面积；BB: β 受体阻滞剂；CTRCD: 肿瘤治疗相关的心脏功能不良；GLS: 左心室整体长轴应变；HLD: 高脂血症；HR: 心率；HTN: 高血压；LAVI: 左心房容积指数；LVEDVI: 左心室舒张末期容积指数；LVEF: 左心室射血分数；MACE: 主要心血管不良事件；N/A: 无法获得；OR: 比值比（引自 Oikonomou EK, Kokkinidis DG, Kampaktsis PN, et al. Assessment of prognostic value of left ventricular global longitudinal strain for early prediction of chemotherapy-induced cardiotoxicity: a systematic review and meta-analysis. JAMA Cardiol, 2019, 4:1007-1018.）

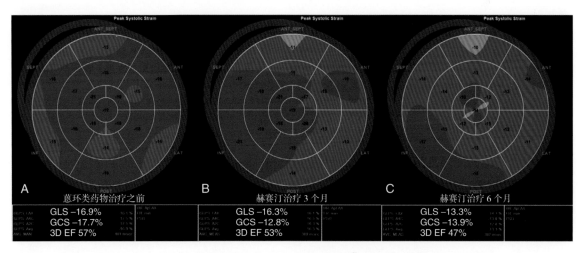

图 2.5 基线整体纵向应变（GLS）和整体环向应变（GCS）在判断肿瘤治疗相关的心脏功能不良（CTRCD）风险方面的潜在价值。这例 49 岁患者接受了蒽环类药物的治疗，随后是曲妥珠单抗。GLS 和 GCS 在基线和随访期间均较低，患者随后发生了心脏毒性病变

尽管较低的基线心肌应变与 CTRCD 或心血管事件的发生之间的联系确实有生物学上的合理性，但现有的数据不足以支持其在临床实践中的常规使用。这可能是因为 CTRCD 的发展是一个多因素的过程，并不仅取决于癌症治疗前心肌的状态。

心肌应变检测治疗期间亚临床心肌病

由于可靠的成像方法和 HF 风险预测算法无法在癌症治疗前识别有 HF 风险的患者，人们更加关注在早期阶段对亚临床 LV 功能障碍的检测。鉴于传统 HF B 期（即 LVEF 降低）的发展会导致癌症治疗不必要的中断，人们对从 HF A 期过渡到 B 期时心肌变化的检测方法十分关注。这些方法主要包括血液生物标志物、心脏功能和心肌松弛性的磁共振成像测量，以及基于超声心动图的心肌应变等。目前最接近临床应用的方法是超声心动图所测量的心肌应变。

最早关于应变检出癌症治疗期间压力差心肌功能不良的研究可追溯到十多年前。所有这些研究都集中在接受蒽环类药物治疗的患有血液系统恶性肿瘤和乳腺癌的成人和儿童患者身上。研究之间存在异质性是由于患者年龄、癌症类型、随访时机和时长等方面。早期的一些研究使用了基于组织多普勒信号（tissue Doppler imaging，TDI）的应变，最近的一些研究使用了 2D 斑点追踪超声心动图（STE）。TDI 应变研究表明，蒽环类药物治疗期间心肌功能变化存在区域差异 [25,40-45]。最一致的发现是纵向应变率（strain rate，SR）的变化，尤其是在服用蒽环类药物期间早期累及基底段室间隔的变化。这些变化早在第一次服用蒽环类药物后就可见 [25]。然而治疗前和治疗早期的纵向 SR 变化程度从 9%~20% 不等。有趣的是，在这些研究中，TDI 的节段性纵向应变（与应变率相反）并不是早期心肌损伤的可靠指标，这可能是由于纵向应变测量的主要优势在于能够平均多个心肌节

段的信息。为了支持这一假设，对多个心肌节段的基于 TDI 的纵向应变的研究确实表明，在开始服用蒽环类药物后的早期，TDI 的纵向应变减少了 15%~17%。径向应变和应变率的局部变化也被证明可以在蒽环类药物治疗过程中识别早期心肌损伤；然而，研究结果至今不一致 [25,41,44]。

与 TDI 应变类似，使用 STE 的研究也一致表明，在各种癌症的蒽环类药物治疗期间（例如，开始使用蒽环类药物的 1 周内）或完成蒽环类药物治疗后不久，在 LVEF 没有显著降低的情况下，收缩峰值 GLS 也会降低 [46-53]。在已发表的研究中，降低的程度在 9%~19% 不等。通过这些研究产生的一个重要新认识是，即使多柔比星的剂量为 200 mg/m^2 也与心肌形变有关。在蒽环类药物治疗的早期，峰值收缩期总径向应变（global radial strain，GRS）和（或 GCS）也会降低 6% 至 19% [51,53]。然而，这些方法并不容易用于常规检查。此外，GCS 和 GRS 的重复性可能不如 GLS 那么稳定。基于 2D STE 的应变率和旋转机械性也被用于检测早期心肌损伤，但这些方法主要局限于研究中 [47]。

尽管现有的研究至今没有得出一致结论，但心肌应变在检测放射治疗引起的心肌损伤方面可能也有价值。在乳腺癌治疗方面，与预处理相比，在平均心脏照射剂量为 2.5~9.0 Gy 的放射治疗期间或之后，GLS 相对减少约 9%~10%，GLS 率减少 11%~13% [54-55]。这一发现的生物学合理性得到了以下事实的支持：左侧乳腺癌患者的应变降低，而右侧乳腺癌患者未出现这种情况。应变的最大降低出现在接受最大辐射剂量的心肌节段。这种剂量反应也在其他纵向收缩和（或）舒张期应变降低较大的患者队列中得到证实，这些患者的胸部放射治疗剂量都普遍较大 [55-59]。在其他针对左侧乳腺癌患者的研究中也证实了治疗后短期和长期 GLS 的降低，

以及辐射场相应变化的区域性[55,59-63]。放射治疗的影响可能与化疗相叠加。据报道在霍奇金淋巴瘤的长期幸存者中，与单纯接受放射治疗的患者相比，接受蒽环类药物和放射治疗的长期幸存者的 GLS 下降更多（21% vs. 14%）[64]。然而，放射治疗和应变之间的关系并没有一致结论，研究要么没有确定放疗的直接影响[65]，要么无法证明在化疗之外的其他因素的影响[49,66-67]。这其中一些差异可能与放射治疗技术的改进有关[65]。

其他检测癌症治疗期间早期心肌变化的方法包括 3D 应变和右心室（right ventricular，RV）应变。目前使用 3D 应变检测早期心肌功能障碍的数据相当有限；然而，现有的研究表明，在使用蒽环类药物和曲妥珠单抗治疗期间，3D GLS 的拐点比 2D GLS 更早出现[68]。尽管研究者对 3D 应变的研究热情很高，但已证明其在检测接受癌症治疗的患者中的可行性明显低于相应的 2D 应变[69]。RV 应变的变化也可能说明在服用蒽环类药物期间早期的心肌损伤[70-71]。但是，由于关注 RV 应变的已发表研究数量有限，其诊断价值尚不清楚。

大多数现有文献表明，无论怎样设计患者队列和应变方法，在癌症治疗期间，LV 应变发生变化出现在 LVEF 显著降低之前。

心肌应变作为预后标志物

在人们认识到心肌应变可以在低剂量蒽环类药物摄入和 LVEF 显著降低之前识别亚临床心肌病后，随即进行了研究，分析了治疗期间早期应变值降低是否可以识别随后出现明显 LVEF 降低（即 CTRCD）或 HF 的患者[72]。这种方法的前提是早期发现心肌损伤可以为启动心脏药物以预防随后的 CTRCD、HF 和癌症治疗中断提供机会窗口。同时由于某些治疗方法（如蒽环类药物）导致 LVEF 下降时，仅仅一小部分患者能够完全恢复，该方法的重要性得到进一步强调[20-21]。

目前，有 2000 例以上患者参与的超过 21 项的研究直接探究了 GLS 对癌症治疗期间发生后续 CTRCD 的预后价值[33]。在已发表的研究中，癌症类型、治疗方案、年龄区间、随访频率、CTRCD 的定义以及用于测量应变的超声心动图系统都有所不同。正如最近的 meta 分析所表明，这些差异导致了已发表研究之间存在的显著异质性[33]。尽管这样，现有的结果表明在癌症治疗过程中，有三种不同的方法可以使用应变进行预测。第一个是检查治疗期间的绝对应变值（例如，治疗 3 个月时 GLS 为 −19%），第二个是治疗期间与基线相比的绝对变化（例如，GLS 的绝对变化值为 2%），第三个是治疗期间与基线相比的相对变化（例如，GLS 的相对减少值为 15%）。后一种方法是 ASE 专家共识中认可的主要方法，在缺少基线测量的情况下，在使用治疗期间的绝对应变值[30]。支持相对应变值变化的原因是，这种方法考虑了已知个体之间 GLS 的基线差异，且相对变化值可能独立于厂家。

对治疗期间 GLS 绝对值预后价值的分析研究一致表明，该数值较低的患者患 CTRCD 的风险较高[73-75]。主要基于 GE 系统测量的 GLS 值在蒽环类药物和（或）曲妥珠单抗治疗期间识别 CTRCD 风险的阈值范围为 −13.8% 至 −21.0%。基于近期 meta 分析，GLS 中位阈值为 −18.0%，敏感度和特异度的中位数分别为 86% 和 73%[33]。此外，报道的治疗期间 GLS 较差的患者与 GLS 较好的患者随后出现 CTRCD 的总 OR 为 12.27（95%CI，7.73~19.57）。因此，尽管在治疗期间使用 GLS 绝对值来识别有 CTRCD 风险的患者并不常见，但这可能是一种可行的方法（图 2.6，临床示例）。这种方法对于没有基线测量应变值或使用了不同成像方式的患者有重要意义。

另一种方法是考虑治疗期间与基线相比的绝对应变值变化。现有研究报告发现 GLS

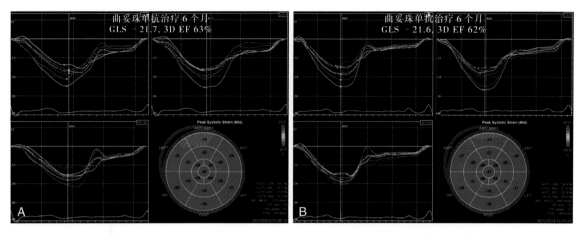

图 2.6 当基线值缺失时，治疗中整体纵向应变（GLS）正常的阴性预测值。有高血压病史的 60 岁女性患者接受了蒽环类药物的治疗，随后是曲妥珠单抗。（A）基线左心室射血分数（LVEF）为 68%，但 GLS 缺失；曲妥珠单抗治疗 6 个月后，GLS 和 3D LVEF 的测量均正常。高于文献中与后续心脏毒性相关的绝对值阈值。（B）曲妥珠单抗治疗结束时的影像显示左心室射血分数和 GLS 尚可。这位患者没有出现肿瘤治疗相关的心脏功能不良

的阈值变化范围为 0.45%~2.77%，其作为预后标志物的敏感度为 80%~83%，特异度为 65%~81%[24,34,76]。然而，目前尚不清楚 GLS 绝对值的这种微小变化是否能在已知的时间和观察者变异性内进行可靠识别[77]。此外，其他研究表明 GLS 的绝对变化值与随后的 CTRCD 风险之间没有关联，特别是在校正后[38-39,78]。然而在文献中没有提及的一种潜在方法是使用 GLS 的绝对改变至低于阈值水平的值与 CTRCD 风险之间的关联进行研究（例如，基于 GE 的 GLS 值 −18.0%），这类似于基于 LVEF 的 CTRCD 的定义。与 GLS 相似，GCS 的早期绝对变化值与随后的 LVEF 或 CTRCD 下降之间也存在关联[38,79]。在接受蒽环类药物治疗和（或）不接受曲妥珠单抗治疗的乳腺癌患者中，治疗后 4~6 个月中 GCS 的每一个四分位数范围的变化与一年后 LVEF 下降 2% 有关[79]。

ASE 认可的癌症治疗期间的监测方法是使用 GLS 的相对变化值＞15% 作为识别预后显著亚临床心肌病的指标（图 2.7，临床示例）[30]。通过计算治疗中和治疗前的差值，再与治疗前数值相比得到比值。根据最近的

一项 meta 分析显示，在已发表的研究中 GLS 相对变化值的预后判断阈值在治疗期间 2~6 个月内为 2.3%~15.9%，中位数为 13.7%，敏感度和特异度分别为 86% 和 79%。尽管研究之间存在显著的异质性，但 GLS 值变化的多少（即显著与不显著变化）的总 OR 值在 15.8（95%CI，5.8~42.9）[33]。

心肌应变的另一个预测应用是确定 CTRCD 患者的心肌功能恢复或随后出现的 MACE 的机会。在接受蒽环类药物和曲妥珠单抗治疗的 HER2+ 乳腺癌患者中，CTRCD 出现时 GLS 值的降低与 LVEF 恢复不良相关，其中 GLS 低于 15.8% 的患者的恢复 HR 为 0.39（95%CI，0.19~0.74）。在使用蒽环类药物和曲妥珠单抗的情况下，GLS 可能对免疫检查点抑制剂诱导的心肌炎患者具有预后价值。大约 50% 的急性心肌炎患者 LVEF 没有下降[80]。然而，与基线检查 GLS 值和无心肌炎的患者相比，这些患者的 GLS 值都较低（图 2.8）[81]。不论 LVEF 是否保留，低 GLS 患者随后发生 MACE 的风险都较高（HR 1.4~4.4）。

值得注意的是，预后研究中应变测量方法在不同的研究中是不同的。有几项研究仅

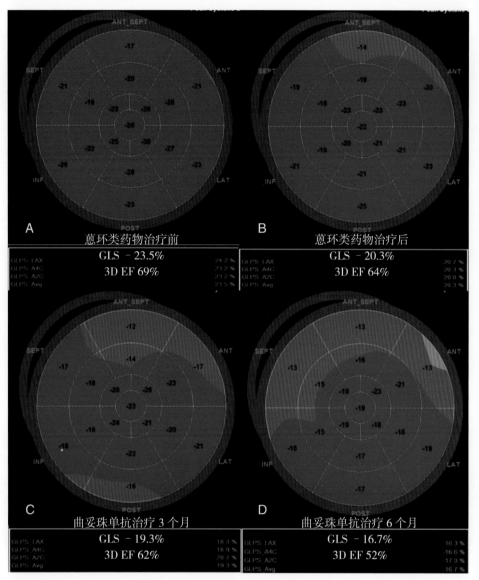

图 2.7　重复检查显示，在左心室射血分数（LVEF）显著降低之前，整体纵向应变（GLS）发生了显著变化。55 岁的女性患者正在接受蒽环类药物和曲妥珠单抗的治疗，并在多个时间点进行重复检查。（A）基线 GLS 和 3D EF 正常。在曲妥珠单抗治疗 3 个月后，LVEF 和应变继续下降（B 和 C），GLS 相对下降＞15%；然而，3D EF 只下降了 7%。随后，在曲妥珠单抗治疗（D）的 6 个月后，患者出现了肿瘤治疗相关的心脏功能不良

使用了两个心尖切面的基底部和中间段心肌来计算应变（即排除心尖节段），但其他研究则使用了所有三个切面。还有研究考虑使用单切面进行应变测量（即仅四腔、三腔或两腔心尖切面）跟踪癌症治疗期间的变化。尽管这种单切面方案可能会通过床旁应用促进常规临床使用，但与根据所有三种切面计算的 GLS 相比，这种方法将导致多达 20% 的

患者被错误分类[82]。因此，只要可能，应考虑使用所有三个心尖切面。

文献中关于应变测量对随后 CTRCD 预后价值的主要局限性包括，GLS 或 GCS 是否真的比临床参数和其他传统超声心动图指标对 CTRCD 的诊断具有关键价值的证据有限，以及缺乏强有力的研究来证明与临床 HF 或心血管死亡率之间的相关性[26,76]。

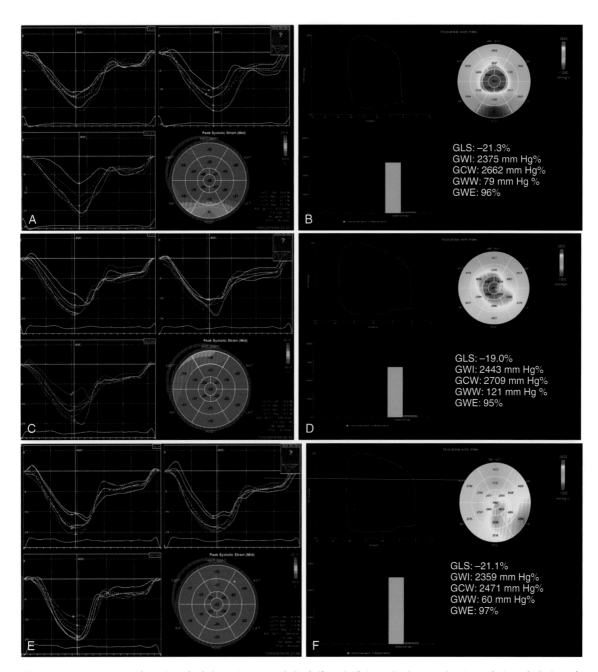

图 2.8　利用心肌做功来排除后负荷变化的影响。在接受蒽环类药物治疗（A 和 B）的 52 岁女性患者中，基线收缩压（BP）为 129/68 mmHg，3DLVEF 为 68%。（A）基线 GLS 为 21.3%。（B）整体做功参数，包括整体做功指数（global work index，GWI）、整体有用功（global constructive work，GCS）、整体无用功（global wasted work，GWW）和整体做功效率（global work efficiency，GWE）正常。（C 和 D）随访 6 个月后，收缩压明显升高至 152/94 mmhg。（C）3D 射血分数为 57%，GLS 为 19.0%（降低 13.6%）。（D）总体做功参数有所上升。（E 和 F）最后，在治疗结束时，血压恢复到 127/81 mmhg。（E）GLS 恢复到基线时的 −21.1%，3D 左室射血分数（LVEF）为 69%。（F）总体做功指数也恢复正常。在该患者中，GLS 和 3D LVEF 的降低可能说明了血压的明显增加。因为心肌做功指数包括了后负荷的变化，因此它们不受后负荷变化的影响；然而，如果真正发生了心脏毒性，心脏做功也应当会减少

心肌应变在检出幸存者亚临床心肌病中的应用

幸存随访期间心血管监测方案在儿童癌症幸存者中最为成熟（www.survivorship-guidelines.org），也有对青少年和青年患者（adolescent and young adults，AYA）的监测建议，但目前尚不成熟。目前，没有针对成年癌症幸存者的长期监测指南。在儿童和AYA队列中，心脏监测的频率基于治疗年龄和（或）蒽环类药物或放射治疗的剂量。随访时间为2~5年，在某些情况下不建议进行长期随访。超声心动图被认为是随访的首选方法，而LVEF是检测亚临床心肌功能不全的主要指标[83]。然而，在儿童癌症幸存者中，与CMR成像相比，超声心动图LVEF可造成患者分类不当，其中3D LVEF比2D LVEF有更好的一致性。当使用GLS或GCS时，与3D LVEF相比，接受蒽环类药物或放射治疗的儿童癌症幸存者亚临床心功能不全的患病率可高出5~6倍[56]。随着时间的推移，这些研究可能会告诉我们关于左心室功能障碍的发病机制。例如，在一项1807例主要接受蒽环类药物治疗的儿童或青年癌症幸存者的研究中发现（年龄18~66岁；确诊后中位年龄10~48岁），随访期间的高血压与3D-LVEF异常（OR 1.82）和舒张功能障碍（OR 1.40）相关，胰岛素抵抗与GLS异常（OR 1.72）和舒张功能障碍（OR 1.43）相关，肥胖与GLS异常（OR 1.59）和舒张功能障碍（OR 1.92）相关。这些因素与蒽环类药物累计剂量相似，都同心脏功能不良有剂量相关关系（图2.9）[84]。

癌症幸存者的大部分研究数据都集中在儿童队列中，并采用了病例对照研究的方式。他们都报道了接受蒽环类药物治疗的实体恶性肿瘤和血液恶性肿瘤患者，少部分亚组也接受了放射治疗。从癌症治疗完成到心肌应变测量的时间在不同研究中存在显著差异，从1年到29.2年不等，其中大部分成像是从治疗结束到随访10年之间完成的[67,85-94]。大多数已发表的研究表明，无论使用何种特定应变检测，应变测量值都有所降低。与对照组相比，2D纵向应变降低了6.6%~17.3%，环向应变降低了16.6%~30%，径向应变降低了14%~20%[85,88,93-94]，纵向、径向和（或）环向应变率降低了12%~50%[85,88-89]。同时GLS

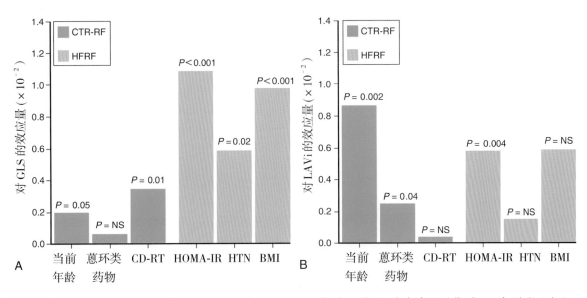

图2.9 肿瘤治疗相关危险因素（CTR-RF）对（A）收缩功能（GLS）和（B）舒张功能（LAVI）的影响大小，包括累计蒽环类药物剂量、胸部定向放射治疗（CD-RT）和传统心力衰竭（HF）危险因素。BMI：体重指数；GLS：整体纵向应变；HOMA-IR：稳态模型胰岛素抵抗指数；HTN：高血压[84]

的降低程度也与胸部定向放射治疗的剂量有关[85,88-89]。其他报道的测量结果的差异包括较低的 3D LV 整体应变（约 21%）[91]，以及 LV 扭转、扭转速度、舒张期解扭转速度、舒张期应变和 RV 应变[86,89,91]。然而，最近一项针对儿童癌症幸存者的大型研究表明，尽管幸存者的纵向应变低于对照组，但差异非常小（绝对差异值 0.7%）[95]。这可能反映了如今癌症幸存者队列中接受的蒽环类药物和放疗剂量均较低。在唯一一项针对成年乳腺癌幸存者的研究也显示了与儿童癌症幸存者类似的结果，即在蒽环类药物或曲妥珠单抗治疗完成后的 3.1~4.2 年间进行成像后发现，与对照组相比，GLS 降低了 7.6%[67]。尚无针对幸存者的研究比较了应变变化或基线测值。此外，尽管人们都在积极研究如何识别亚临床心肌病，但这些发现的临床意义尚不清楚。到目前为止，还没有研究将幸存者中这些亚临床心肌病异常的发生与随后临床 HF 或心血管死亡率联系起来。

应变在指导 CTRCD 和 HF 预防中的应用

早期识别心肌功能障碍的最终目标是及时启动心脏保护药物治疗 [例如，β 受体阻滞剂、血管紧张素转换酶抑制剂（ACE）、右雷佐生]，以防止随后发展为 CTRCD 或临床 HF。启动时机可能在癌症治疗前、治疗中刚检出早期损伤时或癌症幸存者检出亚临床左室功能障碍时。目前为止只有两项研究以非随机的方式研究了在治疗期间基于应变识别早期心肌功能障碍对随后的 LVEF 或 CTRCD 的影响[96-97]。在第一项研究中，159 例接受蒽环类药物和（或）曲妥珠单抗治疗的乳腺癌患者在检测到治疗期间 GLS 降低 ≥ 11% 后，由治疗医生自行决定开始使用 β 受体阻滞剂[96]。在接下来的随访中，接受治疗的患者 GLS 有显著改善，尽管在仅接受蒽环类药物的患者中未观察到这种效果。同时治疗组的 LVEF 也有显著改善，但未治疗组的 LVEF 进一步下降。在最近一项关于 116 例接受蒽环类药物治疗的女性的研究中，在治疗期间发现 GLS 降低 > 15%，或 LVEF 降低 < 50% 后开始使用卡维地洛和雷米普利[97]。在 LVEF < 50% 的患者必须暂时停止癌症治疗，而 GLS 减少一经发现便开始治疗的患者则不需要中断癌症治疗，因为他们无人符合随后的 CTRCD 标准。这两项研究都令人鼓舞，并表明基于 GLS 的方法可能会阻止 CTRCD 和 HF 的发展，并防止癌症治疗的中断。然而，基于 EF 的方法与基于 GLS 方法的正面比较目前还未见报道。这是正在进行的一项随机对照试验 SUCCOUR 的重点。这项试验比较了在以 LVEF 显著降低和 GLS 下降 ≥ 12% 为各自标准，分别开始使用 β 受体阻滞剂和血管紧张素转换酶抑制剂进行治疗的效果[98]。结局指标包括 1 年后的 3D LVEF，CTRCD 的发生，以及癌症治疗的中断。

心脏肿瘤学中应变的局限性和潜在的替代方法

尽管有关超声心动图应变的诊断和预后价值的文献令人鼓舞，但常规应用仍有一些局限性。最近的一项 meta 分析表明，已发表的预后研究之间存在显著的异质性，并且可能存在发表偏倚[33]。因此，需要进行前瞻性研究以验证先前建立的关于 CTRCD 的 GLS 阈值。有必要改变以往对以 LVEF 为基础的 CTRCD 定义结局，而考虑将临床 HF 作为结局。这将需要大规模的多中心协作。未来的研究还需要证明心肌应变测量相对于重要的临床和常规超声心动图指标的附加诊断和预后价值。应变常规应用的另一个重要实际限制是需要使用供应商特定的采集和分析软件来进行随访。这一限制可以通过 ASE 促使厂商之间应变测量标准化来克服。或者超声心动图实验室可以考虑转向使用第三方应变分析平台。后者需要在不同软件之间进行整合，并熟悉所报告的应变分析的有效性。最后，随访期间血流动力学对应变测量变异性（例如 GLS）的影响仍然是不可忽视的问题。特别是对于接受癌症治疗的患者，他们在治疗过程中会受到严重的血流动力学干扰。这需要提到处理后负荷变化的一个替代方法，即心肌做功（MW），它是一种新的基于应变的超声心动图测量方法[99]。该技术结合动态 LV 压力和瓣膜事件时间，以生成应变压力环（类似于压力体积环），从而可以计算出几个指标，如有用功、无用功和心肌效率（图 2.8）。使用 MW 作为癌症治疗患者预后指标的研究可能在不久的将来就会出现。

高血压

引 言

高血压仍然是全球心血管疾病和全因死亡率的主要可预防性危险因素[100]。因为心脏是高血压的主要靶器官之一，心血管成像，尤其是超声心动图，已被用于评估高血压引起的结构或功能性心脏改变 [也称为高血压性心脏病（hypertensive heart disease，HHD）]。它是由血压升高引起，是临床前或无症状 CVD 的标志。

随着影像技术的广泛应用，HHD 在无症状患者中越来越容易被发现，其中一些变化可以通过降压治疗逆转，特别是在早期干预时。但对于长期存在的高血压，尽管血压控制有所改善，但这些变化可能会变得不可逆转。然而，降压治疗仍然很重要，因为它可能会延缓 HHD 的进一步进展，并将降低这些患者的心血管风险。

超声心动图对高血压管理的主要贡献是评估 LV 质量（LV mass，LVM），因为它具有预后价值。对于高血压患者，欧洲心血管影像协会（EACVI）和 ASE 推荐以下方法[101]。在正常形状的左心室中，M 型或二维超声方法均可用于计算 LVM。大多数社区获得的预后证据都是通过 M 型成像收集的。在常规使用三维超声的实验室，应该考虑 3D LVM 测量。

特别是在心室形态异常和有不对称或局限性肥厚的患者中，三维超声是唯一一种直接测量心肌体积的超声心动图技术，不需要对室壁增厚的形状和分布进行几何假设。

在收缩功能参数中，LVEF 是高血压患者最常用的参数。ASE 和 EACVI 建议使用三维而不是二维超声来常规评估 LV 容积和 EF，因为二维超声在评估 LV 容积上具有局限性（缩短、旋转不良、角度变化，以及容积计算依赖几何假设）[102]。最近的 meta 分析表明，与 CMR 相比，三维超声仍然低估了 LV 容积，但显示了相似的 EF 值。采用全自动软件可以进一步提高测量精度，减少观测者间差异[103]。对于 LV 肥厚患者，需特别注意 LVEF 通常是被高估的，因为 LV 腔较小且存在跨纤维缩短现象（即肥厚 LV 可见正常的收缩期壁增厚，尽管各心肌节段缩短减少）。心室肌纤维主要位于心肌中层，负责环向 LV 收缩，交叉纤维缩短不太明显。因此，代表左室壁中层的力学指标，如中层 FS，最近受到了越来越多的关注，因为它们被证明能更好地反映左心室肥厚患者的心肌收缩情况[104]。

在这种情况下，舒张功能的评估也是十分重要的。E/e′ ≥ 15 已被证明能增加 B 型钠尿肽和 EF 的预后价值[105]。2013 年欧洲心脏病学会（European Society of Cardiology，ESC）/ 欧洲高血压学会（European Society of Hypertension ESH）关于动脉高血压的指南提倡使用 E/e′ 检测高血压性心脏病的心脏靶器官损害[106]。

应变在亚临床心肌病诊断中的作用

十多年来，心肌应变一直被用来识别高血压患者的亚临床心肌功能障碍。在不同的形变（应变）成分中，纵向应变尤为重要。纵向应变对应于心内膜下心肌的功能，该处长轴纤维受到 HHD 中早期纤维化的不利影响[107]。尤其是 GWW。在一项动物研究中，研究者分析了高盐饮食下 Dahl 盐敏感大鼠的组织病理学和血流动力学变化。在整个研究期间[108]，Emax 保留，而 τ 和舒张末期压力 – 容积关系在 14 周（舒张功能障碍期）逐渐恶化，随后在 18 周（失代偿期）出现 HF。组织学分析发现，校正收缩期室壁应力后，心内膜下纤维化程度是纵向应变的独立决定因素。

已在高血压患者中对 GLS 进行了广泛研究。与 GLS 受损相关的因素包括高血压持续时间、血压失控、糖尿病、左室肥厚和左室充盈压升高[109]。一些早期的研究将纵向应变的降低与几何形状变化联系起来[110-112]。偏心性肥厚的患者纵向应变略低于心室正常构型的患者，其中向心性重塑和向心性肥厚的患者纵向应变最低。

一些研究调查了临界或轻度高血压的亚组，如白大衣高血压和正常血压高值。白大衣高血压患者（临床血压升高，24h 动态血压正常）的 GLS 和 GCS 降低[113]。即使是定义为 24h 收缩压在 120~130 mmHg 的正常血压高值的患者，与最佳血压（24h 收缩压 < 120 mmHg）的患者相比，2D 和 3D GLS 也都降低了[114]，其中通过最大 VO_2 评估的运动能力与 3D GLS 之间也存在关联。

高血压患者不仅静息时应变降低，而且收缩储备减少[115-117]，可以通过运动或小剂量多巴酚丁胺负荷超声心动图进行评估[117]。收缩储备减少在 GLS 和左心房应变储备功能中更为突出，但在 GCS 或 GRS 中未观察到。

应变在高血压心肌病鉴别诊断中的应用

由于高血压的主要心脏表现是左室肥厚，许多研究试图阐明心肌应变技术能否将 HHD 与其他疾病，如肥厚型心肌病（hypertrophic cardiomyopathy HCM）、心肌淀粉样变性（cardiac amyloidosis，CA）和储积性疾病（如 Fabry 病）相鉴别。

肥厚性心肌病

一些早期研究使用基于 TDI 的心肌应变研究发现，HCM 的纵向应变显著低于 HHD[118]。其他研究表明，HCM 纵向应变分布不均，反映了心肌细胞排列杂乱[119]。第 4 章中提供了关于 HCM 应变的更多详细讨论。

心肌淀粉样变性

超声心动图显示弥漫性室壁增厚，CA 是最需要与 HHD 鉴别的疾病之一。对 CA 进行准确有效的无创筛查，对于选择治疗药物十分重要[120-122]。CA 经典又公认的超声心动图特征表现是左右心室肌增厚、左室腔大小正常或变小，与之形成鲜明对比的是双房增大、舒张功能障碍伴左心室充盈压增大、弥漫性高折射"颗粒状闪光"表现以及心电图（ECG）与超声"不匹配"[123]。此外，在 2D[124] 和 3D STE 中，CA 的 GLS 明显低于 HHD 或 HCM[125]。其特征的"心尖保留"模式[126]符合组织学淀粉样沉积的分布[127]，是 MACE 的独立预测因子[127]。第 4 章提供了更详细的淀粉样心脏病应变的讨论。

抗高血压降治疗反应

在一些观察性研究和少数随机对照试验中研究了 GLS 对多种降压药物的反应。尽管在未治疗或未控制的高血压患者中，GLS 降低，但是高血压控制良好的患者（24h 血压 < 130/80 mmHg）中 2D 和 3D GLS 与血压正常的对照组参与者相似[115]。降压治疗可逆转高血压相关 GLS 降低已被几种抗高血压药物证实，包括血管紧张素受体阻滞剂[128]和 β 受体阻滞剂[129]。GLS 的改善与后负荷的减少（由环向和径向收缩末期应力的改善显示）表明 MW 效率的提高。然而，一项运动后高血压反应（定义男性 ≥ 210/105 mmHg，女性 ≥ 190/105 mmHg）应用螺内酯治疗的随机对照试验显示运动血压、24h 动态血压、左心室质量指数和 E/e′ 降低，但运动能力或心肌应变没有明显变化[130]。

应变作为高血压患者预后标志物

GLS 的预后价值取决于人群特征。在一项对 388 例无症状 HHD 患者的研究中[131]，发现其中 131 例患者在随访（中位数 4 年）期间发生了 72 起事件，基线 GLS 显示了独立于临床参数 [年龄、性别、心率、收缩压和房颤（AF）] 和向心性肥厚的预后价值，其最佳界值为 16%（表 2.3）。此外，随访期间超声心动图 GLS 的逐渐降低也有预后价值

（表 2.4）。然而，GLS 在高血压中的作用报道并不一致，有其他研究表明，左心室质量指数能独立预测高血压患者的预后，而 GLS 仅在非高血压人群中具有预测价值 [132]。这需要进一步研究来确定适合进行 GLS 评估的人群。

表 2.3 利用整体纵向应变进行高血压患者预后判断 [a]

变量	中位数或 n(%)	临床模型 [b]	超声心动图模型 [c]
		（C 统计量 =0.68）	（C 统计量 =0.64）
年龄 （年）	66	1.03 (1.01~1.05); P<0.01	1.04 (1.01~1.06); P < 0.01
收缩压 (BP) (mmHg)	145	0.99 (0.97~1.00); P =0.02	
房颤 [n (%)]	97 (25)	1.82 (1.05~3.15); P =0.03	
向心性肥厚 [n (%)]	119 (31)		1.75 (1.08~2.84); P =0.02
E/e′	10.2		1.03 (0.98~1.08); P =0.20
GLS (%)	−16.6	1.08 (1.00~1.16); P =0.045	1.08 (1.01~1.17); P =0.04

a: GLS 显示了独立于临床参数 [年龄、性别、心率、收缩压和房颤（AF）] 和向心性肥厚的预后价值。引自 Saito M, Khan F, Stoklosa T, et al. Prognostic implications of LV strain risk score in asymptomatic patients with hypertensive heart disease. JACC Cardiovasc Imaging, 2016, 9:911-921. GLS：整体纵向应变

表 2.4 应用序贯 GLS 评估判断高血压患者预后 [a]

变量	第二次检查后发生 MACE (n=10)		第二次检查后未发生 MACE (n=45)		HR （95%CI）	P
	基线	F/U	基线	F/U	(%Δ: 每增加 10%)	
LV 质量指数 (g/m²)	116 (103~130)	130 (95~162)	103 (82~121)	108 (88~128)	1.16 (0.98~1.37)	0.09
相对室壁厚度	0.49 (0.37~0.53)	**0.46** (0.39~0.59)	**0.42** (0.36~0.46)	**0.41** (0.37~0.47)	1.05 (0.84~1.30)	0.67
LVEF (%)	69 (60~76)	72 (52~82)	65 (57~76)	65 (58~72)	1.08 (0.76~1.53)	0.67
LA 容积指数 (mL/m²)	52 (29~59)	72 (44~76)	40 (29~51)	39 (32~51)	**1.26** (1.08~1.47)	< 0.01
GLS (%) [a]	−16.2 (−14.5~17.4)	−14.7 (−13.6~17.5)	−16.6 (−15.0~17.9)	−16.5 (−15.0~18.0)	**0.36** (0.20~0.65)	< 0.01
GCS (%)	−30.0 (−22.0~33.3)	−27.5 (−22.8~31.8)	−27.0 (−23.5~30.0)	−28.0 (−23.5~30.0)	0.89 (0.65~1.22)	0.47

a: 在接受了随访（中位数为 3 年）的 55 例患者中，在随后 1.8 年内发生不良事件的 10 例患者其整体纵向应变（GLS）下降程度更大，而其他超声心动图指标的变化与预后无关。引自 Saito M, Khan F, Stoklosa T, et al. Prognostic implications of LV strain risk score in asymptomatic patients with hypertensive heart disease. JACC Cardiovasc Imaging, 2016, 9:911-921. GCS：整体环向应变；GLS：整体纵向应变；HR：风险比；LA：左心房；LV：左心室；MACE：主要心血管不良事件；SBP：收缩压

应变指导治疗的价值

目前尚无随机对照试验来验证心肌应变是否可以指导 HHD 治疗。最近的动物研究报道，GLS 可用作指导心脏保护的初始治疗，以防止明显的 HFpEF[133]。他们比较了对照组 [无血管紧张素转化酶抑制剂（ACEi）]、EF 引导组（＜55%）、环向应变引导组（＜18%）、纵向应变引导组（＜21%）。在纵向应变损伤后立即给予 ACEI 可防止心衰相关的肺充血，并抑制心肌肥厚和纤维化从而提示高血压引起的心肌不可逆重构的时间点是在纵向应变损伤之后，但在环向应变损伤之前。

糖尿病

引　言

糖尿病（Diabetes mellitus，DM）是心衰的独立危险因素[134]。来自 Framingham 人群的数据显示糖尿病显著增加患心衰的危险，

表现为 DM 患者发生心衰的风险增加了 2~5 倍[135]。其风险几乎呈线性增加，糖化血红蛋白（HbA1c）每升高 1%，就会导致心衰发生率增加 8%。糖尿病和心衰之间的独立相关性得到了几组大型临床数据的支持[136-139]。总的来说，糖尿病心肌病被认为是单独的病种[140-141]。

DM 和 HF 之间的联系是弥漫性左心室肥厚、纤维化和舒张功能不全，这些主要通过超声心动图评估，并由许多常见机制介导（图 2.10）。事实上，在最初的尸检研究中，左心室肥大是糖尿病心肌病的主要发现之一[142]，显示弥漫性纤维化和心肌细胞肥大。许多研究，包括基于人群的研究[143-144]，糖尿病患者和糖尿病前期人群 [如糖耐量受损（impaired glucose tolerance），IGT] 均存在左心室肥大[145]。The Strong Heart Study 确定了 IGT 与更高的 LV 相对室壁厚度和 LV 质量 / 身高比

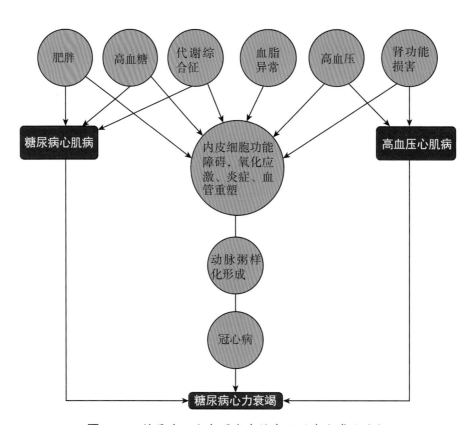

图 2.10　糖尿病心力衰竭发生的危险因素和常见途径

的独立相关性[145]。总的来说，即使是在糖尿病前期，血糖稳态的紊乱也与左心室肥厚和独立预后相关[146]。

糖尿病心肌病也可观察到心肌弥漫性纤维化[147]。背向散射积分（Integrated backscatter，IB）是一种超声心动图技术，利用组织对超声波的反射率来评估组织特征[148]。糖尿病患者[149-150]显示为 IB 增加（表明纤维化加剧）和 IB 的周期性变化减低。

这些解剖变化的主要和早期功能学结果是左室舒张功能障碍[151]。早期研究显示二尖瓣血流异常的舒张模式[152]，二尖瓣环舒张早期速度减慢[153]，E/E′ 增大[154]，LA 容积增大[155]。糖尿病患者舒张功能不全提示预后较差；糖尿病患者的 E/e′$_{间隔}$ > 15 与随后的心衰和死亡率增加有关，独立于高血压、冠状动脉疾病或其他超声心动图指标[154]。

应变在亚临床心肌病诊断中的作用

与对照受试者相比，2 型糖尿病[156-158]患者的亚临床糖尿病心肌病表现为 GLS 降低。GLS 降低也见于 1 型糖尿病[159-160]，尤其是蛋白尿患者[161]。GLS 持续降低始于糖尿病前期[158]。在糖尿病患者中，已经确定了 GLS 降低的几个风险因素，包括糖尿病持续时间和血糖控制水平。一项分析对 CARDIA 研究的 3179 例受试者中糖尿病病史大于和小于 10 年的受试者进行了研究。与糖尿病病史少于 10 年的患者相比，糖尿病病史较长的患者左室质量指数较大，GLS 较差。此外，HbA1c 高的人（> 7.0%）GLS 更低，GLS 率更低，E/e′ 更高[158]。如前所述，高血压也会降低 GLS。虽然高血压和糖尿病都与 GLS 降低有关，但 HHD 患者往往 GLS 更好，左室质量指数更大，而 DM 患者 GLS 更低，但左室肥厚较轻[162]。导致 GLS 进一步降低的其他因素包括无法控制的代谢危险因素，如高血压、血脂异常（包括甘油三酯水平升高）、体重指数（BMI）、腰臀比和蛋白尿。随着

失控危险因素的增加，GLS 变得更差[163]。正如预期的那样，那些有糖尿病并发症如蛋白尿[161,164]、视网膜病变[165-166]和神经病变[167-168]的人 GLS 较低。

对血糖控制的反应

一些研究已经调查了改善血糖控制对 GLS 的影响[169]。Leung 等人在 105 例 2 型糖尿病和血糖控制较差的受试者中，研究 12 个月的血糖、血压和胆固醇的优化治疗以达到推荐目标，对 GLS 的影响[169]。糖化血红蛋白从 10.3% ± 2.4% 提高到 8.3% ± 2.0% 的同时，GLS 的相对增加 21%，间隔 e′ 速度增加 24%，血糖控制改善程度与 GLS 反应程度相关；HbA1c 达到 7.0% 的患者改善最大。然而，不同药物的不同效果造成了结果的不一致性，尽管一项研究显示二甲双胍对改善 GLS 有良好的效果[169]，另一项研究则没有同样结果[170]。胰升糖素样肽 -1 类似物利拉鲁肽改善了 GLS[170]，但不能改善收缩储备[171]。

钠葡萄糖共转运体 -2 抑制剂（sodium glucose cotransporter-2 inhibitors SGLT2is）在预防心肌疾病和糖尿病心力衰竭方面的最新研究结果令人鼓舞。最近的一项 meta 分析总结了三项试验（EMPA_REG Outcome[172]、CANV AS[173]、和 DECLARE-TIMI 58[174]）的 34 322 例患者的结果，表明无论是否存在动脉粥样硬化性心血管疾病或心力衰竭病史，SGLT2is 在减少心力衰竭住院（减少 23%）和肾脏疾病进展（减少 45%）方面都有很强的益处。SGLT2is 对动脉粥样硬化性 MACE 有一定的益处，但似乎仅限于已有动脉粥样硬化性心血管疾病的患者[175]。然而，只有少数研究观察了 SGLT2is 对心脏功能的影响[176]。在一项小型研究中，53 例 LVEF 正常的 2 型糖尿病患者[177]，用达格列酮治疗，E/e′ 比值从 9.3 降至 8.5（P = 0.02），而 GLS 从 15.5% ± 3.5% 降至 16.9% ± 4.1%（P < 0.01）。目前，一项前瞻性的观察性研究（EMPA-

HEART）正在使用 GLS 来比较在糖尿病无症状左心功能不全患者中，依帕利嗪是否比西格列汀能更有效地改善左心功能[178]。

应变作为糖尿病患者的预后标志物

正如前面提到的，一项大型（n=1706 糖尿病）队列研究表明，糖尿病患者的舒张功能障碍较常见（23%），并提示预后不良[154]。糖尿病伴舒张功能障碍者较无舒张功能障碍者继发性心衰发生率高（36.9% vs. 16.8%，P < 0.001），病死率也较高。E/e′ 比率每增加 1 个单位，心力衰竭的风险增加 3%（HR 1.03；95%CI 1.01~1.06；P = 0.006）。

关于 GLS 与 E/e′ 预后价值比较的研究结果并不一致[179-181]。法国的一项研究（406 例糖尿病患者，在 5.5 年的随访期中有 19 次

MACE）报告显示，E/e′ 和 HbA1c 是 MACE 的独立预测因素，而 GLS 不是[179]。来自澳大利亚的另一项研究样本量较小（n=230），但随访时间较长（10 年），事件数量较多（68 例死亡或住院），表明 GLS 是主要终点的独立预测因子（HR 1.02；P < 0.001），独立于收缩压（HR 1.02；P = 0.001）和 HbA1c（HR 1.28；P = 0.011）[180]。另一项来自香港的研究表明，E/e′ 比值（HR 1.15；P < 0.01）和 GLS（HR 1.39；P < 0.01）均为 MACE 独立相关因素，GLS 对临床数据、HbA1c 和 E/e′ 比值有附加的预测价值[181]。一项有 290 例高危个体的社区队列研究证实 GLS 而非舒张功能障碍，独立于通常的预后因子，且具有附加价值[182]（图 2.11）。GLS 受损与左心室肥

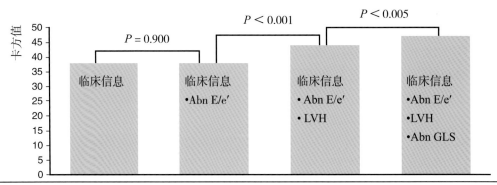

	模型 1	模型 2	模型 3	模型 4
卡方值，变化量的 **P** 值	37.92	37.82, P = 0.900	44.07, P < 0.001	47.47, P = 0.005
	风险比（95%CI），**P** 值	风险比（95%CI），**P** 值	风险比（95%CI），**P** 值	风险比（95%CI），**P** 值
年龄	1.05 (0.99~1.12), 0.087	1.05 (0.99~1.12), 0.088	1.03 (0.97~1.09), 0.282	1.04 (0.97~1.10), 0.268
腰围	1.06 (1.04~1.08), < 0.001	1.06 (1.04~1.08), < 0.001	1.06 (1.04~1.08), < 0.001	1.06 (1.03~1.08), < 0.001
异常 E/e′		1.05 (0.46~2.40), 0.907	1.04 (0.49~2.20), 0.927	0.99 (0.45~2.14), 0.973
LVH			3.11 (1.78~5.45), < 0.001	2.65 (1.47~4.77), 0.001
GLS 受损				2.08 (1.16~3.72), 0.014

图 2.11 老年 2 型糖尿病无症状患者心力衰竭（HF）的累积发生率估计。这项分析按有无整体纵向应变受损（GLS）以及是否合并左室肥厚（LVH）进行分组[182]。Abn：异常；HR：风险比

厚相结合可以识别特定高风险群体（图2.12）。

这些差异可以用人群的异质性来解释。一项包含 842 例 2 型糖尿病患者两个前瞻性队列研究表明[183]，基于聚类分析，有三种不同的表型（图2.13），包括收缩和舒张功能保留的男性（第 1 组）、舒张功能不全的肥胖和高血压女性（第 2 组）（图2.14），以

及左室肥厚和收缩功能不全的男性（第 3 组）（图2.15）。其中，第 2 组和第 3 组的预后比第 1 组更差。另一个原因可能是 GLS 中收缩储备的差异[184]。他们通过潘生丁负荷超声心动图评估 GLS 储备，发现具有收缩储备的患者预后较好。

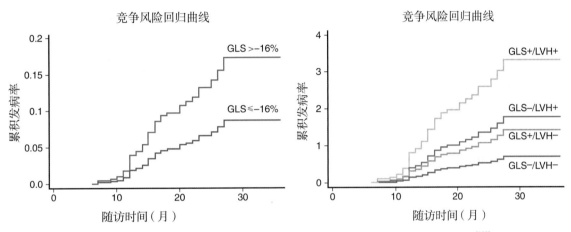

图 2.12 心肌形变受损（左）与形变和左心室肥厚联合应用对心衰预后的影响[182]

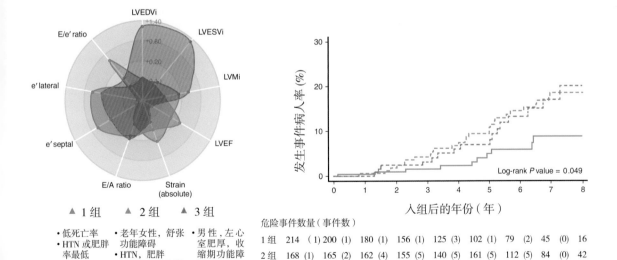

图 2.13 2 型糖尿病（T2DM）患者的超声心动图表型与预后。对 842 例 T2DM 患者进行的聚类分析显示了三种不同的表型；收缩和舒张功能保留的男性（第 1 组），舒张功能障碍的肥胖和高血压女性（第 2 组），左心室（LV）肥大和收缩功能障碍的男性（第 3 组），具有不同的结局表现[183]。这一发现强调收缩和舒张功能障碍不一定会同时改变。HTN：高血压；LVEDVi：左心室舒张末期容积指数；LVESVi：左心室收缩末期容积指数；LVEF：左心室射血分数；LVMi：左心室质量指数（引自 Ernande L, Audureau E, Jellis CL, et al. Clinical implications of echocardiographic phenotypes of patients with diabetes mellitus. J Am Coll Cardiol, 2017, 70:1704–1716.）

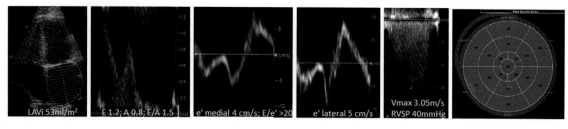

图 2.14　2 型糖尿病患者亚临床左心室（LV）病变的舒张功能障碍表型。左心房增大，e′ 减小，E/e′ 增大伴肺动脉压增加，但整体纵向应变（GLS）未见改变

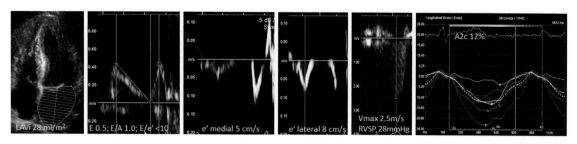

图 2.15　2 型糖尿病亚临床左心室（LV）病变的收缩功能障碍表型。LV 应变明显降低，但无左房增大，e′ 轻度降低，E/e′ 正常伴肺动脉压正常

结　论

心肌应变，尤其是 LV GLS，因其具有高稳定性和灵敏度的优势，对亚临床型心肌病的鉴别诊断优于 LVEF。GLS 的持续下降与心内膜下纤维化有关，尤其是在高血压患者中。在本章中讨论的一些情况中，GLS 提供了独立预后价值。为了将心肌形变分析作为临床管理和指南的一部分，需要从 RCT 中获得更多证据。

参考文献

[1] Marwick TH. Ejection fraction pros and cons: JACC State-of-the-Art review. J Am Coll Cardiol,2018,72: 2360-2379.

[2] Potter E, Marwick TH. Assessment of left ventricular function by echocardiography: the case for routinely adding global longitudinal strain to ejection fraction. JACC Cardiovasc Imaging,2018,11:260-274.

[3] Thavendiranathan P, Grant AD, Negishi T, et al. Reproducibility of echocardiographic techniques for sequential assessment of left ventricular ejection fraction and volumes: application to patients undergoing cancer chemotherapy. J Am Coll Cardiol,2013,61:77-84.

[4] Otterstad JE, Froeland G, St John Sutton M, et al. Accuracy and reproducibility of biplane two-dimensional echocardiographic measurements of left ventricular dimensions and function. Eur Heart J,1997,18: 507-513.

[5] Negishi T, Negishi K, Thavendiranathan P, et al. Effect of experience and training on the concordance and precision of strain measurements. JACC Cardiovasc Imaging,2017,10:518-522.

[6] Ammar KA, Jacobsen SJ, Mahoney DW, et al. Prevalence and prognostic significance of heart failure stages: application of the American College of Cardiology/ American Heart Association heart failure staging criteria in the community. Circulation,2007,115:1563-1570.

[7] Kosmala W, Jellis CL, Marwick TH. Exercise limitation associated with asymptomatic left ventricular impairment: analogy with stage B heart failure. J Am Coll Cardiol,2015,65:257-266.

[8] Cardinale D. A new frontier: cardio-oncology. Cardiologia,1996,41:887-891.

[9] Abdel-Qadir H, Austin PC, Lee DS, et al. A populationbased study of cardiovascular mortality following early-stage breast cancer. JAMA Cardiol,2017,2:88-93.

[10] Reulen RC, Winter DL, Frobisher C, et al. Long-term cause-specific mortality among survivors of childhood cancer. JAMA,2010,304:172-179.

[11] Moslehi JJ. Cardiovascular toxic effects of targeted cancer therapies. N Engl J Med,2016,375:1457-1467.

[12] Yeh ET, Bickford CL. Cardiovascular complications of cancer therapy: incidence, pathogenesis, diagnosis, and management. J Am Coll Cardiol,2009,53:2231-2247.

[13] Felker GM, Thompson RE, Hare JM, et al. Underlying causes and long-term survival in patients with initially unexplained cardiomyopathy. N Engl J Med,2000, 342:1077-1084.

[14] Swain SM, Whaley FS, Ewer MS. Congestive heart failure in patients treated with doxorubicin: a retrospective analysis of three trials. Cancer,2003,97:2869-2879.

[15] Schwartz RG, McKenzie WB, Alexander J, et al. Congestive heart failure and left ventricular dysfunction complicating doxorubicin therapy. Seven-year experience using serial radionuclide angiocardiography. Am J Med,1987,82:1109-1118.

[16] Chung R, Ghosh AK, Banerjee A. Cardiotoxicity: precision medicine with imprecise definitions. Open Heart,2018,5:e000774.

[17] Echocardiographic Normal Ranges Meta-Analysis of the Left Heart Collaboration. Ethnic-specific normative reference values for echocardiographic LA and LV size, LV mass, and systolic function: the EchoNoRMAL study. JACC Cardiovasc Imaging,2015,8:656-665.

[18] Pellikka PA, She L, Holly TA, et al. Variability in ejection fraction measured by echocardiography, gated singlephoton emission computed tomography, and cardiac magnetic resonance in patients with coronary artery disease and left ventricular dysfunction. JAMA Netw Open,2018,1:e181456.

[19] Henry ML, Niu J, Zhang N, et al. Cardiotoxicity and cardiac monitoring among chemotherapy-treated breast cancer patients. JACC Cardiovasc Imaging,2018,11:1084-1093.

[20] Cardinale D, Colombo A, Bacchiani G, et al. Early detection of anthracycline cardiotoxicity and improvement with heart failure therapy. Circulation,2015,131: 1981-1988.

[21] Cardinale D, Colombo A, Lamantia G, et al. Anthracycline-induced cardiomyopathy: clinical relevance and response to pharmacologic therapy. J Am Coll Cardiol,2010,55:213-220.

[22] Romond EH, Jeong JH, Rastogi P, et al. Seven-year follow-up assessment of cardiac function in NSABP B-31, a randomized trial comparing doxorubicin and cyclophosphamide followed by paclitaxel (ACP) with ACP plus trastuzumab as adjuvant therapy for patients with nodepositive, human epidermal growth factor receptor 2-positive breast cancer. J Clin Oncol,2012,30:3792-3799.

[23] Negishi K, Negishi T, Haluska BA, et al. Use of speckle strain to assess left ventricular responses to cardiotoxic chemotherapy and cardioprotection. Eur Heart J Cardiovasc Imaging,2014,15:324-331.

[24] Fallah-Rad N, Walker JR, Wassef A, et al. The utility of cardiac biomarkers, tissue velocity and strain imaging, and cardiac magnetic resonance imaging in predicting early left ventricular dysfunction in patients with human epidermal growth factor receptor II-positive breast cancer treated with adjuvant trastuzumab therapy. J Am Coll Cardiol,2011,57:2263-2270.

[25] Ganame J, Claus P, Eyskens B, et al. Acute cardiac functional and morphological changes after Anthracycline infusions in children. Am J Cardiol,2007,99:974-977.

[26] Negishi K, Negishi T, Hare JL, et al. Independent and incremental value of deformation indices for prediction of trastuzumab-induced cardiotoxicity. J Am Soc Echocardiogr,2013,26:493-498.

[27] Nagiub M, Nixon JV, Kontos MC. Ability of nonstrain diastolic parameters to predict doxorubicin-induced cardiomyopathy: a systematic review with meta-analysis. Cardiol Rev,2018,26:29-34.

[28] Tassan-Mangina S, Codorean D, Metivier M, et al. Tissue Doppler imaging and conventional echocardiography after anthracycline treatment in adults: early and late alterations of left ventricular function during a prospective study. Eur J Echocardiogr,2006,7:141-146.

[29] Upshaw JN, Finkelman B, Hubbard RA, et al. Comprehensive assessment of changes in left ventricular diastolic function with contemporary breast cancer therapy. JACC Cardiovasc Imaging,2020,13:198-210.

[30] Plana JC, Galderisi M, Barac A, et al. Expert consensus for multimodality imaging evaluation of adult patients during and after cancer therapy: a report from the American Society of Echocardiography and the European Association of Cardiovascular Imaging. J Am Soc Echocardiogr,2014,27:911-939.

[31] Thavendiranathan P, Abdel-Qadir H, Fischer HD, et al. Risk-imaging mismatch in cardiac imaging practices for women receiving systemic therapy for early-stage breast cancer: a population-based cohort study. J Clin Oncol,2018,36:2980-2987.

[32] Ezaz G, Long JB, Gross CP, et al. Risk prediction model for heart failure and cardiomyopathy after adjuvant trastuzumab therapy for breast cancer. J Am Heart Assoc,2014,3:e000472.

[33] Oikonomou EK, Kokkinidis DG, Kampaktsis PN, et al. Assessment of prognostic value of left ventricular global longitudinal strain for early prediction of chemotherapy-induced cardiotoxicity: a systematic review and meta-analysis. JAMA Cardiol,2019,4:1007-1018.

[34] Charbonnel C, Convers-Domart R, Rigaudeau S, et al. Assessment of global longitudinal strain at low-dose anthracycline-based chemotherapy, for the prediction of subsequent cardiotoxicity. Eur Heart J Cardiovasc Imaging,2017,18:392-401.

[35] Ali MT, Yucel E, Bouras S, et al. Myocardial strain is associated with adverse clinical cardiac events in patients treated with anthracyclines. J Am Soc Echocardiogr,2016,29:522-527.e3.

[36] Hatazawa K, Tanaka H, Nonaka A, et al. Baseline global longitudinal strain as a predictor of left ventricular dysfunction and hospitalization for heart failure of patients with malignant lymphoma after anthracycline therapy. Circ J,2018,82:2566-2574.

[37] Mousavi N, Tan TC, Ali M, et al. Echocardiographic parameters of left ventricular size and function as predictors of symptomatic heart failure in patients with a left ventricular ejection fraction of 50-59% treated with anthracyclines. Eur Heart J Cardiovasc Imaging,2015,16:977-984.

[38] Narayan HK, French B, Khan AM, et al. Noninvasive measures of ventricular-arterial coupling and circumferential strain predict cancer therapeutics-related cardiac dysfunction. JACC Cardiovasc Imaging,2016,9:1131-1141.

[39] Narayan HK, Wei W, Feng Z, et al. Cardiac mechanics and dysfunction with anthracyclines in the community: results from the PREDICT study. Open Heart,2017, 4:e000524.

[40] Cadeddu C, Piras A, Mantovani G, et al. Protective effects of the angiotensin II receptor blocker telmisartan on epirubicin-induced inflammation, oxidative stress, and early ventricular impairment. Am Heart J,2010,160:487.e1-7.

[41] Jurcut R, Wildiers H, Ganame J, et al. Strain rate imaging detects early cardiac effects of pegylated liposomal doxorubicin as adjuvant therapy in elderly patients with breast cancer. J Am Soc Echocardiogr,2008,21:1283-1289.

[42] Mantovani G, Madeddu C, Cadeddu C, et al. Persistence, up to 18 months of follow-up, of epirubicin-induced myo cardial dysfunction detected early by serial tissue Doppler echocardiography: correlation with inflammatory and oxidative stress markers. Oncologist,2008,13:1296-1305.

[43] Mercuro G, Cadeddu C, Piras A, et al. Early epirubicininduced myocardial dysfunction revealed by serial tissue Doppler echocardiography: correlation with inflammatory and oxidative stress markers. Oncologist,2007,12:1124-1133.

[44] Wildiers H, Jurcut R, Ganame J, et al. A pilot study to investigate the feasibility and cardiac effects of pegylated liposomal doxorubicin (PL-DOX) as adjuvant therapy in medically fit elderly breast cancer patients. Crit Rev Oncol Hematol,2008,67:133-138.

[45] Zhang H, Shen WS, Gao CH, et al. Protective effects of salidroside on epirubicin-induced early left ventricular regional systolic dysfunction in patients with breast cancer. Drugs R D,2012,12:101-106.

[46] Al-Biltagi M, Abd Rab Elrasoul Tolba O, El-Shanshory MR, et al. Strain echocardiography in early detection of doxorubicin-induced left ventricular dysfunction in children with acute lymphoblastic leukemia. ISRN Pediatr,2012,2012:870549.

[47] Motoki H, Koyama J, Nakazawa H, et al. Torsion analysis in the early detection of anthracycline-mediated cardiomyopathy. Eur Heart J Cardiovasc Imaging,2012,13:95-103.

[48] Poterucha JT, Kutty S, Lindquist RK, et al. Changes in left ventricular longitudinal strain with anthracycline chemotherapy in adolescents precede subsequent decreased left ventricular ejection fraction. J Am Soc Echocardiogr,2012,25:733-740.

[49] Stoodley PW, Richards DA, Boyd A, et al. Left ventricular systolic function in HER2/neu negative breast cancer patients treated with anthracycline chemotherapy: a comparative analysis of left ventricular ejection fraction and myocardial strain imaging over 12 months. Eur J Cancer,2013,49:3396-3403.

[50] Stoodley PW, Richards DA, Boyd A, et al. Altered left ventricular longitudinal diastolic function correlates with reduced systolic function immediately after anthracycline chemotherapy. Eur Heart J Cardiovasc Imaging,2013,14:228-234.

[51] Stoodley PW, Richards DA, Hui R, et al. Two-dimensional myocardial strain imaging detects changes in left ventricular systolic function immediately after anthracycline chemotherapy. Eur J Echocardiogr,2011,12:945-952.

[52] Kang Y, Cheng L, Li L, et al. Early detection of anthracycline-induced cardiotoxicity using two-dimensional speckle tracking echocardiography. Cardiol J,2013,20:592-599.

[53] Cascino GJ, Voss WB, Canaani J, et al. Two-dimensional speckle-tracking strain detects subclinical cardiotoxicity in older patients treated for acute myeloid leukemia. Echocardiography,2019,36:2033-2040

[54] Erven K, Jurcut R, Weltens C, et al. Acute radiation effects on cardiac function detected by strain rate imaging in breast cancer patients. Int J Radiat Oncol Biol Phys,2011,79:1444-1451.

[55] Lo Q, Hee L, Batumalai V, et al. Subclinical cardiac dysfunction detected by strain imaging

during breast irradiation with persistent changes 6 weeks after treatment. Int J Radiat Oncol Biol Phys,2015,92:268-276.

[56] Armstrong GT, Joshi VM, Ness KK, et al. Comprehensive echocardiographic detection of treatment-related cardiac dysfunction in adult survivors of childhood cancer: results from the St. Jude Lifetime Cohort Study. J Am Coll Cardiol,2015,65:2511-2522.

[57] Chang HF, Jiang ZR, Wang XF, et al. Strain rate imaging in assessment of the relationship between the dose of thoracic radiotherapy and the radiotherapy-induced myocardial damage [Chinese]. Chin J Med Imaging Technol,2009,25:1032-1035.

[58] Wang YA, Li GS, Cui HY, et al. Strain rate imaging in early assesment of thoracic radiotherapy-induced myocardial damage [Chinese]. Chin J Med Imaging Technol,2006,22:1194-1196.

[59] Lo Q, Hee L, Batumalai V, et al. Strain imaging detects dose-dependent segmental cardiac dysfunction in the acute phase after breast irradiation. Int J Radiat Oncol Biol Phys,2017,99:182-190.

[60] Walker V, Lairez O, Fondard O, et al. Early detection of subclinical left ventricular dysfunction after breast cancer radiation therapy using speckle-tracking echocardiography: association between cardiac exposure and longitudinal strain reduction (BACCARAT study). Radiat Oncol,2019,14:204.

[61] Tuohinen SS, Skytta T, Poutanen T, et al. Radiotherapyinduced global and regional differences in early-stage left-sided versus right-sided breast cancer patients: speckle tracking echocardiography study. Int J Cardiovasc Imaging,2017,33:463-472.

[62] Erven K, Florian A, Slagmolen P, et al. Subclinical cardiotoxicity detected by strain rate imaging up to 14 months after breast radiation therapy. Int J Radiat Oncol Biol Phys,2013,85:1172-1178.

[63] Trivedi SJ, Choudhary P, Lo Q, et al. Persistent reduction in global longitudinal strain in the longer term after radiation therapy in patients with breast cancer. Radiother Oncol,2019,132:148-154.

[64] Mercurio V, Cuomo A, Della Pepa R, et al. What is the cardiac impact of chemotherapy and subsequent radiotherapy in lymphoma patients? Antioxid Redox Signal,2019,31:1166-1174.

[65] Yu AF, Ho AY, Braunstein LZ, et al. Assessment of early radiation-induced changes in left ventricular function by myocardial strain imaging after breast radiation therapy. J Am Soc Echocardiogr,2019,32:521-528.

[66] Hare JL, Brown JK, Leano R, et al. Use of myocardial deformation imaging to detect preclinical myocardial dysfunction before conventional measures in patients undergoing breast cancer treatment with trastuzumab. Am Heart J,2009,158:294-301.

[67] Ho E, Brown A, Barrett P, et al. Subclinical anthracyclineand trastuzumab-induced cardiotoxicity in the long-term follow-up of asymptomatic breast cancer survivors: a speckle tracking echocardiographic study. Heart,2010, 96:701-707.

[68] Zhang KW, Finkelman BS, Gulati G, et al. Abnormalities in 3-dimensional left ventricular mechanics with anthracycline chemotherapy are associated with systolic and diastolic dysfunction. JACC Cardiovasc Imaging,2018, 11:1059-1068.

[69] Santoro C, Arpino G, Esposito R, et al. 2D and 3D strain for detection of subclinical anthracycline cardiotoxicity in breast cancer patients: a balance with feasibility. Eur Heart J Cardiovasc Imaging,2017,18:930-936.

[70] Chang WT, Shih JY, Feng YH, et al. The early predictive value of right ventricular strain in epirubicin-induced cardiotoxicity in patients with breast cancer. Acta Cardiol Sin,2016,32:550-559.

[71] Keramida K, Farmakis D, Bingcang J, et al. Longitudinal changes of right ventricular deformation mechanics during trastuzumab therapy in breast cancer patients. Eur J Heart Fail,2019,21:529-535.

[72] Thavendiranathan P, Poulin F, Lim KD, et al. Use of myocardial strain imaging by echocardiography for the early detection of cardiotoxicity in patients during and after cancer chemotherapy: a systematic review. J Am Coll Cardiol, 2014,63:2751-2768.

[73] Fei HW, Ali MT, Tan TC, et al. Left ventricular global longitudinal strain in her-2 1 breast cancer patients treated with anthracyclines and trastuzumab who develop cardiotoxicity is associated with subsequent recovery of left ventricular ejection fraction. Echocardiography,2016,33:519-526.

[74] Gripp EA, Oliveira GE, Feijó LA, et al. Global longitudinal strain accuracy for cardiotoxicity prediction in a cohort of breast cancer patients during anthracycline and/ or trastuzumab treatment. Arq Bras Cardiol,2018,110:140-150.

[75] Milks MW, Velez MR, Mehta N, et al. Usefulness of integrating heart failure risk factors into impairment of global longitudinal strain to predict anthracyclinerelated cardiac dysfunction. Am J Cardiol,2018,121: 867-873.

[76] Mornos C, Petrescu L. Early detection of anthracyclinemediated cardiotoxicity: the value of considering both global longitudinal left ventricular strain and twist. Can J Physiol Pharmacol,2013,91:601-607.

[77] Marwick TH, Leano RL, Brown J, et al. Myocardial strain measurement with 2-dimensional speckle-tracking echocardiography: definition of normal range. JACC Cardiovasc Imaging,2009,2:80-84.

[78] Shaikh AY, Suryadevara S, Tripathi A, et al. Mitoxantroneinduced cardiotoxicity in acute myeloid leukemia-a velocity vector imaging analysis. Echocardiography,2016,33:1166-1177.

[79] Narayan HK, Finkelman B, French B, et al. Detailed echocardiographic phenotyping in breast cancer patients: associations with ejection fraction decline, recovery, and heart failure symptoms over 3 years of follow-up. Circulation,2017,135:1397-1412.

[80] Mahmood SS, Fradley MG, Cohen JV, et al. Myocarditis in patients treated with immune checkpoint inhibitors. J Am Coll Cardiol,2018,71:1755-1764.

[81] Awadalla M, Mahmood SS, Groarke JD, et al. Global longitudinal strain and cardiac events in patients with immune checkpoint inhibitor-related myocarditis. J Am Coll Cardiol,2020,75:467-478.

[82] Thavendiranathan P, Negishi T, Cote MA, et al. Single versus standard multiview assessment of global longitudinal strain for the diagnosis of cardiotoxicity during cancer therapy. JACC Cardiovasc Imaging,2018,11: 1109-1118.

[83] Armstrong GT, Plana JC, Zhang N, et al. Screening adult survivors of childhood cancer for cardiomyopathy: comparison of echocardiography and cardiac magnetic resonance imaging. J Clin Oncol,2012,30:2876-2884.

[84] Nolan MT, Marwick TH, Plana JC, et al. Effect of traditional heart failure risk factors on myocardial dysfunction in adult survivors of childhood cancer. JACC Cardiovasc Imaging,2018,11:1202-1203.

[85] Cheung YF, Hong WJ, Chan GC, et al. Left ventricular myocardial deformation and mechanical dyssynchrony in children with normal ventricular shortening fraction after anthracycline therapy. Heart,2010,96:1137-1141.

[86] Cheung YF, Li SN, Chan GC, et al. Left ventricular twisting and untwisting motion in childhood cancer survivors. Echocardiography,2011,28:738-745.

[87] Ganame J, Claus P, Uyttebroeck A, et al. Myocardial dysfunction late after low-dose anthracycline treatment in asymptomatic pediatric patients. J Am Soc Echocardiogr,2007,20:1351-1358.

[88] Mavinkurve-Groothuis AM, Groot-Loonen J, Marcus KA, et al. Myocardial strain and strain rate in monitoring subclinical heart failure in asymptomatic long-term survivors of childhood cancer. Ultrasound Med Biol,2010,36:1783-1791.

[89] Park JH, Kim YH, Hyun MC, et al. Cardiac functional evaluation using vector velocity imaging after chemotherapy including anthracyclines in children with cancer. Korean Circ J,2009,39:352-358.

[90] Yagci-Kupeli B, Varan A, Yorgun H, et al. Tissue Doppler and myocardial deformation imaging to detect myocardial dysfunction in pediatric cancer patients treated with high doses of anthracyclines. Asia Pac J Clin Oncol,2012,8:368-374.

[91] Yu HK, Yu W, Cheuk DK, et al. New three-dimensional speckle-tracking echocardiography identifies global impairment of left ventricular mechanics with a high sensitivity in childhood cancer survivors. J Am Soc Echocardiogr,2013,26:846-852.

[92] Yu W, Li SN, Chan GC, et al. Transmural strain and rotation gradient in survivors of childhood cancers. Eur Heart J Cardiovasc Imaging,2013,14:175-182.

[93] Kang Y, Xiao F, Chen H, et al. Subclinical anthracyclineinduced cardiotoxicity in the long-term follow-up of lymphoma survivors: a multi-layer speckle tracking analysis. Arq Bras Cardiol,2018,110:219-228.

[94] Akam-Venkata J, Kadiu G, Galas J, et al. Left ventricle segmental function in childhood cancer survivors using speckle-tracking echocardiography. Cardiol Young,2019,29:1494-1500.

[95] Slieker MG, Fackoury C, Slorach C, et al. Echocardiographic assessment of cardiac function in pediatric survivors of anthracycline-treated childhood cancer. Circ Cardiovasc Imaging,2019,12:e008869.

[96] Negishi K, Negishi T, Haluska BA, et al. Use of speckle strain to assess left ventricular responses to cardiotoxic chemotherapy and cardioprotection. Eur Heart J Cardiovasc Imaging,2014,15:324-331.

[97] Santoro C, Esposito R, Lembo M, et al. Strain-oriented strategy for guiding cardioprotection initiation of breast cancer patients experiencing cardiac dysfunction. Eur Heart J Cardiovasc Imaging,2019,20:1345-1352.

[98] Negishi T, Thavendiranathan P, Negishi K, et al. Rationale and design of the strain surveillance of chemotherapy for improving cardiovascular outcomes: the SUCCOUR Trial. JACC Cardiovasc Imaging,2018,11:1098-1105.

[99] Manganaro R, Marchetta S, Dulgheru R, et al. Echocardiographic reference ranges for normal non-invasive myocardial work indices: results from the EACVI NORRE study. Eur Heart J Cardiovasc Imaging,2019,20:582-590.

[100] Collaborators GBDRF. Global, regional, and national comparative risk assessment of 84 behavioural, environmental and occupational, and metabolic risks or clusters of risks, 1990-2016: a systematic analysis for the Global Burden of Disease Study 2016. Lancet,2017,390:1345-1422.

[101] Marwick TH, Gillebert TC, Aurigemma G, et al. Recommendations on the use of echocardiography in adult hypertension: a report from the European

Association of Cardiovascular Imaging (EACVI) and the American Society of Echocardiography (ASE). J Am Soc Echocardiogr,2015,28:727-754.

[102] Lang RM, Badano LP, Mor-Avi V, et al. Recommendations for cardiac chamber quantification by echocardiography in adults: an update from the American Society of Echocardiography and the European Association of Cardiovascular Imaging. J Am Soc Echocardiogr,2015,28:1-39 e14.

[103] Kitano T, Nabeshima Y, Otsuji Y, et al. Accuracy of left ventricular volumes and ejection fraction measurements by contemporary three-dimensional echocardiography with semi- and fully automated software: systematic review and meta-analysis of 1,881 subjects. J Am Soc Echocardiogr,2019,32:1105-1115.e5.

[104] de Simone G, Devereux RB, Roman MJ, et al. Assessment of left ventricular function by the midwall fractional shortening/end-systolic stress relation in human hypertension. J Am Coll Cardiol,1994,23:1444-1451.

[105] Dokainish H, Zoghbi WA, Lakkis NM, et al. Incremental predictive power of B-type natriuretic peptide and tissue Doppler echocardiography in the prognosis of patients with congestive heart failure. J Am Coll Cardiol,2005,45:1223-1226.

[106] Mancia G, Fagard R, Narkiewicz K, et al.,2013 ESH/ESC guidelines for the management of arterial hypertension: the Task Force for the Management of Arterial Hypertension of the European Society of Hypertension (ESH) and of the European Society of Cardiology (ESC). Eur Heart J,2013,34:2159-2219.

[107] Kang SJ, Lim HS, Choi BJ, et al. Longitudinal strain and torsion assessed by two-dimensional speckle tracking correlate with the serum level of tissue inhibitor of matrix metalloproteinase-1, a marker of myocardial fibrosis, in patients with hypertension. J Am Soc Echocardiogr,2008,21:907-911.

[108] Ishizu T, Seo Y, Kameda Y, et al. Left ventricular strain and transmural distribution of structural remodeling in hypertensive heart disease. Hypertension,2014,63: 500-506.

[109] Soufi Taleb Bendiab N, Meziane-Tani A, Ouabdesselam S, et al. Factors associated with global longitudinal strain decline in hypertensive patients with normal left ventricular ejection fraction. Eur J Prev Cardiol,2017,24:1463-1472.

[110] Hare JL, Brown JK, Marwick TH. Association of myocardial strain with left ventricular geometry and progression of hypertensive heart disease. Am J Cardiol,2008,102:87-91.

[111] Goebel B, Gjesdal O, Kottke D, et al. Detection of irregular patterns of myocardial contraction in patients with hypertensive heart disease: a two-dimensional ultrasound speckle tracking study. J Hypertens,2011,29: 2255-2264.

[112] Mizuguchi Y, Oishi Y, Miyoshi H, et al. Concentric left ventricular hypertrophy brings deterioration of systolic longitudinal, circumferential, and radial myocardial deformation in hypertensive patients with preserved left ventricular pump function. J Cardiol,2010,55:23-33.

[113] Tadic M, Cuspidi C, Ivanovic B, et al. Influence of white-coat hypertension on left ventricular deformation 2- and 3-dimensional speckle tracking study. Hypertension,2016,67:592-596.

[114] Tadic M, Majstorovic A, Pencic B, et al. The impact of high-normal blood pressure on left ventricular mechanics: a three-dimensional and speckle tracking echocardiography study. Int J Cardiovasc Imaging,2014,30: 699-711.

[115] Celic V, Tadic M, Suzic-Lazic J, et al. Two- and three-dimensional speckle tracking analysis of the relation between myocardial deformation and functional capacity in patients with systemic hypertension. Am J Cardiol,2014,113:832-839.

[116] Cusma Piccione M, Zito C, Khandheria B, et al. Cardiovascular maladaptation to exercise in young hypertensive patients. Int J Cardiol,2017,232:280-288.

[117] Fung MJ, Thomas L, Leung DY. Left ventricular function and contractile reserve in patients with hypertension. Eur Heart J Cardiovasc Imaging, 2018,19: 1253-1259.

[118] Kato TS, Noda A, Izawa H, et al. Discrimination of nonobstructive hypertrophic cardiomyopathy from hypertensive left ventricular hypertrophy on the basis of strain rate imaging by tissue Doppler ultrasonography. Circulation,2004,110:3808-3814.

[119] Urbano-Moral JA, Rowin EJ, Maron MS, et al. Investigation of global and regional myocardial mechanics with 3-dimensional speckle tracking echocardiography and relations to hypertrophy and fibrosis in hypertrophic cardiomyopathy. Circ Cardiovasc Imaging,2014, 7:11-19.

[120] Adams D, Gonzalez-Duarte A, O'Riordan WD, et al. Patisiran, an RNAi therapeutic, for hereditary transthyretin amyloidosis. N Engl J Med,2018,379:11-21.

[121] Adams D, Hawkins PN, Polydefkis M. Oligonucleotide drugs for transthyretin amyloidosis. N Engl J Med,2018,379:2086.

[122] Benson MD, Waddington-Cruz M, Berk JL, et al. Inotersen treatment for patients with hereditary transthyretin amyloidosis. N Engl J

Med,2018,379:22-31.

[123] Cacciapuoti F. The role of echocardiography in the non-invasive diagnosis of cardiac amyloidosis. J Echocardiogr,2015,13:84-89.

[124] Sun JP, Stewart WJ, Yang XS, et al. Differentiation of hypertrophic cardiomyopathy and cardiac amyloidosis from other causes of ventricular wall thickening by two-dimensional strain imaging echocardiography. Am J Cardiol,2009,103:411-415.

[125] Urbano-Moral JA, Gangadharamurthy D, Comenzo RL, et al. Three-dimensional speckle tracking echocardiography in light chain cardiac amyloidosis: examination of left and right ventricular myocardial mechanics parameters. Rev Esp Cardiol (Engl Ed),2015,68:657-664.

[126] Phelan D, Collier P, Thavendiranathan P, et al. Relative apical sparing of longitudinal strain using two-dimensional speckle-tracking echocardiography is both sensitive and specific for the diagnosis of cardiac amyloidosis. Heart,2012,98:1442-1448.

[127] Ternacle J, Bodez D, Guellich A, et al. Causes and consequences of longitudinal LV dysfunction assessed by 2D strain echocardiography in cardiac amyloidosis. JACC Cardiovasc Imaging,2016,9:126-138.

[128] Mizuguchi Y, Oishi Y, Miyoshi H, et al. Possible mechanisms of left ventricular torsion evaluated by cardioreparative effects of telmisartan in patients with hypertension. Eur J Echocardiogr,2010,11:690-697.

[129] Palmieri V, Russo C, Palmieri EA, et al. Changes in components of left ventricular mechanics under selective beta-1 blockade: insight from traditional and new technologies in echocardiography. Eur J Echocardiogr,2009,10:745-752.

[130] Hare JL, Sharman JE, Leano R, et al. Impact of spironolactone on vascular, myocardial, and functional parameters in untreated patients with a hypertensive response to exercise. Am J Hypertens,2013,26:691-699.

[131] Saito M, Khan F, Stoklosa T, et al. Prognostic implications of LV strain risk score in asymptomatic patients with hypertensive heart disease. JACC Cardiovasc Imaging,2016,9:911-921.

[132] Modin D, Biering-Sorensen SR, Mogelvang R, et al. Prognostic value of echocardiography in hypertensive versus nonhypertensive participants from the general population. Hypertension,2018,71:742-751.

[133] Ishizu T, Seo Y, Namekawa M, et al. Left ventricular longitudinal strain as a marker for point of no return in hypertensive heart failure treatment. J Am Soc Echocardiogr,2020,33:226-233.e1.

[134] Yancy CW, Jessup M, Bozkurt B, et al,2013 ACCF/AHA guideline for the management of heart failure: a report of the American College of Cardiology Foundation/ American Heart Association task force on practice guidelines. J Am Coll Cardiol,2013,62:e147-e239.

[135] Kannel WB, McGee DL. Diabetes and cardiovascular disease. The Framingham study. JAMA,1979,241: 2035-2038.

[136] Kannel WB, Hjortland M, Castelli WP. Role of diabetes in congestive heart failure: the Framingham study. Am J Cardiol,1974,34:29-34.

[137] Gottdiener JS, Arnold AM, Aurigemma GP, et al. Predictors of congestive heart failure in the elderly: the Cardiovascular Health Study. J Am Coll Cardiol,2000,35:1628-1637.

[138] Stratton IM, Adler AI, Neil HA, et al. Association of glycaemia with macrovascular and microvascular complications of type 2 diabetes (UKPDS 35): prospective observational study. BMJ,2000,321:405-412.

[139] Nichols GA, Hillier TA, Erbey JR, et al. Congestive heart failure in type 2 diabetes: prevalence, incidence, and risk factors. Diabetes Care,2001,24:1614-1619.

[140] Boudina S, Abel ED. Diabetic cardiomyopathy revisited. Circulation,2007,115:3213-3223.

[141] Negishi K. Echocardiographic feature of diabetic cardiomyopathy: where are we now? Cardiovasc Diagn Ther,2018,8:47-56.

[142] Rubler S, Dlugash J, Yuceoglu YZ, et al. New type of cardiomyopathy associated with diabetic glomerulosclerosis. Am J Cardiol,1972,30:595-602.

[143] Galderisi M, Anderson KM, Wilson PW, et al. Echocardiographic evidence for the existence of a distinct diabetic cardiomyopathy (the Framingham Heart Study). Am J Cardiol,1991,68:85-89.

[144] Lee M, Gardin JM, Lynch JC, et al. Diabetes mellitus and echocardiographic left ventricular function in free-living elderly men and women: the Cardiovascular Health Study. Am Heart J,1997,133:36-43.

[145] Ilercil A, Devereux RB, Roman MJ, et al. Relationship of impaired glucose tolerance to left ventricular structure and function: the Strong Heart Study. Am Heart J,2001,141:992-998.

[146] Selvin E, Lazo M, Chen Y, et al. Diabetes mellitus, prediabetes, and incidence of subclinical myocardial damage. Circulation,2014,130:1374-1382.

[147] van Heerebeek L, Hamdani N, Handoko ML, et al. Diastolic stiffness of the failing diabetic heart: importance of fibrosis, advanced glycation end products, and myocyte resting tension. Circulation,2008,117:43-51.

[148] Mimbs JW, O'Donnell M, Bauwens D, et al. The dependence of ultrasonic attenuation and backscatter on collagen content in dog and rabbit hearts. Circ Res,1980,47:49-58.

[149] Perez JE, McGill JB, Santiago JV, et al. Abnormal myocardial acoustic properties in diabetic patients and their correlation with the severity of disease. J Am Coll Cardiol,1992,19:1154-1162.

[150] Di Bello V, Talarico L, Picano E, et al. Increased echodensity of myocardial wall in the diabetic heart: an ultrasound tissue characterization study. J Am Coll Cardiol,1995,25:1408-1415.

[151] Jia G, DeMarco VG, Sowers JR. Insulin resistance and hyperinsulinaemia in diabetic cardiomyopathy. Nat Rev Endocrinol,2016,12:144-153.

[152] Liu JE, Palmieri V, Roman MJ, et al. The impact of diabetes on left ventricular filling pattern in normotensive and hypertensive adults: the Strong Heart Study. J Am Coll Cardiol,2001,37:1943-1949.

[153] Hansen A, Johansson BL, Wahren J, et al. C-peptide exerts beneficial effects on myocardial blood flow and function in patients with type 1 diabetes. Diabetes,2002,51:3077-3082.

[154] From AM, Scott CG, Chen HH. The development of heart failure in patients with diabetes mellitus and preclinical diastolic dysfunction a population-based study. J Am Coll Cardiol,2010,55:300-305.

[155] Poulsen MK, Dahl JS, Henriksen JE, et al. Left atrial volume index: relation to long-term clinical outcome in type 2 diabetes. J Am Coll Cardiol,2013,62:2416-2421.

[156] Ng AC, Delgado V, Bertini M, et al. Findings from left ventricular strain and strain rate imaging in asymptomatic patients with type 2 diabetes mellitus. Am J Cardiol,2009,104:1398-1401.

[157] Nakai H, Takeuchi M, Nishikage T, et al. Subclinical left ventricular dysfunction in asymptomatic diabetic patients assessed by two-dimensional speckle tracking echocardiography: correlation with diabetic duration. Eur J Echocardiogr,2009,10:926-932.

[158] Kishi S, Gidding SS, Reis JP, et al. Association of insulin resistance and glycemic metabolic abnormalities with LV structure and function in middle age: the CARDIA Study. JACC Cardiovasc Imaging,2017,10:105-114.

[159] Bradley TJ, Slorach C, Mahmud FH, et al. Early changes in cardiovascular structure and function in adolescents with type 1 diabetes. Cardiovasc Diabetol,2016,15:31.

[160] Jedrzejewska I, Krol W, Swiatowiec A, et al. Left and right ventricular systolic function impairment in type 1 diabetic young adults assessed by 2D speckle tracking echocardiography. Eur Heart J Cardiovasc Imaging,2016,17:438-446.

[161] Jensen MT, Sogaard P, Andersen HU, et al. Global longitudinal strain is not impaired in type 1 diabetes patients without albuminuria: the Thousand & 1 study. JACC Cardiovasc Imaging,2015,8:400-410.

[162] Yang H, Wang Y, Negishi K, et al. Pathophysiological effects of different risk factors for heart failure. Open Heart,2016,3:e000339.

[163] Jorgensen PG, Jensen MT, Biering-Sorensen T, et al. Burden of uncontrolled metabolic risk factors and left ventricular structure and function in patients with type 2 diabetes mellitus. J Am Heart Assoc,2018,7:e008856.

[164] Mochizuki Y, Tanaka H, Matsumoto K, et al. Clinical features of subclinical left ventricular systolic dysfunction in patients with diabetes mellitus. Cardiovasc Diabetol,2015,14:37.

[165] Zhen Z, Chen Y, Shih K, et al. Altered myocardial response in patients with diabetic retinopathy: an exercise echocardiography study. Cardiovasc Diabetol,2015,14:123.

[166] Nouhravesh N, Andersen HU, Jensen JS, et al. Retinopathy is associated with impaired myocardial function assessed by advanced echocardiography in type 1 diabetes patients—the Thousand & 1 Study. Diabetes Res Clin Pract,2016,116:263-269.

[167] Mochizuki Y, Tanaka H, Matsumoto K, et al. Association of peripheral nerve conduction in diabetic neuropathy with subclinical left ventricular systolic dysfunction. Cardiovasc Diabetol,2015,14:47.

[168] Tabako S, Harada M, Sugiyama K, et al. Association of left ventricular myocardial dysfunction with diabetic polyneuropathy. J Med Ultrason (2001),2019,46:69-79.

[169] Leung M, Wong VW, Hudson M, et al. Impact of improved glycemic control on cardiac function in type 2 diabetes mellitus. Circ Cardiovasc Imaging,2016, 9:e003643.

[170] Lambadiari V, Pavlidis G, Kousathana F, et al. Effects of 6-month treatment with the glucagon like peptide-1 analogue liraglutide on arterial stiffness, left ventricular myocardial deformation and oxidative stress in subjects with newly diagnosed type 2 diabetes. Cardiovasc Diabetol,2018,17:8.

[171] Kumarathurai P, Anholm C, Nielsen OW, et al. Effects of the glucagon-like peptide-1 receptor agonist liraglutide on systolic function in patients with coronary artery disease and type 2 diabetes: a randomized double- blind placebo-controlled crossover study. Cardiovasc Diabetol,2016,15:105.

[172] Zinman B, Wanner C, Lachin JM, et al. Empagliflozin,

cardiovascular outcomes, and mortality in type 2 diabetes. N Engl J Med,2015,373:2117-2128.

[173] Neal B, Perkovic V, Mahaffey KW, et al. Canagliflozin and cardiovascular and renal events in type 2 diabetes. N Engl J Med,2017,377:644-657.

[174] Wiviott SD, Raz I, Bonaca MP, et al. Dapagliflozin and cardiovascular outcomes in type 2 diabetes. N Engl J Med,2019,380:347-357.

[175] Zelniker TA, Wiviott SD, Raz I, et al. SGLT2 inhibitors for primary and secondary prevention of cardiovascular and renal outcomes in type 2 diabetes: a systematic review and meta-analysis of cardiovascular outcome trials. Lancet,2019,393:31-39.

[176] Matsumura K, Sugiura T. Effect of sodium glucose cotransporter 2 inhibitors on cardiac function and cardiovascular outcome: a systematic review. Cardiovasc Ultrasound,2019,17:26.

[177] Tanaka H, Soga F, Tatsumi K, et al. Positive effect of dapagliflozin on left ventricular longitudinal function for type 2 diabetic mellitus patients with chronic heart failure. Cardiovasc Diabetol,2020,19:6.

[178] Natali A, Nesti L, Fabiani I, et al. Impact of empagliflozin on subclinical left ventricular dysfunctions and on the mechanisms involved in myocardial disease progression in type 2 diabetes: rationale and design of the EMPA-HEART trial. Cardiovasc Diabetol,2017,16:130.

[179] Blomstrand P, Engvall M, Festin K, et al. Left ventricular diastolic function, assessed by echocardiography and tissue Doppler imaging, is a strong predictor of cardiovascular events, superior to global left ventricular longitudinal strain, in patients with type 2 diabetes. Eur Heart J Cardiovasc Imaging,2015,16:1000-1007.

[180] Holland DJ, Marwick TH, Haluska BA, et al. Subclinical LV dysfunction and 10-year outcomes in type 2 diabetes mellitus. Heart,2015,101:1061-1066.

[181] Liu JH, Chen Y, Yuen M, et al. Incremental prognostic value of global longitudinal strain in patients with type 2 diabetes mellitus. Cardiovasc Diabetol,2016, 15:22.

[182] Wang Y, Yang H, Huynh Q, et al. Diagnosis of nonischemic stage B heart failure in type 2 diabetes mellitus: optimal parameters for prediction of heart failure. JACC Cardiovasc Imaging,2018,11:1390-1400.

[183] Ernande L, Audureau E, Jellis CL, et al. Clinical implications of echocardiographic phenotypes of patients with diabetes mellitus. J Am Coll Cardiol,2017,70:1704-1716.

[184] Cognet T, Vervueren PL, Dercle L, et al. New concept of myocardial longitudinal strain reserve assessed by a dipyridamole infusion using 2D-strain echocardiography: the impact of diabetes and age, and the prognostic value. Cardiovasc Diabetol,2013,12:84.

3

心力衰竭评估

Amil Shah , Marielle Scherrer-Crosbie

据估计，约有 620 万 20 岁以上的美国人患有心力衰竭。随着人口老龄化和心力衰竭治疗的进步，预计这一数字将增加，到 2030 年，受影响的人数将超过 800 万[1]。射血分数减低的心力衰竭 [heart failure with reduced ejection fraction，HFrEF，左心室射血分数（LVEF）< 40%] 的发生率正在降低，而射血分数保留的心力衰竭（heart failure with preserved ejection fraction，HFpEF）的发生率正在增加，并已超过 HFrEF。最近一项针对 Framingham 队列中 894 例新发心力衰竭患者的研究指出，2005 年至 2014 年间，HFpEF 和 HFrEF 的比例分别为 56% 和 31%[2]。然而，虽然 HFrEF 的中位生存时间有所改善，但 HFpEF 的这种变化不明显，证明缺乏特效治疗手段（图 3.1）。

心肌应变在心力衰竭患者中的价值是多方面的。在 HFrEF 患者中，诊断心力衰竭可能不需要应变，因为 LVEF 降低是诊断的条件之一；然而，应变对其具有预后价值。当 LVEF 值难以确定时，应变可能有助于诊断 EF 轻度减低的心衰（HF with mildly reduced EF，HFmrEF）。在 HFpEF 中，应变对诊断和预后都有价值。

心衰诊断的困难

心力衰竭在生理学上被定义为"心脏无法以与其需求相称的速度向身体泵血，或者只能以高充盈压力为代价进行泵血。"[3]然而，鉴于大多数患者无法在床边直接测量左室舒张末压（end-diastolic pressure，EDP），在实际操作中 HF 是基于一系列常见的症状和

体征诊断的一种临床综合征。为了提高在临床研究中应用该诊断的一致性，这些体征和症状已被制定为标准，最常用的标准是来自 Framingham 心脏研究的标准（Framingham 标准）[4]。根据美国心脏协会（American Heart Association，AHA）/美国心脏病学会（American College of Cardiology，ACC）[5-6]和欧洲心脏病学会（European Society of Cardiology，ESC）[7]的定义，HF 的诊断主要依赖于符合 Framingham 标准的临床症状和体征的存在[8]。（主旨插图 3.1）。两个指南都建议测量血浆脑钠肽（brain natriuretic peptide，BNP）或氨基末端脑钠肽前体（NT-proBNP）的水平，并进行超声心动图检查。

最初识别左心室 HFpEF 是基于在 LVEF（相对）保留的情况下，存在主要的 HF 体征和症状[9-10]。重要的是，这也是大多数帮助我们理解 HFpEF 流行程度、发病率及死亡率的大型流行病学研究所使用的定义[4]。然而，这些主要体征和症状并非心脏功能不全所特有，在 LVEF 相对保留的情况下，往往难以确定这些临床体征和症状是心源性。为了应对这种不确定性，ESC 进一步阐明了在左室射血分数保留或只有轻度减低（HFmrEF）的情况下，诊断心衰时异常 BNP 和 NT-proBNP 和异常超声心动图的阈值。超声心动图结构和功能异常的阈值为左心房容积指数（left atrial volume index，LAVI）> 34 mL/m^2，或 LV 质量指数 ≥ 115/95 g/m^2（男 / 女），或平均 E/e' ≥ 13，平均 e' ≥ 9 cm/s。BNP > 35 pg/mL，NT-proBNP > 125 pg/mL 被认为是升高的。LVEF 保留的心力衰竭被定义为具有心衰

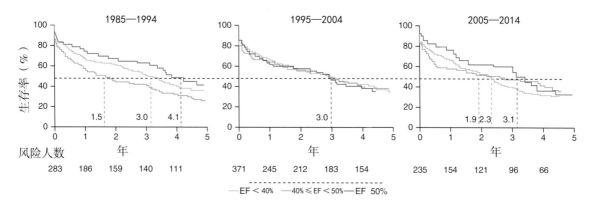

图 3.1　射血分数（EF）降低的心力衰竭（HFrEF）、射血分数轻度降低的心力衰竭（HFmrEF）和射血分数保留的心力衰竭（HFpEF）受试者在 Framingham 研究的 30 年中的存活率。HFrEF 的中位生存时间有所改善，但 HFpEF 的中位生存时间变化较小（引自 Vasan RS, Xanthakis V, Lyass A, et al. Epidemiology of left ventricular systolic dysfunction and heart failure in the Framingham study: an echocardiographic study over 3 decades. JACC Cardiovasc Imaging, 2018, 11:1-11.）

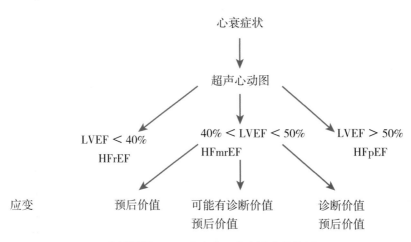

主旨插图 3.1　应变在心力衰竭中的作用

的临床体征和症状、伴有结构或功能性超声心动图异常、BNP/NT-proBNP 升高以及 LVEF ≥ 50%。需要排除非心脏原因导致的呼吸困难和其他可引起心衰症状的心脏疾病（缩窄性心包炎、浸润性心肌病、瓣膜性心脏病、与心衰无关的肺动脉高压）。射血分数轻度减低的心衰包括心衰的临床症状和体征，伴有结构或功能性超声心动图异常，BNP/NT-proBNP 升高，LVEF 在 40% 到 49% 之间。LVEF 降低的心力衰竭包括心衰的临床症状和体征以及 LVEF < 40%。近期，ESC 心衰协会根据本章列举的文献制定了一个评分系统

（表 3.1），以帮助诊断 HFpEF，现在该评分中包括整体长轴应变（GLS）[11]。

AHA/ACC 根据临床症状将心力衰竭描述为一个连续过程。B 期，无心衰症状或体征的无症状结构异常，取决于超声心动图检查结果，包括左室射血分数降低和左室肥厚（值得注意的是，当前定义中不包括舒张功能障碍和应变受损）。虽然生物标志物在心衰诊断中的价值已被认可[5]，但标志物升高并不是诊断所必需的。

虽然在 LVEF 中度或重度降低（< 40%）的患者中，心衰的诊断可能相对简单，但这

表 3.1　欧洲心脏病学会心力衰竭协会 HFpEF 诊断评分

		主要（2 分）	次要（1 分）
功能	间隔 e′ (cm/s)	< 7 cm 或	
	侧壁 e′ (cm/s)	< 10 或	
	平均 E/e′	> 15 或	9~14 或
	TR (m/s)	> 2.8	
	GLS (%)		< 16%
形态	LAVI (mL/m^2)	> 34	29~34 mL/m^2 或
	LVMI (mL/m^2)	> 149 (M) > 122 (W)	≥ 115 (M) > 95 (W) 或
		且 RWT > 0.42	
	RWT		> 0.42 或
	室壁厚度 (mm)		≥ 12
生物标志物 (SR)	NT-proBNP (pg/mL)	> 220	125~220
	BNP (pg/mL)	> 80	35~80

总计 ≥ 5 分与 HFpEF 一致，2~4 分提示可疑，需进行舒张运动负荷试验和（或）有创检测

BNP：脑钠肽；GLS：整体长轴应变；LAVI：左房容积指数；LVMI：左室质量指数；RWT：相对室壁厚度；TR：三尖瓣最大反流速度 [引自 Pieske B, Tschope C, de Boer RA, et al. How to diagnose heart failure with preserved ejection fraction: the HFA-PEFF diagnostic algorithm: a consensus recommendation from the Heart Failure Association (HFA) of the European Society of Cardiology (ESC). Eur Heart J, 2019, 40:3297-3317.]

些定义可能会导致在 LVEF 轻度降低或保持的患者中诊断失误。其定义在很大程度上依赖于 LVEF——一个负荷依赖的中度敏感的收缩功能指标。在压力超负荷疾病，如高血压和肥胖相关代谢异常中 LVEF 通常相对保留。这两种情况在 HFpEF 患者中都很常见。此外，ESC 推荐的舒张功能障碍定义与美国超声心动图学会（ASE）的定义不一致（图 3.2）[12]。

即使使用新的 ASE 指南，45% 的患者舒张功能不明确。最后，尽管 BNP/NT-proBNP 是识别心衰的有力武器，但肾脏疾病、心房颤动、肺部疾病、败血症患者可能出现假阳性，肥胖患者可能会有假阴性，这些都削弱了它们的诊断价值。

应变与心衰风险患者的诊断

对心脏收缩和舒张功能进行更敏感、更特异的测量，以识别心衰的细微表现，以及有心衰风险的轻度功能异常患者的需求引起

了人们对使用心肌形变指数的兴趣。在测量长轴应变时，左心室应变可以更精确地评估心肌纤维层，包括心内膜下层。而心内膜下层是受高血压和肥胖等压力超负荷疾病影响的第一层。大量研究表明，即使左室射血分数保持不变，超声心动图也没有发现结构异常（A 期），左心室 GLS 在高血压前期和高血压[13-14]、糖尿病[15]和肥胖[16]患者中也可降低。因此，一些研究人员认为，异常 GLS 可用于定义 B 期 HF。在社区 ARIC 队列研究的 6118 例老年受试者中，将 LV 长轴应变和舒张功能障碍纳入心衰分期分类，使 14% 的人群重新分类为 B 期，且 B 期心衰的患病率从 30% 增加到 44%[17]。在有心力衰竭风险的患者群体中，平均随访 14 个月，发现 GLS 在预测有症状心力衰竭方面可提供在左心室肥厚、左心房增大、E/e′ 升高之外的附加临床价值[18]。

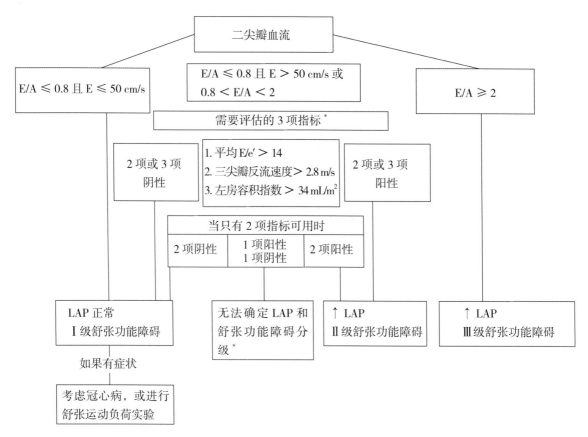

图 3.2 　使用美国超声心动图学会流程诊断心肌疾病或射血分数降低（EF）患者的左心室（LV）舒张功能障碍。许多患者（高达 45%）被归类为舒张功能不确定（引自 Nagueh SF, Smiseth OA, Appleton CP, et al. Recommendations for the evaluation of left ventricular diastolic function by echocardiography: an update from the American Society of Echocardiography and the European Association of Cardiovascular Imaging. J Am Soc Echocardiogr, 2016, 29:277-314.）

应变与射血分数保留的心衰患者的诊断和分类

左心室应变

多项研究报道，在诊断为 HFpEF 的患者中，左心室整体长轴应变降低（图 3.3）[19-22]。最近对 29 项研究和 2284 例 HFpEF 患者进行的 meta 分析得出结论，HFpEF 患者和健康对照组的整体长轴应变显著不同，平均差异为 -4.2%[可信区间（CI）-5.1%，-3.4%]。异常 GLS（GLS > -16%[23]）在 65%（范围 37%~95%，仅 10 项研究报道）的 HFpEF 患者中存在[24]。HFpEF 患者的整体长轴应变也低于有心血管危险因素（如高血压或糖尿病）的无症状患者，平均差异为 -2.8%（CI -3.7%，-1.9%）。HFpEF 患者、无症状患者和健康对照组的左心室射血分数差异不大。环向应变则要么保持不变[19,25]（如代谢或压力超负荷病变早期所示），要么降低[21,26]。

左心室整体长轴应变降低与 HFpEF 的严重程度相关，包括 LVEDP 增加[26]，血浆Ⅲ型胶原 NT 前肽水平升高[22]，和 NT-proBNP 血浆水平升高[20,22]（图 3.4）。在 37 例轻度 HFpEF 患者中，GLS 也与最大运动能力相关[纽约心脏协会（NYHA）Ⅱ期 75%，平均 GLS -17.5% ± 3.2%，平均最大摄氧量 20.1 ± 6.9 mL/（kg·min）][27]，尽管在另一项 187

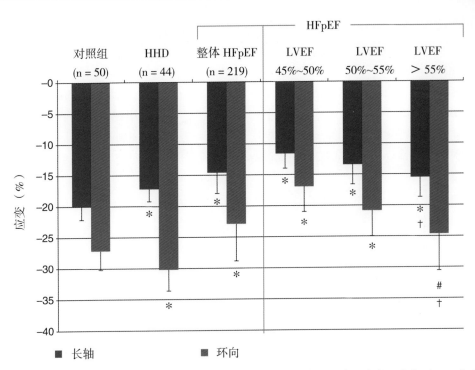

图3.3 长轴应变和环向应变与射血分数保留的心衰（HFpEF）的演变以及左心室射血分数（LVEF）的关系。50 名正常对照，44 例高血压性心脏病（HHD）患者和291 例 HFpEF 患者平均长轴应变（红色条柱）和环向应变（绿色条柱）。高血压性心脏病患者环向应变增加以代偿整体长轴应变（GLS）的减低。在 HFpEF 中，应变与 LVEF 同时恶化（引自 Kraigher-Krainer E, Shah AM, Gupta DK, et al. Impaired systolic function by strain imaging in heart failure with preserved ejection fraction. J Am Coll Cardiol, 2014, 63:447−456.）

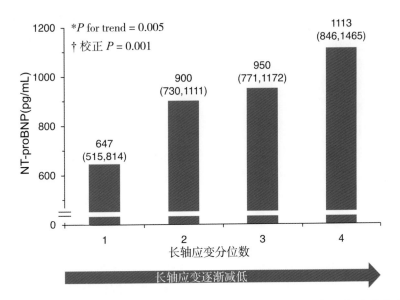

图3.4 应变与心力衰竭（HF）严重程度之间的关系。在对整体长轴应变（GLS）和氨基末端脑钠肽前体（NT-proBNP）的四分位数进行比较时，使用对数转换的 NT-proBNP 进行趋势检验（*），并校正年龄、性别、收缩压和舒张压、身体质量指数、E/E′、左室射血分数、左房容积指数、心房颤动、估计肾小球滤过率等影响（引自 Kraigher-Krainer E, Shah AM, Gupta DK, et al. Impaired systolic function by strain imaging in heart failure with preserved ejection fraction. J Am Coll Cardiol, 2014, 63:447−456.）

例患者的研究中未发现这种关系[22]。需要注意的是，后一项研究中的患者年龄较大，HFpEF更严重（NYHA Ⅲ级 52%，GLS 中位数 -14.6%（-17%，-11.9%），最大摄氧量中位数 12.1 mL/（kg·min）[10.8~14.6 mL/（kg·min）][22]。研究人员推测，患者的功能储备受损可能反映了心脏外机制和共患病情况，而不是心功能下降。

左室舒张形变可以通过多种参数测量，包括舒张期早期三分之一的长轴应变、舒张早期应变率（SR）（对应于 e'）和解扭转。尽管这些参数都和左室充盈压相关（图3.5A），但相关强度不大于收缩参数(图3.5B)。

HFpEF 患者运动时 GLS 的增加也低于健康对照组[25]和无症状的左室结构或功能异常患者 [GLS < 18% 和（或）无运动不耐受的左室肥厚][28]。此外，随着 HFpEF 阶段的进展和运动期间 LVEDP 的增加，GLS 损伤会恶化（图 3.6）[28]。

左心房应变

与 HFpEF 相关的左室僵硬度增加导致左房压力增加，最终导致左房功能障碍。左心房在左室收缩时充当肺静脉血流的储存池，在舒张早期充当血液流动的管道，在舒张末期起到泵功能，左房长轴应变可以敏感地评估这些功能（见第 6 章）。与无症状舒张功能障碍患者相比，HFpEF 患者的左心房储备应变较低[29]，与年龄和性别匹配的对照组相比，所有成分均降低[30]。在 71 例劳力性呼吸困难患者中，< 33% 的储备功能应变预测了 49 例经有创检测验证的 HFpEF 患者，其敏感性和特异性分别为 88% 和 77%[31]。

在确诊为 HFpEF 的患者中，左心房应变可帮助评估疾病的严重程度和患者的功能储备。在一项对 308 例 HFpEF 患者的研究中，左心房应变储备功能与多项有创血流动力学和心肺运动试验（cardiopulmonary exercise testing，CPET）指标相关，包括肺动脉（pulmonary artery，PA）压力升高，心输出量、运动负荷和峰值摄氧量降低。即使在校正了年龄、性别、左心房体积、左心室质量和 E/e' 比后，左心房应变储备功能仍与这些指数相关[32]。一项使用磁共振成像（MRI）的研究显示，左房应变通道功能是峰值摄氧量的最强预测因子，即使在纳入左室僵硬度和舒张时间后也是如此[33]。这些结果表明左心房功能本身在 HFpEF 患者运动能力下降中起着重要作用。

右心室应变

右心室功能异常在 HFpEF 患者中很常见；然而，由于人群的异质性和诊断方法不同，其确切患病率难以评估。在最近的一项 meta 分析中，使用三尖瓣环收缩期位移（TAPSE）时，HFpEF 患者右心室功能障碍的患病率为 28%，使用面积变化率（fractional area，FAC）时是 18%，使用右心室 S 波时是 21%[34]；使用右心室应变时，近 50% 的 HFpEF 患者出现 RV 功能障碍[32]。右心室功能障碍的诊断和潜在治疗很重要，因为右心室功能障碍可独立于左心室异常或肺动脉高压的程度，预测不良临床结果[34-35]。右室功能障碍和右室长轴应变降低也与 NYHA 功能分级较差有关[36]，可以预测运动能力。右室长轴收缩功能受损可能引起 HFpEF 患者每搏量减低，导致呼吸困难和运动能力下降（图 3.7）[36]。

导致右室功能障碍的机制是多方面的，由于左心压力增加的上游效应导致的肺动脉高压在其中起了重要作用。这一机制的重要性通过以下发现得到了强调：无论是在休息时还是在运动时，左房应变储备功能都与右室功能指数以及右室与肺循环的失偶联相关，这表明左房功能障碍可能在 HFpEF 中观察到的右室异常中起重要作用（图 3.8）[37]。

导致右心室功能障碍的其他因素包括与异常左心室收缩和舒张的相互作用、心房

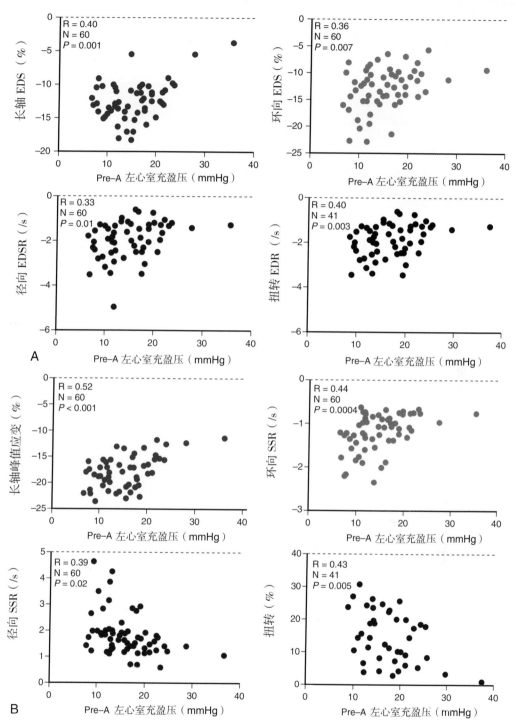

图3.5 左心室（LV）充盈压与应变之间的关系。与（A）舒张期斑点追踪参数和（B）收缩期斑点追踪参数相关。EDS：舒张早期应变；EDSR：舒张早期应变率；SSR：收缩期应变率（引自 Nguyen JS, Lakkis NM, Bobek J, et al. Systolic and diastolic myocardial mechanics in patients with cardiac disease and preserved ejection fraction: impact of left ventricular filling pressure. J Am Soc Echocardiogr, 2010, 23:1273−1280. ）

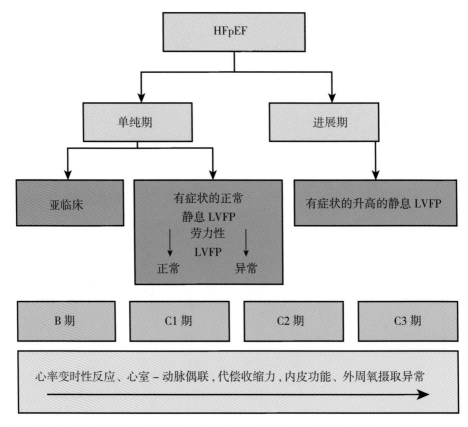

图 3.6　从无症状（B 期）到症状日益加重（C 期）的心力衰竭（HF）的演变过程。在有症状患者的早期阶段，静息充盈压、静息和运动整体长轴应变（GLS）正常，随后是 GLS 异常，最后是静息充盈压升高。HFpEF：射血分数保留的心力衰竭；LVFP：左心室充盈压（引自 Kosmala W, Rojek A, Przewlocka-Kosmala M, et al. Contributions of nondiastolic factors to exercise intolerance in heart failure with preserved ejection fraction. J Am Coll Cardiol, 2016, 67:659−670.）

颤动和冠状动脉疾病等心脏共病、糖尿病或肥胖等系统性炎症性疾病的作用，以及肺血管疾病，如慢性阻塞性肺疾病（chronic obstructive pulmonary disease，COPD）或阻塞性睡眠呼吸暂停[38]。在 201 例 HFpEF 患者中，左心室 GLS 是右心室长轴收缩功能和舒张功能最重要的预测因子，这一发现强调了左心室在右心室功能障碍中的作用[36]。

长轴应变和环向应变与心力衰竭的风险

以大众为基础的无心衰人群的队列研究表明，GLS 和整体环向应变（global circumferential strain，GCS）损伤可预测心血管事件的发生。

在北曼哈顿研究的 708 例参与者中，GLS 较差是复合心血管结局（不包括心衰）的一个重要预测因子，独立于常规临床和超声心动图风险因素[39]。这些发现在 FLEMENGHO 队列的 791 例参与者中得到了证实，在该队列中，更差的 GLS 可独立预测复合心血管结局，包括新发性心衰[40]。最后，在哥本哈根城市心脏病研究的 1296 例参与者的研究中，GLS 较差再次成为新发性心衰、急性心肌梗死（MI）或心血管死亡复合心血管结局的重要预测因子，独立于常规临床和超声心动图风险因素，包括 LVEF、左室质量指数、左室和左房内径以及 E/e′ 比值[41]。值得注意的是，在这项研究中，较差

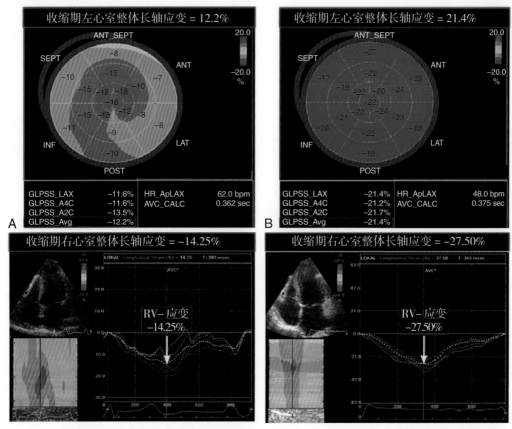

图 3.7 射血分数保留的心力衰竭（HFpEF）患者中左心室（LV）和右心室（RV）长轴收缩期功能障碍的关系。（A）有症状 HFpEF 男性，有多种危险因素，左室和右室整体长轴应变（GLS）降低。（B）无症状男性，B 期心衰，左心室和右心室 GLS 保留（引自 Morris DA, Gailani M, Vaz Perez A, et al. Right ventricular myocardial systolic and diastolic dysfunction in heart failure with normal left ventricular ejection fraction. J Am Soc Echocardiogr, 2011, 24:886–897.）

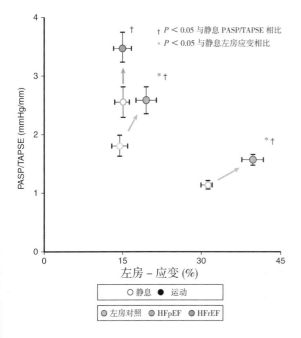

图 3.8 在正常和心力衰竭（HF）表型中，左心房（LA）应变和右心室（RV）功能对运动的反应。正常对照组（绿色）运动时左房应变增加，与校正了右室功能的 PASP 的小幅升高相符。射血分数减低的心衰（HFrEF）患者（粉色）无左房应变增加，射血分数保留的心衰（HFpEF）患者（蓝色）有小幅的左房应变增加，这些对应右室功能校正后的 PASP 升高。PASP：肺动脉收缩压；TAPSE：三尖瓣环收缩期位移（引自 Sugimoto T, Bandera F, Generati G, et al. Left atrial function dynamics during exercise in heart failure: pathophysiological implications on the right heart and exercise ventilation inefficiency. JACC Cardiovasc Imaging, 2017, 10:1253–1264.）

的 GLS 本身也是重要的心衰独立预测因子，可提供临床风险因素以外的附加预后信息。来自 MESA 和 Framingham 心脏研究的数据也表明心脏 MRI 或超声心动图发现的 GCS 受损，是社区新发性心衰的独立危险因素 [42-43]。

应变成像在 HFREF 中的预后价值

左心室应变

研究一致证明了左室 GLS 和 GCS 受损在 HFrEF 患者中的预后价值（表 3.2）[44-53]，在这方面 GLS 是对射血分数的补充（图 3.9）。左室 GLS 损伤在 HFrEF 患者中也有预后价值。1065 例左室射血分数 ≤ 45% 的稳定型心力衰竭患者中，GLS 减低是死亡率的预测因子（图 3.10）[50]。在校正了临床参数、左室射血分数、左室质量指数、左房容积指数、左室舒张功能参数（E 峰速度、减速时间、E/A 比值、E/e′ 比值）和右室功能参数 TAPSE 的模型中，这种相关性仍然存在。同样，在一项对 416 例稳定性 HFrEF 患者进行的独立多中心研究中，GLS 和 GCS 是死亡、心脏移植或左室辅助装置复合终点的重要预测因子，与已知的临床风险因素无关 [48]。虽然结果并不完全一致，但在这两项大型研究中，除了临床风险因素和左室射血分数外，纳入应变测量都提供了附加预测价值。HFrEF 中更差的 GLS 也与心衰住院和心律失常事件的风险增加有关 [47]。NYHA Ⅰ~Ⅱ级心衰、左室功能障碍和宽 QRS 波群患者再同步治疗的大型 3 期多中心随机 MADIT-CRT 试验 [54] 的超声心动图数据表明，GLS 恶化可以独立于 LVEF 预测死亡或心衰，且在 CRT 治疗后改善，GLS 改善程度与之后死亡或心衰的风险降低独立相关 [55-56]。第 5 章详细讨论了基于应变的心室不同步测量方法。左室应变受损也是 HFrEF 急性失代偿的预后因素 [52]。在 291 例因急性失代偿而入院的平均 LVEF 为 40% 的心衰患者中，GLS 减低被确

定为模型中复发性心衰住院的最强预测因子之一，包括几个临床预测因子和 LVEF。除了 HFrEF、GLS 和 GCS 率减低也可以预测心肌梗死后左室功能障碍患者的死亡和心衰住院，尽管 GCS 似乎是更好的重构预测因子（图 3.11）[57]。最近一项 meta 分析显示，在多种心血管疾病中 GLS 对心血管不良事件比 LVEF 有更好的预测价值 [58]。在 16 项已发表的研究纳入的 5721 例患有心衰、急性心肌梗死、瓣膜性心脏病、淀粉样变性和先天性心脏病的成年人中，GLS 每降低 1 个标准差的死亡风险比同等 LVEF 降低的风险高 62%。

左心房应变

左室长轴形变受损和左房内径增加在 HFrEF 患者中很常见。这两个都是 LA 形变的决定因素 [59-60]，因此，在 HFrEF 患者中经常可以观察到峰值左心房长轴应变（衡量左心房储备功能的指标）受损。事实上，几项同时进行超声心动图和右心导管插管的研究表明，无论 LVEF 如何，与常规超声心动图测量指标（如 E/e′）相比，峰值左心房长轴应变与左心室充盈压力测量值的相关性更好 [61-62]。最近，左房长轴应变减低已被证明与 HFrEF 的不良临床结果预后相关，独立于左房容量、LVEF 或 GLS 以及 E/e′（表 3.3）[61,63-69]。一项单中心研究对 405 例临床诊断的 HFrEF 患者随访了 30 个月，发现左房应变每降低 1 个标准差，死亡或心衰住院风险就会增加 38%（HR 1.38，95%CI 1.05~1.84），与临床风险因素、脑钠肽、左房容量、左室 GLS 和 E/e′ 无关（图 3.12）[63]。此外，把左房应变加入到这些指标中时，改善了重新分类指标，提示其具有附加预后价值。同样，在另一项单中心研究中，对 286 例临床诊断的 HFrEF 患者进行了中位数为 48 个月的随访，发现左房峰值应变独立于临床风险因素、脑钠肽、左房容量、LVEF 和 E/e′，与心血管死亡率、复合心血管死亡率、心衰住院率、非致命性

表 3.2 评估左心室应变在 HFrEF 患者中的预后价值的代表性论文

第一作者，年	试验设计	主要发现
Cho 等 (2009)[44]	201 例因急性心衰住院患者的单中心前瞻性观察研究	GCS 可独立于年龄、左房大小、左室大小、左室射血分数、E/e' 比值和 GLS 预测心衰再入院或心源性死亡，并可在 LVEF、E/e' 和 GLS 以外进一步改善风险预测
Mignot 等 (2010)[45]	147 例 LVEF ≤ 45% 的慢性心衰患者的多中心前瞻性观察研究	GLS > −7% 与复合心血管事件和死亡风险相关，独立于人口统计学、LVEF、E/e' 和 NYHA 分级
Motoki 等 (2012)[46]	194 例慢性心力衰竭，LVEF ≤ 35% 的门诊患者的单中心前瞻性观察研究	在校正年龄、性别、缺血性病因和 LVEF 后，LS 恶化可预测死亡、心脏移植或心衰住院
Iacoviello 等 (2013)[47]	连续 308 例稳定性心衰，LVEF ≤ 45% 患者的单中心前瞻性观察研究	在校正临床预测因子或超声心动图预测因子的模型中，GLS 与全因死亡率和心血管死亡显著相关，但在校正 LVEF 的模型中无关
Zhang 等 (2014)[48]	416 例心力衰竭和射血分数降低患者的多中心前瞻性观察研究	在校正年龄、性别、种族、心力衰竭病因、身高、体重、心率、eGFR、ACEI 或 ARB 使用、醛固酮拮抗剂使用、β 受体阻滞剂使用的模型中，GLS、GCS、GRS、纵向应变率和环向应变率与死亡、心脏移植或心室辅助装置放置显著相关。在进一步校正 LVEF 后，这些相关性不再显著
Saito 等 (2015)[49]	468 例首次心力衰竭住院患者的多中心回顾性观察研究（平均 LVEF 45% ± 17%）	在根据年龄、性别、SBP、ACEI 或 ARB 使用、BUN、钠和 LVEF 进行校正的模型中，GLS 与 30d 再入院或死亡显著相关。经年龄、性别、ACEI 或 ARB 使用、e'、e/e' 比率、RAP、肌钙蛋白和 BNP 调整后，该相关性在模型中持续存在
Sengeløv 等 (2015)[50]	连续 1102 例慢性心力衰竭，LVEF ≤ 45% 患者的单中心回顾性观察研究	在校正年龄、性别、BMI、总胆固醇、平均动脉压、心率、缺血性心肌病、血管重建、糖尿病、LVEF、LVMI、LAVI、TAPSE、DT、E 速度、E/e'、E/A 后，GLS 是重要的死亡率预测因子。GLS 提供了临床和常规超声预测值以外的价值，而 LVEF 则没有
Chan 等 (2017)[51]	240 例失代偿性心衰，LVEF ≤ 40% 患者的单中心前瞻性观察研究	GLS 和 LS 达峰时间标准差（LV 不同步的测量）都是全因死亡率的预测指标，与年龄、eGFR、PASP、糖尿病和 LVESV 无关。基于 C-statistic 的提高，它们还提供了额外的预测价值
Romano 等 (2017)[52]	291 例急性心力衰竭住院患者的单中心回顾性观察研究（平均 LVEF 40%；83% 患者 LVEF < 50%）	在校正年龄、性别、缺血性心脏病、痴呆、NYHA 分级、ACEI 或 ARB 的使用、血压、血清钠和 LVEF 的模型中，GLS 是复发性心力衰竭住院的重要预测因子
Park 等 (2018)[53]	连续 4237 例急性心力衰竭患者的多中心回顾性观察研究（平均 LVEF 40%，51% 患者 LVEF < 40%）	在校正性别、年龄、SBP、NYHA 分级、高血压、糖尿病、缺血性心脏病、心房颤动、BUN、肌酐、β 受体阻滞剂、RAS 抑制剂、MRA 和 LVEF 的模型中，GLS 是全因死亡率的重要预测因子，这种关联在按 HFrEF、HFmrEF 和 HFpEF 分层的分析中持续存在

ACEI：血管紧张素转换酶抑制剂；ARB：血管紧张素受体拮抗剂；BMI：体重指数；BNP：脑钠肽；BUN：血尿素氮；DT：减速时间；EF：射血分数；eGFR：肾小球滤过率估值；GCS：整体环向应变；GLS：整体长轴应变；GRS：整体径向应变；HFmrEF：射血分数轻度保留的心衰；HFpEF：射血分数保留的心衰；HFrEF：射血分数减低的心衰；LA：左心房；LAVI：左房容积指数；LV：左心室；LVEF：左心室射血分数；LVESV：左心室收缩末期容积；LVMI：左心室质量指数；MRA：盐皮质激素受体拮抗剂；NYHA：纽约心脏协会；RAP：右房压；RAS：肾素 - 血管紧张素系统；SBP：收缩压；TAPSE：三尖瓣环收缩期位移

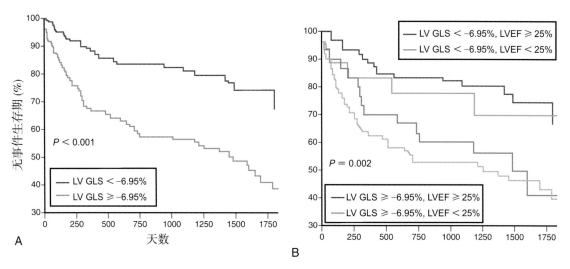

图 3.9　整体长轴应变（GLS）结合射血分数（EF）的预后价值。（A）左心室（LV）GLS 恶化（≥ −6.95%）（绿线）预测长期不良事件。蓝线 表示 LV GLS < −6.95%。（B）LV GLS 恶化（≥ −6.95%）仍然是 LVEF ≥ 25%（红线）或 < 25%（棕线）患者不良事件的预测因子（两者 P 值均 < 0.05）。在这些亚组（LV GLS <或> −6.95%）中，LVEF < 25% 和 ≥ 25% 之间的差别仍不显著。蓝线 表示 LV GLS < −6.95% 且 LVEF ≥ 25%；绿线 表示 LV GLS < −6.95% 且 LVEF < 25%（引自 Motoki H, Borowski AG, Shrestha K et al. Incremental prognostic value of assessing left ventricular myocardial mechanics in patients with chronic heart failure. J Am Coll Cardiol, 2012, 60:2074−2081.）

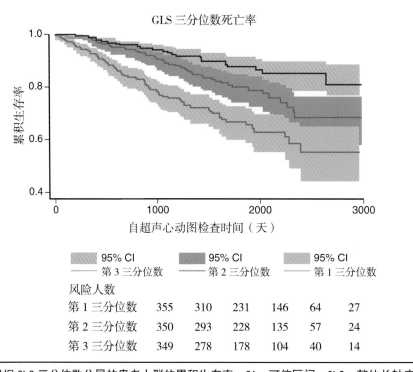

根据 GLS 三分位数分层的患者人群的累积生存率。CI：可信区间；GLS：整体长轴应变

图 3.10　整体长轴应变（GLS）对 1065 例射血分数降低心力衰竭（HFrEF）患者死亡率的预测价值。生存曲线按 GLS 的三分位数进行分层（引自 Sengelov M, Jorgensen PG, Jensen JS, et al. Global longitudinal strain is a superior predictor of all-cause mortality in heart failure with reduced ejection fraction. JACC Cardiovasc Imaging, 2015, 8:1351−1359.）

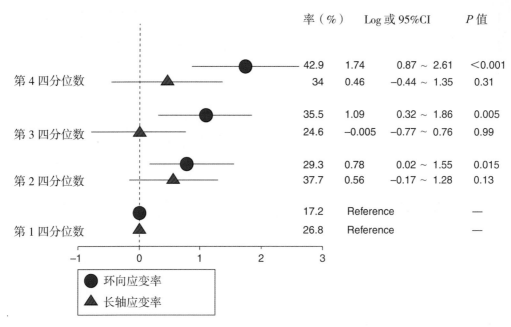

	率（%）	Log 或 95%CI		P 值
	42.9	1.74	0.87 ~ 2.61	<0.001
第 4 四分位数	34	0.46	−0.44 ~ 1.35	0.31
	35.5	1.09	0.32 ~ 1.86	0.005
第 3 四分位数	24.6	−0.005	−0.77 ~ 0.76	0.99
	29.3	0.78	0.02 ~ 1.55	0.015
第 2 四分位数	37.7	0.56	−0.17 ~ 1.28	0.13
	17.2	Reference		—
第 1 四分位数	26.8	Reference		—

● 环向应变率
▲ 长轴应变率

图 3.11　通过长轴和环向应变率预测左室（LV）重构。在 VALIANT 试验的这些数据中，从基线检查到 20 个月，左室重构的每个四分位的长轴应变率（蓝色三角）相近，而随着重构的增加，环向应变率（红色圆圈）具有越来越高的预测性。优势比（OR）根据最能预测 VALIANT 试验临床结果的临床变量进行校正（引自 Hung CL, Verma A, Uno H, et al. Longitudinal and circumferential strain rate, left ventricular remodeling, and prognosis after myocardial infarction. J Am Coll Cardiol, 2010, 56:1812−1822.）

心肌梗死和卒中显著相关[64]。在该研究中，左房应变减低也与发生心房颤动的风险有关。这些研究表明，在左房内径和左室长轴功能障碍外，左房形变受损在 HFrEF 中也具有预后价值。

右心室应变

　　无论是通过右心室面积分数变化和 RVEF 等心室水平测量，还是通过 TAPSE 和三尖瓣环 S'等右心室长轴缩短进行评估，右心室功能不全都是 HFrEF 患者不良结局的一个重要预测因素。右室应变有望成为 HFrEF 患者测量右室功能障碍的一种高敏感性的方法，因为与 LV 相比，纵向缩短对 RV 射血更为重要（见表 3.3）[70]。晚期 HFrEF 患者 RV 应变受损与 RV 纤维化程度相关[71]。事实上，较低的 RV 长轴应变和游离壁长轴应变都可以独立于临床预测因素、LVEF、E/e'和肺动脉压，预测 HFrEF 患者的死亡率[66]。重要的是，比

较研究还表明，RV 长轴应变可独立于常规右室测量参数如 TAPSE[68]和三尖瓣环 S'[65]为 HFrEF 患者提供预后信息，且相比右室面积变化分数，TAPSE 和基于心脏磁共振（CMR）的右室射血分数，RV 长轴应变可以为 HFrEF 患者提供更有价值的预后信息（图 3.13）[69]。然而，在临床实践中对 HFrEF 患者的右室应变进行常规评估的效用尚待确定。

应变成像在 HFpEF 患者中的预后价值

左心室应变

　　几项研究评估了左室应变在 HFpEF 中的预后相关性（表 3.4）[72-77]。左室 GLS 受损是 HFpEF 患者不良结局包括心血管死亡和心衰住院的强预测因子。477 例参加 3 期 TOPCAT 试验超声心动图子研究[78-79]的 HFpEF 患者中 52% 绝对左室 GLS < 15.8%[75]。在已确定的临床心衰危险因素分析中，左室 GLS 恶化是

表 3.3　评估左房和右室应变在 HFrEF 患者中的预后价值的代表性论文

第一作者，年	试验设计	主要发现
左房应变		
Carluccio 等 (2018)[63]	405 例 LVEF ＜ 40% 的稳定型心力衰竭患者的单中心前瞻性观察研究	在经 EMPHASIS-HF 评分、NYHA 分级、BNP、ICD、CRT、LAVI、LVEDVI、LVEF、E/e′ 比值、MR 严重程度和 GLS 校正的模型中，左房峰值长轴应变与多因素死亡或心衰住院显著相关
Malagoli 等 (2019)[64]	286 例 LVEF ＜ 40% 的稳定型心力衰竭患者的单中心回顾性观察研究	在根据年龄、NYHA 分级、eGFR、BNP、LVESVI、LVEF、LAVI、E/a 比率和 E/e′ 调整的模型中，左房峰值长轴应变与多因素心衰住院、非致命性心肌梗死、非致命性卒中和心血管死亡显著相关。在多变量模型中，也观察到单独的心血管死亡和偶发性心房颤动之间存在显著相关性
右室应变		
Motoki 等 (2014)[65]	171 例 LVEF ＜ 40% 的稳定型心力衰竭患者的单中心回顾性观察研究	在校正年龄、性别、缺血性病因、LVEF、RV s′、E/e′ 和 RA 容积指数后，RV 应变受损（定义为 ≥ −14.8%）与多因素死亡、心脏移植或心力衰竭住院显著相关。RV 游离壁应变无明显相关
Cameli 等 (2016)[61]	98 例进行心脏移植评估的晚期心力衰竭患者的单中心前瞻性研究，用于心脏移植评估。所有患者的左室射血分数均 ＜ 30%	在校正二尖瓣反流、肺动脉收缩压和严重舒张功能障碍的模型中，右室游离壁长轴应变与心血管死亡、心力衰竭住院、心脏移植或机械辅助装置的复合终点相关
Iacoviello 等 (2016)[66]	332 例左室射血分数 ＜ 45% 的心力衰竭患者的单中心前瞻性观察研究	在校正年龄、NYHA 分级、平均动脉压、LVEF、血钠、GFR 和对数 NT-proBNP 的模型中，以及校正 LVEF、E/e′、MR 和 TR 的模型中，右室纵向应变和右室游离壁应变与死亡显著相关
Bosch 等 (2017)[67]	多中心前瞻性观察研究 [新加坡心力衰竭结局和表型（SHOP）研究]，比较 219 例 HFrEF 患者、2019 例 HFpEF 患者和 219 例无心衰对照组	在未经校正的分析中，RV 长轴应变与死亡或心力衰竭住院的复合终点无关，但在校正年龄、性别、BMI、心房颤动、糖尿病、高血压、CAD、eGFR、E/e′ 和 LVEF 后，相关性变得显著。HFpEF 组和 HFrEF 组之间未观察到差异
Carluccio 等 (2018)[68]	200 例 LVEF ≤ 40%，TAPSE ＞ 16 mm 的心力衰竭患者的单中心前瞻性观察研究	在包括 EMPHASIS-HF 评分、超声心衰评分和二尖瓣反流严重程度的 lasso-Cox 回归模型中，三尖瓣环收缩期位移保留的患者，右室游离壁长轴应变是死亡或心衰住院的重要预测因子
Houard 等 (2019)[69]	266 例稳定型心力衰竭患者（平均 LVEF 23%±7%）的单中心前瞻性观察研究的回顾性分析	根据年龄、缺血性病因、糖尿病、NYHA 功能 Ⅲ 至 Ⅳ 级和 β 受体阻滞剂治疗进行校正后，超声斑点追踪右室应变与死亡显著相关。关联程度似乎大于 CMR RVEF、基于 CMR 的 RV 应变、FAC 和 TAPSE

BMI：体重指数；BNP：脑钠肽；CAD：冠心病；CMR：心脏磁共振；CRT：心脏再同步治疗；eGFR：肾小球滤过率估值；FAC：面积变化分数；HFmrEF：射血分数轻度减低的心衰；HFpEF：射血分数保留的心衰；HFrEF：射血分数减低的心衰；ICD：植入式心律转复除颤器；LAVI：左心房容积指数；LVEDVI：左室舒张末期容积指数；LVEF：左室射血分数；LVESVI：左室收缩末期容积指数；MI：心肌梗死；MR：二尖瓣反流；NYHA：纽约心脏协会；RA：右心房；RV：右心室；TAPSE：三尖瓣环收缩期位移；TR：三尖瓣反流

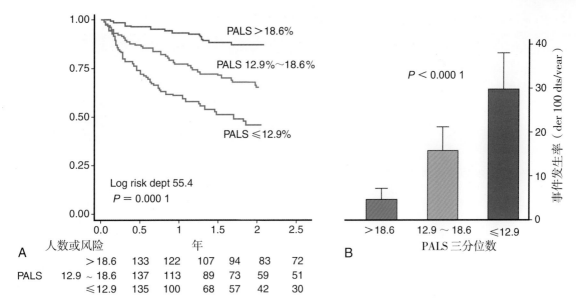

A 人数或风险			年			
	> 18.6	133	122	107	94	83	72
PALS	12.9 ~ 18.6	137	113	89	73	59	51
	≤12.9	135	100	68	57	42	30

图 3.12 峰值左心房长轴应变（peak left atrial longitudinal strain, PALS）对射血分数保留心力衰竭（HFrEF）全因死亡率的预后价值。PALS 的三分位数从 > 18.6%（轻度）到 < 12.9%（重度）（引自 Ersboll M, Valeur N, Mogensen UM, et al. Prediction of all-cause mortality and heart failure admissions from global left ventricular longitudinal strain in patients with acute myocardial infarction and preserved left ven-tricular ejection fraction. J Am Coll Cardiol, 2013, 11:2365−2373.）

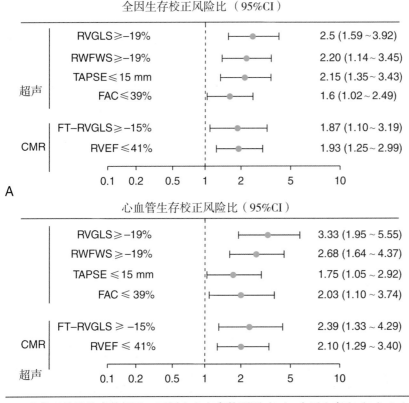

全因生存校正风险比（95%CI）

		全因生存校正风险比（95%CI）
超声	RVGLS≥−19%	2.5 (1.59 ~ 3.92)
	RWFWS≥−19%	2.20 (1.14 ~ 3.45)
	TAPSE≤15 mm	2.15 (1.35 ~ 3.43)
	FAC≤39%	1.6 (1.02 ~ 2.49)
CMR	FT−RVGLS≥−15%	1.87 (1.10 ~ 3.19)
	RVEF≤41%	1.93 (1.25 ~ 2.99)

A

心血管生存校正风险比（95%CI）

		心血管生存校正风险比（95%CI）
	RVGLS≥−19%	3.33 (1.95 ~ 5.55)
	RWFWS≥−19%	2.68 (1.64 ~ 4.37)
	TAPSE≤15 mm	1.75 (1.05 ~ 2.92)
	FAC≤39%	2.03 (1.10 ~ 3.74)
CMR	FT−RVGLS≥−15%	2.39 (1.33 ~ 4.29)
超声	RVEF≤41%	2.10 (1.29 ~ 3.40)

B 在校正基线临床数据后，不同右心室参数预测（A）全因生存和（B）心血管生存的校正风险比

图 3.13 右心室（RV）长轴应变与全因死亡率和心血管死亡率的关系。展示了射血分数减低的心力衰竭（HFrEF）患者中右心室功能的其他定量指标与应变的比较结果（引自 Houard L, Benaets MB, de Meester de Ravenstein C, et al. Additional prognostic value of 2D right ventricular speckle-tracking strain for prediction of survival in heart failure and reduced ejection fraction: a comparative study with cardiac magnetic resonance. JACC Cardiovasc Imaging, 2019, 12:2373−2385.）

表 3.4　评估左室应变和左房应变在 HFpEF 中的预后价值的代表性论文

第一作者，年	试验设计	主要发现
左室应变		
Ersbøll 等 (2013)[72]	849 例左室射血分数＞40% 的行冠状动脉造影的急性心肌梗死患者的多中心前瞻性观察研究	在根据年龄、糖尿病、高血压病史、Killip 分级＞1、肌钙蛋白、eGFR 和梗死分类进行校正或根据 LAVI、E/e′ 比、中重度 TR、LVEF、LVMI 和 WMSI 进行校正的模型中，GLS 受损（定义为＞−14%）与死亡和心衰住院的复合终点显著相关
Pellicori 等 (2014)[73]	313 例 LVEF ≥ 50%，疑似心衰患者的单中心前瞻性观察研究	在单变量分析中，GLS 与心血管死亡或心力衰竭住院显著相关，但在校正年龄、HFpEF 状态、NYHA 分级、SBP、BUN、心房颤动、NT-proBNP、充血评分或 TR 速度后，不再相关
Stampehl 等 (2015)[74]	380 例心力衰竭患者的单中心前瞻性观察研究（平均 LVEF 37%±1%；26% LVEF ≥ 50%）	GLS 与心血管死亡或心衰住院有关。100 例左室射血分数保留患者的单变量分析显示 GLS＞−15% 与心衰住院事件相关（仅 17 例，多变量分析未见报道）
Shah 等 (2015)[75]	一项前瞻性多中心 3 期随机试验（TOPCAT）子研究的二次分析，包括 447 例 LVEF ≥ 45% 的心力衰竭患者	在校正年龄、性别、种族、随机化分层（既往心衰住院或生物标志物）、登记地区（美洲或俄罗斯或格鲁吉亚）、随机治疗分配、中心实验室 LVEF、心房颤动、心率、NYHA 分级、卒中、肌酐、红细胞压积、左室质量、左室收缩末期容积指数的模型中，左室 GLS 恶化（连续建模或定义为＞−15.8%）与心血管死亡或心衰住院的复合结局显著相关
Huang 等 (2017)[76]	129 例 LVEF＞45% 的心力衰竭患者的单中心回顾性观察研究	在校正性别、种族、BMI、Charlson 合并症指数、LVEF、E/e′、NT-proBNP 和肌钙蛋白 T 的模型中，GLS＞−15.8% 与死亡率显著相关
Kosmala 等 (2018)[77]	205 例 LVEF＞50%、有舒张功能不全和运动能力受损的心力衰竭患者的单中心前瞻性观察研究	在根据静息时的测量参数、MAGGIC 风险评分和 BNP 进行调整的模型中，运动时 GLS 率与心衰住院和心血管住院或死亡显著相关
左房应变		
Freed 等 (2016)[32]	308 例 LVEF ≥ 50% 的心力衰竭患者的单中心前瞻性观察研究	在校正 MAGGIC 风险评分、左室质量、左房容积、E/e′、左室长轴应变和右室游离壁应变的模型中，左房储备应变和左房泵血应变与心血管死亡或心血管住院复合终点显著相关。与左室 GLS 或右室游离壁长轴应变相比，左房应变储备功能在临床和超声预测因子（包括左房容积）方面具有更大的附加预后价值
Santos 等 (2016)[79]	一项前瞻性多中心 3 期随机试验（TOPCAT）子研究的二次分析包括 357 例心力衰竭 LVEF＞45% 患者	在未校正分析中，左房峰值应变与心衰住院或心血管死亡复合终点显著相关。但在调整了年龄、性别、种族、随机化分层、登记地区（美洲与俄罗斯/格鲁吉亚）、随机治疗分配、房颤、心率、NYHA 分级、卒中、肌酐、红细胞压积、LVEF 和 LAVI 后没有显著相关性 在校正以上参数后，左房峰值应变仍与心衰住院事件显著相关，但在进一步校正左室 GLS 或 E/e′ 后，则无明显相关性

BMI：体重指数；BNP：脑钠肽；BUN：血尿素氮；eGFR：肾小球滤过率估值；HFpEF：射血分数保留的心衰；LA：左心房；LAVI：左房容积指数；LVEF：左室射血分数；LVESVI：左室收缩末期容积指数；LVMI：左室质量指数；NYHA：纽约心脏协会；RV：右心室；SBP：收缩压；TR：三尖瓣反流；WMSI：室壁运动评分

心衰住院或心血管死亡事件的独立危险因素。GLS 受损与单独的心血管死亡风险增加和单独的心衰住院风险增加均相关。这种风险是左室结构重塑和舒张功能障碍相关风险的附加风险。事实上，在这项研究中，GLS 是不良结果最具预测性的超声心动图指标之一。重要的是，HFpEF 和 HFmrEF 患者中，GLS 损伤的风险程度似乎与 HFrEF 患者是相似的（图 3.14）[53]。此外，HFpEF 患者 LVEF 和左室 GLS 之间的相关性较 HFrEF 患者低，在

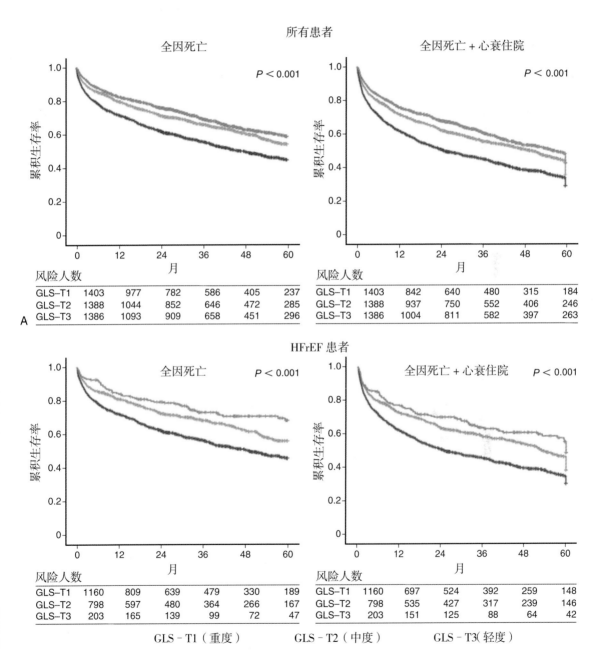

图 3.14 整体纵向应变（GLS）在射血分数降低的心力衰竭（HFrEF）、射血分数轻度降低的心力衰竭（HFmrEF）和射血分数保留的心力衰竭（HFpEF）患者中的预后价值。GLS 三分位数死亡（左）或死亡和心衰住院复合结局（右）存活率（引自 From Park JJ, Park JB, Park JH, et al. Global longitudinal strain to predict mortality in patients with acute heart failure. J Am Coll Cardiol, 2018, 71:1947-1957.）

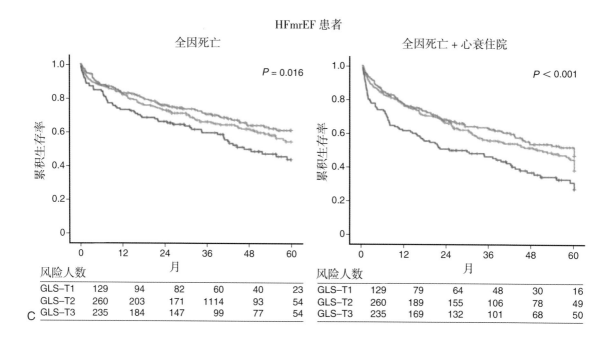

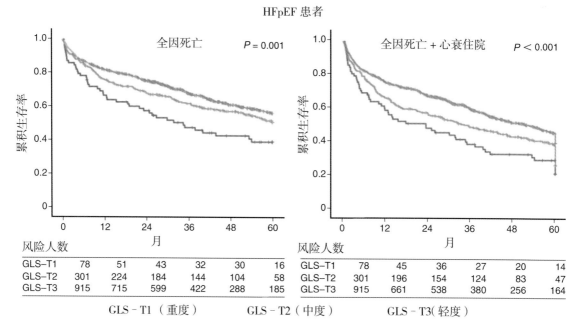

图 3.14 （续）

HFpEF 患者中，左室 GLS 在 LVEF 之外的预后价值更高[49]。

正是部分基于这些数据，ESC 心力衰竭协会最近将左室 GLS 降低作为 HFpEF 诊断的次要标准[11]。相比之下，在 TOPCAT 超声心动图研究中，左室环向应变不是预后因素[75]，且关于环向应变在 HFpEF 中预测价值的结果不一致。

HFpEF 患者经过有效的治疗后，长轴应变似乎也是可以改善的。例如，在几种易患 HFpEF 的疾病，包括高血压伴运动不耐受[80]、肥胖[81]和代谢综合征[82]，螺内酯治疗与 LV

GLS 改善有关（图 3.15）。此外，TOPCAT 试验的统计分析发现，在北美和南美登记的患者中，螺内酯随机治疗与心血管死亡、心衰住院或猝死的复合结局发病率降低相关[83]。在一群入组初期时和入组后 12 至 18 个月进行了系列超声心动图检查的 TOPCAT 患者中发现，在美洲随机接受螺内酯治疗的患者，LV GLS 有改善的趋势[75]。

基于应变的左室不同步性测量

左心室电和机械收缩不同步可以预测 HFrEF 患者的不良事件，心脏电不同步是一个既定的治疗目标，但是单独的机械收缩不同步并不是。几项研究表明，HFpEF 患者具有较大程度的机械收缩不同步性的特点[59,84]，尽管这还不是一个普遍的发现[85]。虽然超声心动图评估左室机械收缩不同步已使用 M 超、多普勒、组织多普勒成像（tissue Doppler imaging，TDI）和应变，但基于应变的测量现在最常用，并用于最近的 HFrEF 患者心脏再同步治疗（cardiac-resynchronization therapy，CRT）试验，如 MADIT-CRT55 和 EchoCRT[86]。关于 HFpEF 患者中机械收缩不同步与预后之间的联系的数据较为有限。来自 TOPCAT 超声心动图子研究的数据评估了多个基于应变的不同步指标，结果表明，在未经校正的分析中，长轴应变达峰时间标准差与心血管死亡或心衰住院有关，但在考虑临床预测因素后这种相关不存在（图 3.15）[87]。此外，在校正 LV GLS 或 E/e' 后，这种相关性不再显著。在 12~18 个月时再次成像的一组研究参与者中，与右室起搏诱发的电不同步的结果不同，基线不同步与 LV 结构或功能的进行性恶化无关[88]。这些发现表明，基于应变的机械性不同步与 HFpEF 不良结局的关联可能都是继发于它与收缩和舒张功能受损之间的关联。除了达峰时间，分析应变曲线数据的新方法，可提供对 HFpEF 中的机械不同步性更全面的评估，可能与预后更相关。然而，关于 HFpEF 的现有数据表明，机械性不同步可能是心脏结构和功能恶化的标志，但不太可能是该综合征的重要机制。

左心房应变

无论左室射血分数如何，左房增大都是心衰不良结局的可靠预测因子。低左房峰值应变所反映的左房通道功能受损，在 HFpEF 中也具有重要预后价值。例如，在西北医院 HFpEF 登记的 308 例 HFpEF 患者中，更差的左房应变是心血管住院或死亡的有力预测因子，独立于几个临床预测因子和左室 GLS[32]。事实上，这项研究显示，在左房容量和临床风险以外，左房应变比左室 GLS 具有更大的附加预后价值（表 3.4）[32,79]。然而，关于左房应变在 HFpEF 中的独立预后价值的研究是相互矛盾的。在 TOPCAT 超声心动图子研究中的 357 例 HFpEF 患者中，更差的左房应变可独立于临床风险因素预测心衰住院，但不预测心血管死亡[79]。然而，在调整 LV GLS 或 E/e' 比率后，左房应变不再具有预测价值。

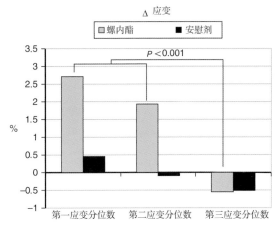

Δ 应变	第一应变 分位数	第二应变 分位数	第三应变 分位数
螺内酯	2.71 ± 1.57	1.93 ± 1.18	−0.56 ± 1.20
安慰剂	0.45 ± 0.75	−0.09 ± 0.68	−0.51 ± 1.34
P	0.001	0.001	0.92

图 3.15　螺内酯引起应变的变化。在应变最低的三分位数人群中，应变有显著改善。在中等人群中，有轻度改善，在正常人群中无明显改善

HFpEF 患者左室长轴功能损伤可能直接导致左房应变储备功能减低，因为收缩期二尖瓣平面向下运动的减弱会减少左房的收缩期扩张。因此，虽然应变成像检测到的左房功能异常在 HFpEF 患者中普遍存在，但其在左室收缩和舒张功能受损以外的预后价值尚不清楚。

右室应变

通过 RV FAC、TAPSE 或目测评估的右心室功能不全，与 HFpEF 较差的预后相关。数据表明 RV 游离壁长轴应变是右室功能障碍更敏感的标志物，右室应变有望在传统的基于二维（2D）、多普勒和 M 超的测量之外，提供 HFpEF 预后相关数据。事实上，在 LVEF 保留的原发性右心衰竭中——正如肺动脉高压一样——右室应变确实提供了预后信息[89]，并且在有效的治疗后似乎有所改善[90]。然而，迄今为止，关于 HFpEF 中 RV 应变预后价值的数据仍然很少。

结　论

大多数 HFpEF 患者的 GLS 降低，可能有助于 HFpEF 的诊断，并有助于识别有心血管危险因素患者的亚临床心力衰竭。GLS 的降低在 HFrEF 和 HFpEF 中都有预后价值，尽管环向应变在心衰中的预后价值存在争议。左房应变减低可能对 HFrEF 有独立的预后价值，不过尽管它与 HFpEF 的严重程度相关，其独立的预后价值仍有争议。HFpEF 和 HFrEF 中的右室应变可能会降低；其在 HFrEF 中的独立预后价值已得到证实，但在 HFpEF 中尚不清楚。最后，还需进行大量的工作以了解心衰治疗干预对 GLS 的影响。

参考文献

[1] Benjamin EJ, Muntner P, Alonso A, et al. Heart disease and stroke statistics-2019 update: a report from the American Heart Association. Circulation,2019,139:e56-e528.

[2] Vasan RS, Xanthakis V, Lyass A, et al. Epidemiology of left ventricular systolic dysfunction and heart failure in the Framingham study: an echocardiographic study over 3 decades. JACC Cardiovasc Imaging,2018,11:1-11.

[3] Braunwald E. Heart Disease: A Textbook of Cardiovascular Medicine. ed 4. Philadelphia, PA: WB Saunders, 1992.

[4] Pfeffer MA, Shah AM, Borlaug BA. Heart failure with preserved ejection fraction in perspective. Circ Res,2019,124:1598-1617.

[5] Yancy CW, Jessup M, Bozkurt B, et al. 2017 ACC/AHA/HFSA focused update of the 2013 ACCF/AHA guideline for the management of heart failure: a report of the American College of Cardiology/American Heart Association Task Force on Clinical Practice Guidelines and the Heart Failure Society of America. Circulation,2017,136:e137-e161.

[6] Yancy CW, Jessup M, Bozkurt B, et al. 2013 ACCF/AHA guideline for the management of heart failure: executive summary: a report of the American College of Cardiology Foundation/American Heart Association Task Force on practice guidelines. Circulation,2013,128:1810-1852.

[7] Ponikowski P, Voors AA, Anker SD, et al. 2016 ESC guidelines for the diagnosis and treatment of acute and chronic heart failure: the task force for the diagnosis and treatment of acute and chronic heart failure of the European Society of Cardiology (ESC) developed with the special contribution of the Heart Failure Association (HFA) of the ESC. Eur Heart J,2016,37:2129-2200.

[8] McKee PA, Castelli WP, McNamara PM, et al. The natural history of congestive heart failure: the Framingham study. N Engl J Med,1971,285:1441-1446.

[9] Dougherty AH, Naccarelli GV, Gray EL, et al. Congestive heart failure with normal systolic function. Am J Cardiol,1984,54:778-782.

[10] Soufer R, Wohlgelernter D, Vita NA, et al. Intact systolic left ventricular function in clinical congestive heart failure. Am J Cardiol,1985,55:1032-1036.

[11] Pieske B, Tschope C, de Boer RA, et al. How to diagnose heart failure with preserved ejection fraction: the HFAPEFF diagnostic algorithm: a consensus recommendation from the Heart Failure Association (HFA) of the European Society of Cardiology (ESC). Eur Heart J,2019,40:3297-3317.

[12] Nagueh SF, Smiseth OA, Appleton CP, et al. Recommendations for the evaluation of left ventricular diastolic function by echocardiography: an update from the American Society of Echocardiography and

the European Association of Cardiovascular Imaging. J Am Soc Echocardiogr,2016,29:277-314.

[13] Di Bello V, Talini E, Dell'Omo G, et al. Early left ventricular mechanics abnormalities in prehypertension: a two-dimensional strain echocardiography study. Am J Hypertens,2010,23:405-412.

[14] Szelenyi Z, Fazakas A, Szenasi G, et al. The mechanism of reduced longitudinal left ventricular systolic function in hypertensive patients with normal ejection fraction. J Hypertens,2015,33:1962-1969; discussion 1969.

[15] Ernande L, Bergerot C, Girerd N, et al. Longitudinal myocardial strain alteration is associated with left ventricular remodeling in asymptomatic patients with type 2 diabetes mellitus. J Am Soc Echocardiogr,2014,27:479-488.

[16] Wong CY, O'Moore-Sullivan T, Leano R, et al. Alterations of left ventricular myocardial characteristics associated with obesity. Circulation,2004,110:3081-3087.

[17] Shah AM, Claggett B, Loehr LR, et al. Heart failure stages among older adults in the community: the Atherosclerosis Risk in Communities study. Circulation,2017,135:224-240.

[18] Yang H, Wang Y, Nolan M, et al. Community screening for nonischemic cardiomyopathy in asymptomatic subjects ≥ 65 years with stage B heart failure. Am J Cardiol,2016,117:1959-1965.

[19] Wang J, Khoury DS, Yue Y, et al. Preserved left ventricular twist and circumferential deformation, but depressed longitudinal and radial deformation in patients with diastolic heart failure. Eur Heart J,2008,29:1283-1289.

[20] Kraigher-Krainer E, Shah AM, Gupta DK, et al. Impaired systolic function by strain imaging in heart failure with preserved ejection fraction. J Am Coll Cardiol,2014,63:447-456.

[21] Yip GW, Zhang Q, Xie JM, et al. Resting global and regional left ventricular contractility in patients with heart failure and normal ejection fraction: insights from speckle-tracking echocardiography. Heart,2011,97:287-294.

[22] DeVore AD, McNulty S, Alenezi F, et al. Impaired left ventricular global longitudinal strain in patients with heart failure with preserved ejection fraction: insights from the RELAX trial. Eur J Heart Fail,2017,19:893-900.

[23] Yingchoncharoen T, Agarwal S, Popovic ZB, et al. Normal ranges of left ventricular strain: a meta-analysis. J Am Soc Echocardiogr,2013,26:185-191.

[24] Morris DA, Ma XX, Belyavskiy E, et al. Left ventricular longitudinal systolic function analysed by 2D speckletracking echocardiography in heart failure with preserved ejection fraction: a meta-analysis. Open Heart,2017,4:e000630.

[25] Donal E, Thebault C, Lund LH, et al. Heart failure with a preserved ejection fraction additive value of an exercise stress echocardiography. Eur Heart J Cardiovasc Imaging,2012,13:656-665.

[26] Nguyen JS, Lakkis NM, Bobek J, et al. Systolic and diastolic myocardial mechanics in patients with cardiac disease and preserved ejection fraction: impact of left ventricular filling pressure. J Am Soc Echocardiogr,2010,23:1273-1280.

[27] Hasselberg NE, Haugaa KH, Sarvari SI, et al. Left ventricular global longitudinal strain is associated with exercise capacity in failing hearts with preserved and reduced ejection fraction. Eur Heart J Cardiovasc Imaging,2015,16:217-224.

[28] Kosmala W, Rojek A, Przewlocka-Kosmala M, et al. Contributions of nondiastolic factors to exercise intolerance in heart failure with preserved ejection fraction. J Am Coll Cardiol,2016,67:659-670.

[29] Kurt M, Wang J, Torre-Amione G, et al. Left atrial function in diastolic heart failure. Circ Cardiovasc Imaging,2009,2:10-15.

[30] Santos AB, Kraigher-Krainer E, Gupta DK, et al. Impaired left atrial function in heart failure with preserved ejection fraction. Eur J Heart Fail,2014,16: 1096-1103.

[31] Telles F, Nanayakkara S, Evans S, et al. Impaired left atrial strain predicts abnormal exercise haemodynamics in heart failure with preserved ejection fraction. Eur J Heart Fail,2019,21:495-505.

[32] Freed BH, Daruwalla V, Cheng JY, et al. Prognostic utility and clinical significance of cardiac mechanics in heart failure with preserved ejection fraction: importance of left atrial strain. Circ Cardiovasc Imaging,2016,9:e003754.

[33] von Roeder M, Rommel KP, Kowallick JT, et al. Influence of left atrial function on exercise capacity and left ventricular function in patients with heart failure and preserved ejection fraction. Circ Cardiovasc Imaging,2017,10:e005467.

[34] Gorter TM, Hoendermis ES, van Veldhuisen DJ, et al. Right ventricular dysfunction in heart failure with preserved ejection fraction: a systematic review and meta-analysis. Eur J Heart Fail,2016,18:1472-1487.

[35] Melenovsky V, Hwang SJ, Lin G, et al. Right heart

dysfunction in heart failure with preserved ejection fraction. Eur Heart J,2014,35:3452-3462.

[36] Morris DA, Gailani M, Vaz Perez A, et al. Right ventricular myocardial systolic and diastolic dysfunction in heart failure with normal left ventricular ejection fraction. J Am Soc Echocardiogr,2011,24:886-897.

[37] Sugimoto T, Bandera F, Generati G, et al. Left atrial function dynamics during exercise in heart failure:pathophysiological implications on the right heart and exercise ventilation inefficiency. JACC Cardiovasc Imaging,2017,10:1253-1264.

[38] Gorter TM, van Veldhuisen DJ, Bauersachs J, et al. Right heart dysfunction and failure in heart failure with preserved ejection fraction: mechanisms and management. Position statement on behalf of the Heart Failure Association of the European Society of Cardiology. Eur J Heart Fail,2018,20:16-37.

[39] Russo C, Jin Z, Elkind MS, et al. Prevalence and prognostic value of subclinical left ventricular systolic dysfunction by global longitudinal strain in a community-based cohort. Eur J Heart Fail,2014,16:1301-1309.

[40] Kuznetsova T, Cauwenberghs N, Knez J, et al. Additive prognostic value of left ventricular systolic dysfunction in a population-based cohort. Circ Cardiovasc Imaging,2016,9:e004661.

[41] Biering-Sϕrensen T, Biering-Sϕrensen SR, Olsen FJ, et al. Global longitudinal strain by echocardiography predicts long-term risk of cardiovascular morbidity and mortality in a low-risk general population: the Copenhagen City Heart Study. Circ Cardiovasc Imaging, 2017,10:e005521.

[42] Choi EY, Rosen BD, Fernandes VR, et al. Prognostic value of myocardial circumferential strain for incident heart failure and cardiovascular events in asymptomatic individuals: the Multi-Ethnic Study of Atherosclerosis. Eur Heart J,2013,34:2354-2361.

[43] Cheng S, McCabe EL, Larson MG, et al. Distinct aspects of left ventricular mechanical function are differentially associated with cardiovascular outcomes and all-cause mortality in the community. J Am Heart Assoc,2015,4:e002071.

[44] Cho GY, Marwick TH, Kim HS, et al. Global 2-dimensional strain as a new prognosticator in patients with heart failure. J Am Coll Cardiol,2009,54:618-624.

[45] Mignot A, Donal E, Zaroui A, et al. Global longitudinal strain as a major predictor of cardiac events in patients with depressed left ventricular function: a multicenter study. J Am Soc Echocardiogr,2010,23:1019-1024.

[46] Motoki H, Borowski AG, Shrestha K, et al. Incremental prognostic value of assessing left ventricular myocardial mechanics in patients with chronic systolic heart failure. J Am Coll Cardiol,2012,60:2074-2081.

[47] Iacoviello M, Puzzovivo A, Guida P, et al. Independent role of left ventricular global longitudinal strain in predicting prognosis of chronic heart failure patients. Echocardiography,2013,30:803-811.

[48] Zhang KW, French B, May Khan A, et al. Strain improves risk prediction beyond ejection fraction in chronic systolic heart failure. J Am Heart Assoc,2014,3:e000550.

[49] Saito M, Negishi K, Eskandari M, et al. Association of left ventricular strain with 30-day mortality and readmission in patients with heart failure. J Am Soc Echocardiogr,2015,28:652-666.

[50] Sengelov M, Jorgensen PG, Jensen JS, et al. Global longitudinal strain is a superior predictor of all-cause mortality in heart failure with reduced ejection fraction. JACC Cardiovasc Imaging,2015,8:1351-1359.

[51] Chan YH, Lee HF, Wu LS, et al. Ratio of transmitral early filling velocity to early diastolic strain rate predicts outcomes in patients with systolic heart failure. Eur Heart J Cardiovasc Imaging, 2017,18:79-85.

[52] Romano S, Mansour IN, Kansal M, et al. Left ventricular global longitudinal strain predicts heart failure readmission in acute decompensated heart failure. Cardiovasc Ultrasound,2017,15:6.

[53] Park JJ, Park JB, Park JH, et al. Global longitudinal strain to predict mortality in patients with acute heart failure. J Am Coll Cardiol,2018,71:1947-1957.

[54] Moss AJ, Hall WJ, Cannom DS, et al. Cardiacresynchronization therapy for the prevention of heartfailure events. N Engl J Med,2009,361:1329-1338.

[55] Knappe D, Pouleur AC, Shah AM, et al. Dyssynchrony, contractile function, and response to cardiac resynchronization therapy. Circ Heart Fail,2011,4:433-440.

[56] Pouleur AC, Knappe D, Shah AM, et al. Relationship between improvement in left ventricular dyssynchrony and contractile function and clinical outcome with cardiac resynchronization therapy: the MADIT-CRT trial. Eur Heart J,2011,32:1720-1729.

[57] Hung CL, Verma A, Uno H, et al. Longitudinal and circumferential strain rate, left ventricular remodeling, and prognosis after myocardial infarction. J Am Coll Cardiol,2010,56:1812-1822.

[58] Kalam K, Otahal P, Marwick TH. Prognostic

implications of global LV dysfunction: a systematic review and metaanalysis of global longitudinal strain and ejection fraction. Heart,2014,100:1673-1680.

[59] Tan YT, Wenzelburger FW, Sanderson JE, et al. Exerciseinduced torsional dyssynchrony relates to impaired functional capacity in patients with heart failure and normal ejection fraction. Heart,2013,99:259-266.

[60] Ersboll M, Moller JE. Left atrial function in heart failure with reduced ejection fraction. Circ Cardiovasc Imaging,2018,11:e008427.

[61] Cameli M, Sparla S, Losito M, et al. Correlation of left atrial strain and doppler measurements with invasive measurement of left ventricular end-diastolic pressure in patients stratified for different values of ejection fraction. Echocardiography,2016,33:398-405.

[62] Lundberg A, Johnson J, Hage C, et al. Left atrial strain improves estimation of filling pressures in heart failure: a simultaneous echocardiographic and invasive haemodynamic study. Clin Res Cardiol,2019,108:703-715.

[63] Carluccio E, Biagioli P, Mengoni A, et al. Left atrial reservoir function and outcome in heart failure with reduced ejection fraction. Circ Cardiovasc Imaging,2018,11:e007696.

[64] Malagoli A, Rossi L, Bursi F, et al. Left atrial function predicts cardiovascular events in patients with chronic heart failure with reduced ejection fraction. J Am Soc Echocardiogr,2019,32:248-256.

[65] Motoki H, Borowski AG, Shrestha K, et al. Right ventricular global longitudinal strain provides prognostic value incremental to left ventricular ejection fraction in patients with heart failure. J Am Soc Echocardiogr,2014,27:726-732.

[66] Iacoviello M, Citarelli G, Antoncecchi V, et al. Right ventricular longitudinal strain measures independently predict chronic heart failure mortality. Echocardiography,2016,33:992-1000.

[67] Bosch L, Lam CSP, Gong L, et al. Right ventricular dysfunction in left-sided heart failure with preserved versus reduced ejection fraction. Eur J Heart Fail,2017,19: 1664-1671.

[68] Carluccio E, Biagioli P, Alunni G, et al. Prognostic value of right ventricular dysfunction in heart failure with reduced ejection fraction: superiority of longitudinal strain over tricuspid annular plane systolic excursion. Circ Cardiovasc Imaging,2018,11:e006894.

[69] Houard L, Benaets MB, de Meester de Ravenstein C, et al. Additional prognostic value of 2D right ventricular speckle-tracking strain for prediction of survival in heart failure and reduced ejection fraction: a comparative study with cardiac magnetic resonance. JACC Cardiovasc Imaging,2019,12:2373-2385.

[70] Haddad F, Hunt SA, Rosenthal DN, et al. Right ventricular function in cardiovascular disease, part I: Anatomy, physiology, aging, and functional assessment of the right ventricle. Circulation,2008,117:1436-1448.

[71] Lisi M, Cameli M, Righini FM, et al. RV longitudinal deformation correlates with myocardial fibrosis in patients with end-stage heart failure. JACC Cardiovasc Imaging,2015,8:514-522.

[72] Ersboll M, Valeur N, Mogensen UM, et al. Prediction of all-cause mortality and heart failure admissions from global left ventricular longitudinal strain in patients with acute myocardial infarction and preserved left ventricular ejection fraction. J Am Coll Cardiol,2013,61:2365-2373.

[73] Pellicori P, Kallvikbacka-Bennett A, Khaleva O, et al. Global longitudinal strain in patients with suspected heart failure and a normal ejection fraction: does it improve diagnosis and risk stratification? Int J Cardiovasc Imaging,2014,30:69-79.

[74] Stampehl MR, Mann DL, Nguyen JS, et al. Speckle strain echocardiography predicts outcome in patients with heart failure with both depressed and preserved left ventricular ejection fraction. Echocardiography,2015,32:71-78.

[75] Shah AM, Claggett B, Sweitzer NK, et al. Prognostic importance of impaired systolic function in heart failure with preserved ejection fraction and the impact of spironolactone. Circulation,2015,132:402-414.

[76] Huang W, Chai SC, Lee SGS, et al. Prognostic factors after index hospitalization for heart failure with preserved ejection fraction. Am J Cardiol,2017,119:2017-2020.

[77] Kosmala W, Przewlocka-Kosmala M, Rojek A, et al. Association of abnormal left ventricular functional reserve with outcome in heart failure with preserved ejection fraction. JACC Cardiovasc Imaging,2018,11:1737-1746.

[78] Pitt B, Pfeffer MA, Assmann SF, et al. Spironolactone for heart failure with preserved ejection fraction. N Engl J Med,2014,370:1383-1392.

[79] Santos AB, Roca GQ, Claggett B, et al. Prognostic relevance of left atrial dysfunction in heart failure with preserved ejection fraction. Circ Heart Fail,2016,9:e002763.

[80] Mottram PM, Haluska B, Leano R, et al. Effect of

aldosterone antagonism on myocardial dysfunction in hypertensive patients with diastolic heart failure. Circulation,2004,110:558-565.

[81] Kosmala W, Przewlocka-Kosmala M, Szczepanik-Osadnik H, et al. Fibrosis and cardiac function in obesity: a randomised controlled trial of aldosterone blockade. Heart,2013,99:320-326.

[82] Kosmala W, Przewlocka-Kosmala M, Szczepanik-Osadnik H, et al. A randomized study of the beneficial effects of aldosterone antagonism on LV function, structure, and fibrosis markers in metabolic syndrome. JACC Cardiovasc Imaging,2011,4:1239-1249.

[83] Pfeffer MA, Claggett B, Assmann SF, et al. Regional variation in patients and outcomes in the Treatment of Preserved Cardiac Function Heart Failure with an Aldosterone Antagonist (TOPCAT) trial. Circulation,2015,131:34-42.

[84] Santos AB, Kraigher-Krainer E, Bello N, et al. Left ventricular dyssynchrony in patients with heart failure and preserved ejection fraction. Eur Heart J,2014,35:42-47.

[85] Menet A, Greffe L, Ennezat PV, et al. Is mechanical dyssynchrony a therapeutic target in heart failure with preserved ejection fraction? Am Heart J,2014,168:909-916.e1.

[86] Ruschitzka F, Abraham WT, Singh JP, et al. Cardiacresynchronization therapy in heart failure with a narrow QRS complex. N Engl J Med,2013,369:1395-1405.

[87] Biering-Sorensen T, Shah SJ, Anand I, et al. Prognostic importance of left ventricular mechanical dyssynchrony in heart failure with preserved ejection fraction. Eur J Heart Fail,2017,19:1043-1052.

[88] Yu CM, Chan JY, Zhang Q, et al. Biventricular pacing in patients with bradycardia and normal ejection fraction. N Engl J Med,2009,361:2123-2134.

[89] Fine NM, Chen L, Bastiansen PM, et al. Outcome prediction by quantitative right ventricular function assessment in 575 subjects evaluated for pulmonary hypertension. Circ Cardiovasc Imaging,2013,6:711-721.

[90] Querejeta Roca G, Campbell P, Claggett B, et al. Impact of lowering pulmonary vascular resistance on right and left ventricular deformation in pulmonary arterial hypertension. Eur J Heart Fail,2015,17:63-73.

4

心肌病（包括心肌浸润）的评估和监测

Dermot Phelan, James Thomas

心肌病是引起心室功能受损的一类异质性疾病的总称。这类疾病的临床表现可以从无症状到心脏衰竭、心律失常或心源性猝死（sudden cardiac death，SCD）。心脏影像，特别是超声心动图，在患者的诊断和管理中起到了重要作用。最近，应变成像由于具有识别早期功能异常的卓越能力而引起了广泛的关注。在本章中，我们将重点讨论最常见的心肌病以及受损心腔的长轴应变（longitudinal strain，LS）。除致心律失常右心室型心肌病（arrhythmogenic right ventricular cardiomyopathy，ARVC）外，相关的 LS 研究报道均在本章中有所涉及。

肥厚型心肌病

肥厚型心肌病（Hypertrophic cardiomyopathy，HCM）是最常见的遗传性心血管疾病之一，在普通人群中患病率为 1：500，其主要由编码肌节收缩蛋白的基因突变引起。HCM 的特征为异常左心室肥厚（left ventricular hypertrophy，LVH），通常 > 15 mm，伴非扩张心室，无法被后负荷状态解释[1-2]。如果左心室壁厚度 < 15 mm，则诊断还需要增加其他特征，包括 HCM 阳性家族史、致病性基因突变、典型的心电图（ECG）异常或心脏影像的其他典型特征。个体也可能表现为基因型阳性但表型阴性，这意味着虽然确定了致病基因，但在影像学检查中没有发现形态异常。这种情况有时被称为疾病的"临床前"阶段，但在不完全外显的情况下，这种状态可能会持续终生。识别那些存在基因突变并在未来会罹患这种疾病的人群并不是最佳的做法。少数情况下，HCM 可能难以与其他造成 LVH 的原因相鉴别，如浸润性疾病 [例如心脏淀粉样变（cardiac amyloid，CA）或 Fabry 病] 或运动员心脏中可见的生理性 LVH。

大多数患有 HCM 的人预期寿命正常，最令人担忧的并发症是 SCD。风险分层是 HCM 患者管理的关键组成部分，应用初级预防植入式心律转复除颤器（implantable cardioverter defibrillator，ICD）是高危人群的首选治疗方法。目前对 SCD 的评估仍不完善，并且依赖于多项表现：在 ≤ 50 岁的一级亲属中出现明确或可能与 HCM 相关的 SCD 家族史；壁厚 ≥ 30 mm 的严重 LVH；不明原因的晕厥；非持续性室性心动过速（nonsustained ventricular tachycardia，NSVT）；在 24~48h 的监测中，出现次数更频繁（≥ 3），持续时间更长（≥ 10 脉率）和心率更快（≥ 200 次 / 分）的 NSVT；心脏磁共振（CMR）成像晚期钆增强（late gadolinium enhancement，LGE）出现在 > 15% 的左心室壁；左心室射血分数（ejection fraction，EF） < 50%；左心室心尖室壁瘤[3]。欧洲心脏病学会建议使用基于 SCD 风险算法的 5 年风险评分为 ICD 植入提供建议。SCD 风险算法除了包含一些风险因素外，还包括年龄、左心房（left atrial，LA）大小和左心室流出道（left ventricular outflow tract，LVOT）压力梯度[2-3]。关于风险分层的最佳手段仍存在大量争议[4-5]。

多达三分之二的 HCM 患者在休息或情绪激动时出现 LVOT 梗阻[1]。肌切除术一般仅用于使用了最佳药物治疗后仍存在严重症状的患者。然而，新的数据表明，早期手术缓解流出道梗阻可能会降低死亡率[5]。因此如何识别出那些将获得最大收益的人群尤为重要（主旨插图 4.1）。

如本书其他章节所述，利用斑点追踪超声心动图评估左心室整体长轴应变（global longitudinal strain，GLS）可用于检测亚临床疾病。问题在于，这种技术是否可以在肥厚发生之前，识别基因阳性个体的 HCM。局部形变数据已被证明有助于区分多种原因的 LVH，本章将着重就 HCM 对此进行回顾。此外，GLS 已被证明可以准确预测多种疾病的结局，但问题是 GLS 是否可以进一步完善 HCM 中 SCD 的风险评估。最后，我们将回顾 GLS 在判断那些有望从肌切除术中受益的患者的潜在作用。

肥厚型心肌病的左心室应变成像

2006 年，Serri 等人的研究第一次将 26 例 HCM 患者与 45 名健康对照人群的应变进行了比较[6]。他们指出，尽管 EF 正常，但与对照组相比，包括长轴、横断面、环向和径向应变在内的所有应变组成部分，在 HCM

队列中均有所降低。自从首次发现以来，多项研究都报道了在 HCM 中观察到 LVEF 正常，但 GLS 降低的现象。然而不同文献在描述 HCM 对整体环向应变（global circumferential strain，GCS）的影响时存在较大差异[6-8]。2008 年，Carasso 等人对 72 例 HCM 受试者与 32 名对照人群进行随访研究，证实了 GLS 降低。但与 Serri 等人的研究相反的是，这项研究证明 HCM 队列中的 GCS 升高（图 4.1）[9]。EF 保持不变似乎与 GLS 和 GCS 降低相矛盾，然而最近提出的一个分析方程评估了 EF 与应变之间的关系，证实尽管 GCS 对 EF 的贡献超过了两倍，但在 GLS 和 GCS 都降低的情况下，室壁厚度增加或心腔直径减少可使 EF 维持正常水平。因此，尽管 GLS 降低是 HCM 中的一致表现，但 HCM 对 GCS 的影响是可变的。并且即使 GLS 和 GCS 均降低，但理论上 EF 仍可能是正常的。其他应变参数在不同研究之间存在差异，可能与疾病的严重程度不同，采用的技术及供应商不同，以及其他已知的会影响应变的参数如年龄和后负荷状态有关。

左心室几何形状，特别是肥大，是引起应变下降的主要因素[10-11]。Tadic 等人通

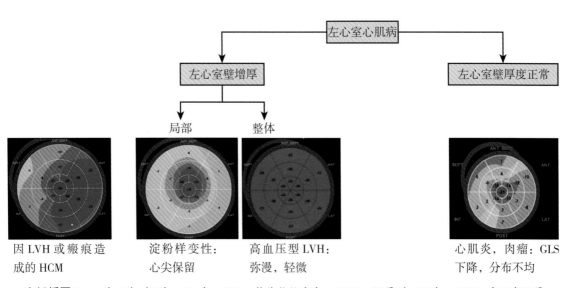

因 LVH 或瘢痕造成的 HCM

淀粉样变性：心尖保留

高血压型 LVH：弥漫，轻微

心肌炎，肉瘤：GLS 下降，分布不均

主旨插图 4.1　左心室（LV）心肌病。GLS：整体长轴应变；HCM：肥厚型心肌病；LVH：左心室肥厚

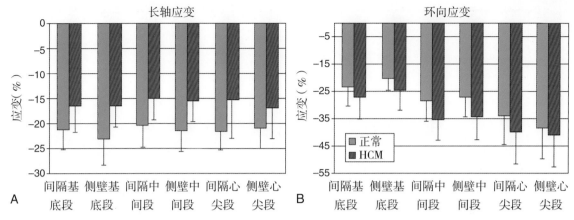

图 4.1 肥厚型心肌病（HCM）的长轴及环向应变。所有区域均表现为长轴应变一致性降低。（A）与对照组相比，HCM 患者均表现为应变减低（$P < 0.05$）。（B）相对地，基底部的环向形变比心尖更小；与对照组相比，在 HCM 患者中除了侧壁心间段，所有节段的应变均显著升高（引自 Carasso S, Yang H, Woo A, et al. Systolic myocardial mechanics in hypertrophic cardiomyopathy: novel concepts and implications for clinical status. J Am Soc Echocardiogr, 2008, 21:675-683.）

过 197 例 EF 正常的高血压患者证实，随着 LVH 严重程度的增加，所有应变参数逐渐降低[12]。在一项连续对 39 例 HCM 患者的研究中，Popovic 等人发现，在多因素分析中，节段性室壁厚度是节段性长轴应变下降的重要预测因子（图 4.2）[13]。然而，尽管肌切除术或酒精间隔消融后环向形变和旋转下降，但它们并没有正常化，这表明观察到的降低并不完全由肥大引起（图 4.3）[14-15]。事实上，Popovic 等人还报道说，平均收缩末期长轴应变也与纤维化节段和总心肌纤维化程度相关。纤维化以及室壁厚度是下节段长轴应变的独立预测因子[13]。这项工作得到了 Chang 等人的证实，通过对 40 例 HCM 患者的研究，他们发现室壁厚度和 LGE 是 GLS 的重要预测因子[16]。LGE 被认为主要是检测心肌的替代性纤维化而不是间质纤维化。与从室间隔肌切除术中获得的组织病理学结果相比，GLS 在检测间质纤维化方面可能比 CMR 成像更敏感[17]。总之，室壁增厚程度和纤维化的严重程度均与节段性应变密切相关（进而是整体应变）。

应变作为 HCM 的诊断工具

根据前面描述的情况，基于 HCM 中不对称肥大和纤维化的位置，LS 存在典型的区域差异也就不足为奇了（图 4.4）[18]。在基底段间隔 HCM 患者中，应变降低在基底段最为突出，从而导致预期的基底 - 心尖梯度增大（图 4.5）[19]。在心尖 HCM，应变牛眼图与上述相反，让人联想到左前降支动脉（left anterior descending artery，LAD）梗死，并伴有节段性心尖应变下降（图 4.5）[13,18]。

Sun 等人首先研究了利用 GLS 区分 HCM 和其他左心室壁增厚原因的能力[20]。与正常对照以及后负荷增加相关的 LVH 患者（如高血压或主动脉狭窄）相比，HCM 中的环向、长轴和径向应变较低，但并不像淀粉样变的应变参数那么低。该发现缺乏特异性，限制了其临床应用。接下来的研究关注了局部应变模式，以辅助诊断。

伴有严重肥厚的明显 HCM 几乎没有诊断困难，也不必使用新型超声心动图技术。但是在表型表达的早期，情况并不是这样。Cleveland Clinic 的一项研究评估了 GLS 模

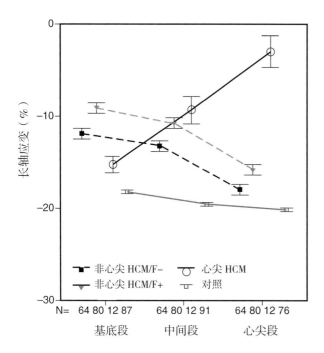

图 4.2　肥厚型心肌病（HCM）的形态对长轴应变的影响。无纤维化 HCM（n=16），伴纤维化 HCM（n=20）或心尖 HCM（n=3）的基底段、中间段和心尖段长轴应变（加减平均值的标准误）。所有组均存在明显的心尖-基底应变下降，但在心尖 HCM 相反（即心尖-基底长轴应变升高）（引自 Popovic ZB, Kwon DH, Mishra M, et al. Association between regional ventricular function and myocardial fibrosis in hypertrophic cardiomyopathy assessed by speckle tracking echocardiography and delayed hyperenhancement magnetic resonance imaging. J Am Soc Echocardiogr, 2008, 21:1299-1305.）

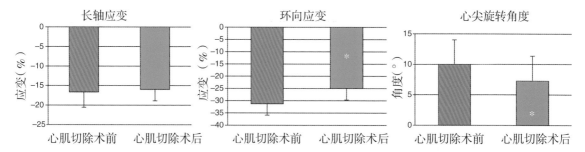

图 4.3　对心肌切除术的左心室形变反应。心肌切除术后长轴应变受损，没有升高。环向形变和心尖逆时针旋转角度在实施干预前超过正常值，在肌切除后降低（引自 Moravsky G, Bruchal-Garbicz B, Jamor-ski M, et al. Myocardial mechanical remodeling after septal myectomy for severe obstructive hypertrophic cardiomyopathy. J Am Soc Echocardiogr, 2013, 26:893-900.）

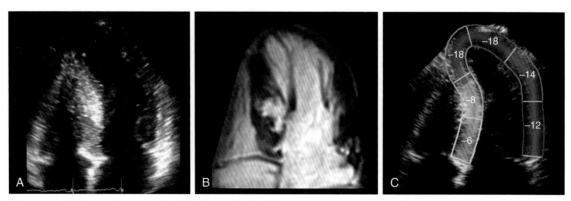

图 4.4　肥厚型心肌病（HCM）应变变化与室壁厚度和纤维化的关系。该患者具有明显不对称室间隔肥大的典型 HCM 形态（A），具有与透壁间隔瘢痕一致的晚期钆增强（B），表现出节段应变降低（C）

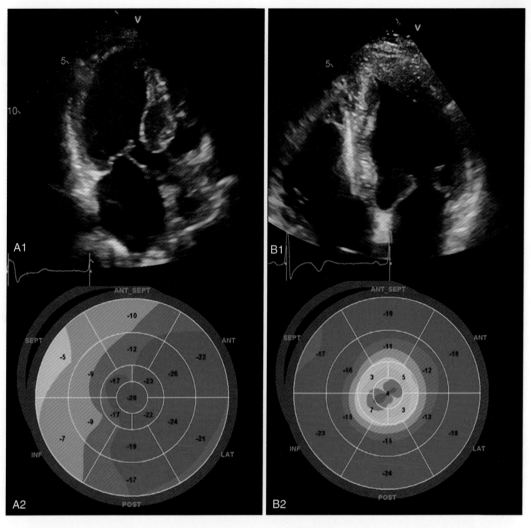

图 4.5　肥厚型心肌病（HCM）的局部应变分布。（A1）室间隔肥厚患者的二维（2D）心尖长轴图像及相应的整体长轴应变牛眼图（A2）显示了室间隔应变更差。（B1）心尖肥厚型心肌病患者的心尖四腔切面及相应的应变图，显示了心尖部应变更差（B2）

式在辅助诊断心电图改变不典型的轻度至中度 LVH 患者。对 24 例没有 ECG 改变的轻到中度 LVH 患者 [8 例 HCM，8 例 CA 和 8 例高血压心脏病（hypertensive heart disease，HHD）] 进行连续研究。令 20 名 3 级受训资质的医生在两种不同情况下提供最可能的诊断。首先，单独提供二维（two-dimensional，2D）超声心动图图像和舒张参数；随后，除了提供上述相同参数外，还提供了应变牛眼图。增加应变牛眼图后诊断 HCM 的特异度（ $P = 0.01$ ）和准确度（ $P < 0.01$ ）均显著提高。

因此，即使节段性应变下降伴轻度不对称肥大，也应该引起对 HCM 早期表现的怀疑。

据报道，HCM 是年轻运动员 SCD 的最常见病因[21]。频繁的剧烈运动导致心脏在电、形态和功能方面发生改变，通常被称为运动员心脏（athlete's heart，AH）。常见的表现是左心室壁厚度增加。在极少数情况下，区分 HCM 与 AH 的极端表现可能非常具有挑战性，特别是在黑人运动员中，左心室壁厚度＞ 12 mm 的情况高达 18%[22]。GLS 已被建议作为区分这些人群的工具[23-25]。相关研究存在不足，原因包括：首先，HCM 组通常可以通过其显著增加的室间隔厚度与运动员轻松区分；其次，他们将健康运动员与久坐不动的 HCM 患者进行比较。越来越多的人认识到，有一些 HCM 患者可以成为高水平运动员，他们的心肌功能参数明显比缺乏运动的 HCM 患者的要好[26]。迄今为止，只有一项研究评估了应变在区分具有 LVH 的健康运动员与患有 HCM 且具有类似左心室壁厚度的运动员（真正的灰区病例）中的作用[27]。与先前的研究一致，缺乏运动的 HCM 组患者的应变降低；然而，在静息状态下患有 HCM 的运动员和没有 HCM 的运动员之间在 GLS 方面没有差异。这些研究都注意到两个区分要点：一个是运动 GLS 降低（图 4.6），另一个是在患有 HCM 的运动员其机械离散度较没有

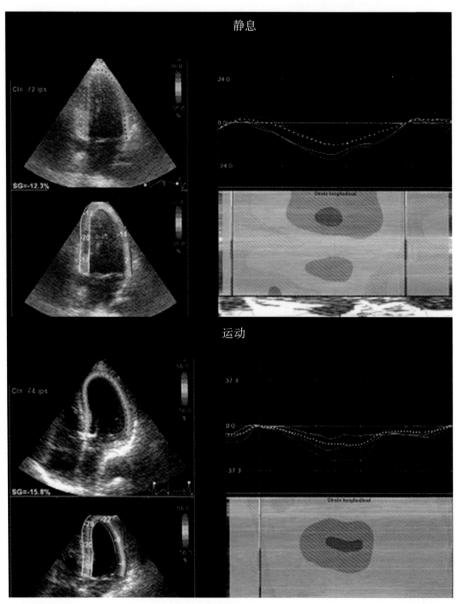

图 4.6 肥厚型心肌病（HCM）的运动应变反应迟钝。静息和运动状态下 HCM 患者的长轴应变表明运动后长轴应变没有增加（引自 Schnell F, Donal E, Bernard-Brunet A, et al. Strain analysis during exercise in patients with left ventricular hypertrophy: impact of etiology. J Am Soc Echocardiogr, 2013, 26:1163-1169.）

HCM 的运动员增加[27]。这些数据需要进一步的重复验证。

应变在评估基因阳性、表型阴性个体中的应用

在基因携带者中 HCM 的表型表达可能延迟数十年。外显出现的年龄是不固定的，可能直到大约 60 岁才会出现。因此建议对基因阴性的 HCM 患者的家庭成员终生进行持续筛查[1,28]。基因阳性个体在临床前期其心肌结构和功能仅有的细微变化，此时心肌没有明显的肥大[29-30]。识别早期变化可能有助于识别容易发生早期进展的亚组，从而使患者受益于更高频率的筛查。同时还可能为旨在阻止疾病进展的新疗法提供评估指标。鉴于 GLS 在 LVEF 下降之前识别收缩功能不良的能力，大量研究人员已经对 GLS 识别该病临床前阶段变化的能力进行了评估。相关的最初研究是由 Ho 等人于 2009 年进行的，他们对 68 例临床前期基因阳性个体，40 例明显 HCM 患者，以及 38 名正常对照个体进行了对比[31]。临床前期 HCM 和正常对照组之间没有明显的 GLS 差异，但明显 HCM 患者的 GLS 显著降低。该发现随后被其他研究再次证实[32-36]。然而，与 Ho 等人的研究相比，这些后续论文持续发现应变的局部差异，特别是临床前期 HCM 的基底部室间隔处应变降低。每项研究都是小样本研究，并且临床前队列和正常对照组之间的应变值有很大的重叠。然而，多个独立实验室均得出这种一致性的发现，意味着这可能是将来具有临床意义的一项参数。

临床应用：预后

表 4.1 列出了到目前为止评估 GLS 在 HCM 预后作用的文献。三项研究评估了 GLS 与室性心律失常和单独 ICD 放电的联系。2010 年，Di Salvo 等人在 2 年时间里通过每 3 个月使用 24h 动态心电图对 93 例患者进行随访监测，首次评估了这种联系。GLS 没有被纳入多变量模型，但他们指出，超过三个左心室节段 LS 值低于 –10% 是 NSVT 的独立预测因子[37]（图 4.7）。这项研究之后，Debonnaire 等人进行了一项研究，他们研究了 92 例 HCM 患者，并指出在多变量分析中 GLS 是 ICD 放电的独立预测因子。事实上，GLS 在预测适当 ICD 放电方面显示出比传统 SCD 风险因子更高的准确性 [曲线下面积 0.65（95%CI 0.54~0.77）与 0.52（95%CI 0.43~0.58，$P < 0.001$）][38]。2018 年，Canden 等人在一项针对 63 例 HCM 患者的研究中描述了类似的发现，该研究报告称 GLS 独立预测了适当 ICD 放电[39]。

11 项研究评估了 GLS 与死亡的相关性，其中 9 项研究将充血性心力衰竭（congestive heart failure，CHF）再入院、全因再入院、心力衰竭恶化、晕厥或心脏移植作为复合结局定义的一部分。根据不同的结局定义，不同研究之间的年化事件发生率存在很大差异（每年 0.7%~40%）。所有这些研究的一个共同点是，GLS 与单变量分析的主要结局显著相关，在 5 项研究中有 4 项采用多变量分析，报道了 GLS 与结局之间的显著关联[40,45-46,48-49]。一项研究未显示统计学上的显著相关，其仅使用心尖四腔心切面分析，因此不能反映真实的 GLS[48]。用于界定风险的阈值差异很大，或基于前期研究的中位数，或基于受试者工作特征曲线分析。数值范围自 –9.64% 到 –16%。

研究队列和临床结局的异质性，基线风险定义不完整，特别是是否存在梗阻，以及用于界定风险的阈值的变异性都限制了目前 GLS 在进一步完善 HCM 风险模型中的应用。

临床应用：心肌切除术的时机

只有一项研究评估了 GLS 与心肌切除术之间的相互作用。Tower-Rader 等人在超

表 4.1　整体长轴应变用于肥厚型心肌病风险评估的重要文献

第一作者	发表年份	患者(n)	厂商（软件）	随访	HCM 平均GLS	终点	主要发现
Paraskevaidis 等 [40]	2009	50	GE (EchoPac)	12 个月	−14 ± 4	死亡和入院	在单变量分析中应变预测了不良结局，但在多元分析中没有类似的作用
Di Salvo 等 [37]	2010	93	GE (EchoPac)	2 年	−15.95 ± 3.24	NSVT	患有 NSVT 的患者基底和中间段局部应变更低，超过 3 个节段峰值 LS ≥ −10% 对结局有预测作用
Saito 等 [41]	2012	48	GE (EchoPac)	42 ± 12 个月	−12.7 ± 2.9	SCD，致命心律失常 CHF 入院	当 GLS 低于平均（−12.9%）时，事件发生率显著增加
Funabashi 等 [42]	2013	44	Philips (Qlab)	18 个月	−9.89 ± 2.59	心脏死亡，晕厥，持续 VT/VF，适当 ICD 放电	GLS 不佳与不良结局有关。MACE 患者的 GLS 明显低于没有 MACE 的患者（−8.2% ± 2.0%，−10.6% ± 2.5%，$P < 0.001$）
Debonnaire 等 [38]	2014	92	GE (EchoPac)	4.7 年	−13.3 ± 3.5	适当的 ICD 治疗	GLS 在多元分析中是 ICD 治疗的独立预测因子。GLS ≥ −14% 与不良结局相关
Reant 等 [43]	2015	115	GE (EchoPac)	19 ± 11 个月	−16.6 ± 3.6	死亡，持续 VT，适当 ICD 放电，进展到 NYHA Ⅲ / Ⅳ级	Cox 反向进入选择模型揭示了静息时 GLS ≤ 15% 与不良结局的风险增加独立相关
Hartlage 等 [44]	2015	79	GE (EchoPac)	22 个月	−14.3 ± 4.2	死亡，持续 VT/VF，CHF 入院	低于 −16% 的 GLS 与不良结局相关
Reant 等 [45]	2016	472	GE (EchoPac)	4.3 年	−15.4 ± 3.7	心血管死亡，适当 ICD 放电，CHF 入院	GLS 与结局显著相关（HR 0.90，95%CI 0.83~0.98，$P = 0.018$）
Ozawa 等 [46]	2017	41	Philips (Qlab)	30 个月	NA	死亡，持续 VT/VF，适当 ICD 放电，CHF 入院	GLS 可以预测 MACE。ROC 曲线的最佳截断值为 −9.65%，预测 MACE 发生的敏感度和特异度分别为 100% 和 64.7%
Candan 等 [39]	2017	63	GE (EchoPac)	21.5 ± 6.9 个月	−12.1 ± 3.4	适当 ICD 放电	机械离散度和 GLS 是发生适当 ICD 放电的独立预测因子

表4.1（续）

第一作者	发表年份	患者(n)	厂商（软件）	随访	HCM 平均 GLS	终点	主要发现
Moneghetti 等[48]	2017	131	Philips (Qlab)	56 个月	-14.3 ± 3.9	死亡，HF 恶化，CHF 入院，心脏移植	GLS 在单因素分析中可以预测结局，而在多元分析中不能。最差的结局出现在侧壁 LS < 16.1% 的患者
Liu 等[57]	2017	400	GE (EchoPac)	3.1 年	-16 ± 4	死亡，心脏移植，持续 VT/VF，CHF	GLS > -16%，事件发生率升高(17% vs. 7%，P=0.002)。GLS ≤ -16% 的患者其无事件生存率优于 GLS ≥ -16% 的患者（P = 0.004）。在多元分析中 GLS 和复合结局显著相关
Hiemstra 等[49]	2017	427	GE (EchoPac)	6.7 年	-15 ± 4	死亡，心脏移植，适当 ICD 放电	多元 Cox 回归分析揭示 GLS 与主要终点独立相关 [HR GLS 1.10 (1.03~1.19)，P = 0.007]
Tower-Rader 等[47]	2017	1019	Philips, GE, Siemens (Velocity vector imaging)	9.4 ± 3 年	-13.7	死亡或适当 ICD 放电	61% 的事件出现在 GLS 低于平均（-13.7）的患者中。每 1%GLS 减低的亚风险比值是 1.11 (1.05~1.220)，P < 0.001

数值为平均值±SD 或平均值。软件包选择 EchoPAC （GE Medical Systems, Horten, Norway/GE Healthcare, Waukesha, WI）、QLab（Phillips Medical Systems, Bothel, WA）。CHF: 充血性心力衰竭；CI: 置信区间；GE: 通用电气公司；GLS: 整体长轴应变；HCM: 肥厚型心肌病；HR: 风险比；ICD: 植入型心律转复除颤器；LVEF: 左心室射血分数；NA: 不可用；MACE: 主要不良心血管事件；NSVT: 非持续性室性心动过速；NYHA: 纽约心脏学会功能分类；SCD: 突发心因性死亡；VF: 心室颤动；VT: 室性心动过速

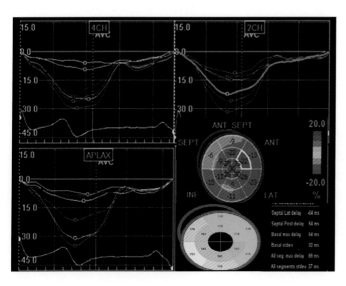

图 4.7 肥厚型心肌病（HCM）中的局部应变和延迟。该患者同时患有 HCM 和非持续性室性心动过速，展示了在基底段室间隔、中间段室间隔以及基底段前间隔显著的峰值收缩期应变下降。尽管组织同步化成像（左）显示没有延迟，但是应变曲线显示了收缩的离散情况(引自 Di Salvo G, Pacileo G, Limongelli G, et al. Non sustained ventricular tachycardia in hypertrophic cardiomyopathy and new ultrasonic derived parameters. J Am Soc Echocardiogr, 2010, 23:581−590.)

过 9.4±3 年的时间里随访了 1019 例梗阻性 HCM（最大 LVOT 压差 ≥ 30 mmHg）。他们的静息 GLS 中位数为 –13.7%。首要结局包括心脏死亡和适当 ICD 放电，20% 的患者在随访期间接受了心肌切除术。受试者基于中位 GLS 值和手术分为四组。GLS 小于中位值的队列中没有进行心肌切除术的患者结局明显较差，基于这个发现，作者认为 GLS 可能有助于定义高危队列。此外，尽管进行了心肌切除术，但 GLS 严重下降至低于 –7% 的一小部分人结局仍然较差。

心脏淀粉样变

心脏淀粉样变性是一种限制型心肌病，其特征是异常折叠的不溶性 β- 折叠淀粉样纤维蛋白原的心肌浸润和沉积[50]。大多数 CA 病例是由两种蛋白质前体之一引起的：淀粉样蛋白轻链（AL）淀粉样变，其中异常蛋白质由浆细胞产生；或转甲状腺素蛋白淀粉样变性（amyloid transthyretin，ATTR），其主要在肝脏中合成。ATTR 进一步细分为野生型（ATTRwt，也称为衰老或非突变型）和遗传型（ATTRm，也称为家族型或突变型）。每种类型的 CA 在临床表现、临床病程、预后和治疗方面都表现出显著的差异性。如果不进行干预，AL 淀粉样蛋白与疾病快速进展和早逝相关。ATTR 的病程演变差异很大，具体取决于 ATTR 的类型和基因突变[50]。

然而，CA 的诊断仍然具有挑战性。疾病早期的表现通常被认为是更常见的病症，如高血压、慢性肾功能衰竭、HCM 或主动脉狭窄。用于诊断 CA 的传统超声心动图参数，例如室壁增厚、二尖瓣血流减速时间缩短和 E/e' 升高，都是非特异性的，并且在疾病早期可能不会出现[51]。心肌的特征性"颗粒状"外观通常在晚期出现，并且很难用谐波成像从外观上与正常心肌的区分开。此外，传统上描述 CA 的心电图变化特征，如低电压或

假性 Q 波，只存在于 < 50% 的 CA 患者中[52]。应变技术已被建议作为从 LVH 其他病因中区分出 CA 的手段。随着 AL 和 ATTR 淀粉样变新疗法的出现，在发生不可逆的损伤之前，早期诊断至关重要。应变也可能有助于预后判断，并作为疗效评估的手段。

左心室长轴应变在心脏淀粉样变诊断中的应用

使用基于多普勒信号的应变，Koyama 等人在 2003 年首次评估了心脏淀粉样变的应变。他们证明从没有心脏损伤的 AL 淀粉样变到没有心衰的 CA，再到有心衰 CA 的过程中，基底部应变明显恶化[53]。2009 年，Sun 等人利用 2D 斑点追踪，比较了 12 例 CA 患者，20 例 HCM 患者，24 例继发 LVH 患者及 22 名年龄匹配对照的环向、长轴和径向应变值[54]。作者发现，应变很容易将 CA 从其他疾病中区分出来，因为 CA 的所有应变参数均出现显著降低[54]。这个结论随后也被其他研究重复印证[55]。但这些观察结果在临床诊断中的应用是有限的。因为这种改变的特异性较差，任何肌病过程都可以导致应变值降低。

2012 年，我们的团队首次描述了 CA 中 GLS 的局部差异[56]。我们注意到在 CA 患者中，左心室基底和中间节段的 LS 降低，但心尖节段相对保留。这在牛眼应变图上产生了一个独特且易于识别的模式（图 4.8）。相对心尖 LS 的公式定义为（平均心尖 LS）/（平均基底 + 平均中间段 LS）。该公式随后被重新确定为相对局部应变比（relative regional strain ratio，RRSR）或心尖相对保留（relative apical sparing，RELAPS）。在本章中，我们将它称为 RRSR。也许计算上更容易评估的是使用平均心尖应变与心脏其余部分的平均应变的比率，称为心尖保留比，它的值 > 2 相当于 RRSR > 1。通过比较 55 例 CA 患者，15 例 HCM 患者及 15 例继发性

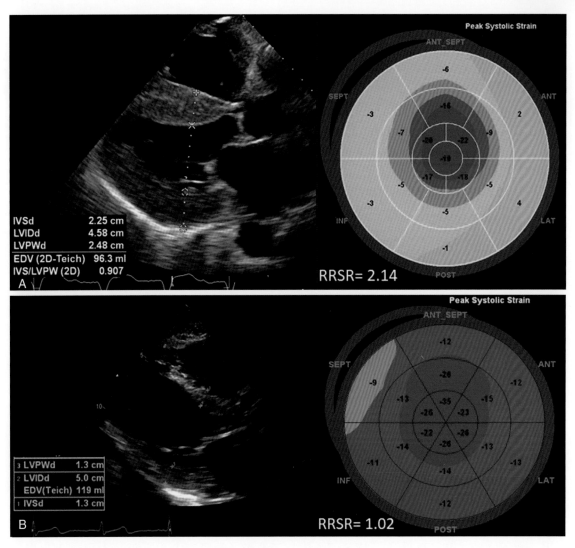

图 4.8　使用牛眼图识别淀粉样变。病例 A 患有晚期转甲状腺素蛋白淀粉样变性（ATTR），伴有严重的心室壁增厚、明显的整体长轴应变（GLS）异常，相对局部应变比（RRSR）为 2.14。病例 B 患有早期轻链淀粉样变性，伴有轻微心室壁增厚，尽管 GLS 正常，但仍存在 RRSR 异常（＞1）

LVH 患者，RRSR ＞ 1 对 CA 的诊断既具有良好的敏感性（93%）和特异性（82%）。对比 CA 诊断的受试者工作特征（receiver operating characteristic，ROC）曲线后发现，使用 RRSR ＞ 1 作为诊断标准的 ROC 曲线下面积（area under the ROC curve，AUC）（AUC 0.94）明显比使用传统超声心动图参数诊断 CA 的面积大。传统超声心动图参数包括 E/e′（AUC 0.65，$P <$ 0.001），EF（AUC 0.71，$P =$ 0.002），减速时间（AUC 0.72，

$P <$ 0.001）和 GLS（AUC 0.85，$P =$ 0.04）。在多元 logistic 回归模型中，RRSR 被证明可以有效预测 CA（$P =$ 0.004）。尽管与继发性 LVH 相比，CA 的基底－心尖应变梯度较高，但该梯度与 HCM 没有显著不同。然而，这两种疾病之间存在明显的局部和节段差异，HCM 中应变下降通常局限于肥大和纤维化的间隔，而在其他地方则表现为正常或超常应变。这种情况在 CA 则相反，CA 在中间段和基底段的应变呈弥漫性降低（图 4.8）。有趣

的是，在 RRSR 或 GLS 中，AL 和 ATTR 淀粉样变之间没有显著差异[56]。

随后，Liu 等人使用类似的基底－心尖长轴应变梯度来区分 CA 与左心室壁厚度增加有关的其他疾病。基底－心尖长轴应变梯度 > 2.1 可以将 CA 与 Fabry 病、Friedreich 共济失调和伴 LVH 的孤立型动脉高血压伴进行区分，敏感度为 88%，特异度为 85%[57]。

其他作者综合了应变和其他临床因素，以提高对 CA 的鉴别能力[58-59]。Nicol 等人最近报道了一个简单的评分系统，该系给三个参数中每一个参数赋予 1 分：GLS ≥ –17%，RRSR ≥ 0.9 以及高敏感性肌钙蛋白≥ 35 ng/L。得分 > 1 时，诊断 AL 蛋白淀粉样变性患者心脏损害的敏感性为 94%，特异性为 97%[59]。

若要在临床中应用以上数据，应当全面批判地看待这些研究，入组患者经常有严重且明显的疾病表现，因此不需要应变评估来做出诊断。我们通过前面提到的 HCM 部分来解决该问题，24 例不同原因 LVH 患者（8 例患有 CA，8 例患有 HCM，8 例患有继发性 LVH）采集基线超声心动图数据及应变牛眼图，令 20 名诊断医师提供最可能的诊断。在增加了应变牛眼图后，CA 组在诊断的灵敏度（从 40% 到 86%，$P < 0.001$）、特异度（从 84% 到 95%，$P < 0.001$）和准确度（从 70% 到 92%，$P < 0.001$）方面得到最大改善[19]。

用于识别最早期疾病表现的研究可能是由 Sperry 等人于 2018 年进行的[60]。认识到腕管综合征通常比心脏损伤的诊断早 5~10 年，该研究招募了 98 例接受腕管松解术的患者，并评估了腱鞘组织是否存在淀粉样变性。10 例被诊断为淀粉样变性的患者进行进一步的心脏检查，其中只有 2 例患者被诊断为早期 CA。这两例患者都不符合 LS 评估中心尖保留模式的标准（图 4.9），因此这种模式在识别疾病最早期阶段方面可能不够敏感[60]。从另一方面来说，从研究中也很难做出任何

明确的结论，因此有必要进行进一步的探索。目前，2019 年心脏淀粉样变多模态成像的共识建议提出，使用相对心尖 LS > 1 作为三个超声心动图参数之一进行 CA 的诊断。其余的两个参数分别是左心室壁厚度 > 12 mm 以及 2 级或高于 2 级的舒张功能障碍。

心尖相对保留机制

2010 年，据一项纳入 7 例 CA 患者的小型研究报道了一种 LV 心尖部位室壁厚度相对保留，而基底和中间段室壁运动功能减退的情况[61]。回顾 CMR 成像的室壁运动，Phelan 等人还注意到从基底到心尖的室壁运动逐渐增强[56]。综合这些数据来看，LS 的心尖相对保留是一种真实存在的现象，而不仅仅是斑点追踪的发现[56]。

最先提出 RRSR 的论文指出基底和中间段室壁的厚度是正常参考值的 2 倍多，而心尖段仅增厚了大约 25%，推测心尖的淀粉样蛋白沉积可能相对较少。较少的细胞外基质蛋白将导致对形变的抵抗力降低，通过动态相互作用，增加肌细胞的收缩，从而维持应变。

Ternacle 等人在 2016 年的一项出色的研究中证实了这一推测[62]。在这项包含 79 例 CA 患者的研究中，他们评估了 53 例患者的 CMR 影像，并对 3 例接受心脏移植的患者进行了组织学检查。他们指出，基底和中间段的淀粉样蛋白沉积物比心尖更丰富。LGE 在基底和中间段更为明显，并且与 LS 的下降密切相关（图 4.10）[62]。这一发现已被其他研究证实[63]。事实上，Williams 等人报告说，LGE 百分比显著影响 LS（$P < 0.000\ 1$），LGE 百分比每增加 10%，绝对 LS 就会减少 0.9%[63]。

此外，Sperry 等人报道了焦磷酸锝从基底到心尖存在摄入梯度，支持了这些节段中淀粉样蛋白沉积增加的观点[64]。

淀粉样蛋白沉积的病理生理学仍有待阐

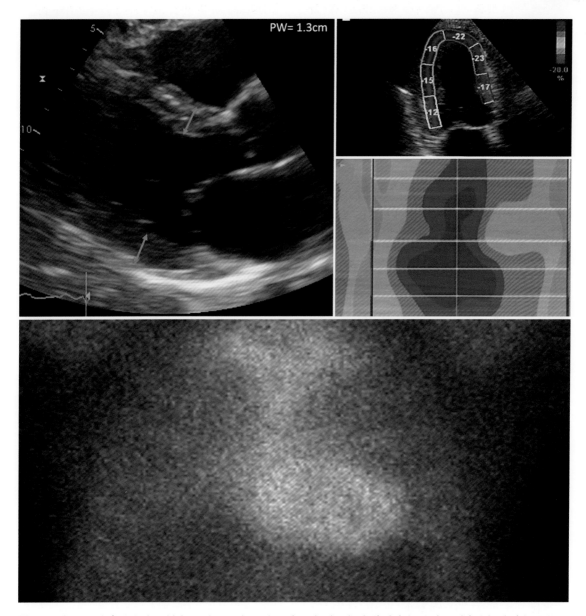

图 4.9 转甲状腺素蛋白淀粉样变性（ATTR）研究。左心室（LV）室壁厚度轻微增加（左上）伴随轻微长轴应变受损（GLS −15.8%）而没有心尖保留（右上）。心肌焦磷酸锝摄入证实了该诊断（下图）（引自 Sperry BW, Reyes BA, Ikram A, et al. Tenosynovial and cardiac amyloidosis in patients undergoing carpal tunnel release. J Am Coll Cardiol, 2018, 72:2040−2050.）

明。基底段可能更容易由于流出道的血流动力学而凋亡和重塑。由于基底部的左心室半径较大，这些节段也暴露于更高的室壁应力[62]。肌细胞和基质在心尖的方向更加多样，这可能会影响淀粉样蛋白沉积[65]。

GLS 在心脏淀粉样变预后中的应用

心脏受累在 AL 和 ATTR 淀粉样变性中十分常见，预示结局不佳。随着包括斑点追踪超声心动图在内的新型成像技术出现，更多的患者被检出，且发现的更早。AL 和 ATTR 淀粉

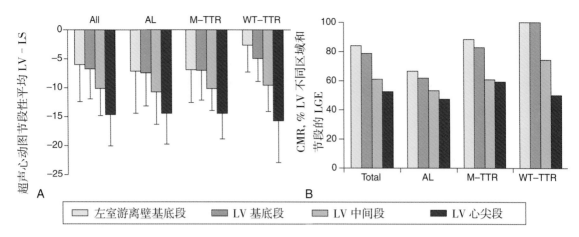

图 4.10 心尖保留的发病机制。轻链（AL）淀粉样变的患者（n=26）、突变转甲状腺素蛋白淀粉样变性（M-TTR）患者（n=36）以及野生型转甲状腺素蛋白淀粉样变性（WT-TTR）患者（n=17）显示了相同的基底 - 心尖长轴应变梯度（A）和晚期钆增强（LGE）（B）。LS 与 LGE 和淀粉样蛋白负担相关（引自 Ternacle J, Bodez D, Guellich A, et al. Causes and consequences of longitudinal LV dysfunction assessed by 2D strain echocardiography in cardiac amyloidosis. JACC Cardiovasc Imaging, 2016, 9:126-138.）

样变的新疗法和干预策略更加依赖于对疾病风险的分层和精准的预后判断。例如，患有 AL CA 的患者如果肌钙蛋白 T 水平 > 0.06 ng/mL 或 NT-ProBNP 水平 > 5000 pg/mL，则不建议进行干细胞移植。然而，这些标志物仍有不足，因为它们受到容量状态和肾功能的影响[66]。心脏疾病特定成像在这种情况下发挥了重要作用，能够增加临床和生物标志物参数对风险分层的准确性。

2010 年，Koyama 等人首次使用多普勒成像认识到应变对 AL CA 的预后价值。他们共连续随访了 119 例经活检证实为 CA 的患者，随访时间为 285 ± 136d，其中 70 例有心脏受累。通过多元分析，只有平均 LV 基底应变对心脏和总体死亡有预测作用[67]。Buss 等人在 2012 年对这项研究进行了跟踪，包含 206 例 AL 淀粉样变患者，随访中位时间为 1207 d。这项研究同时评估了基于多普勒信号的 LS 和 2D 斑点追踪 GLS。以 -11.78% 作为截断值，可以将幸存者与非幸存者区分开来；研究同时指出与临床变量和血清学标志物相比，2D GLS 在结局判断方面具有显著的附加价值（$P < 0.001$）。Barros-Gomes 等人正在

150 例 AL 淀粉样变患者的队列中报道了类似的发现。在这项研究中，GLS ≥ -14.8[风险比（HR）2.68；95%CI 1.07，7.13；$P = 0.03$] 是死亡的独立预测因子（图 4.11），GLS 提供了生物标志物以外的预后信息[68]。

应变是否可以作为 ATTR 生存率的预测因子尚不明确。最近发表的一项针对 191 例 ATTRwt 患者的研究中，随访超过 26.2 ± 1.7 个月，25.5% 的患者死亡，并且 GLS 在单变量分析中没有显示出预测效果[69]。Ternacle 等人随访了 79 例患者，中位随访时间 11 个月，其中 26 例患者患有 AL CA，36 例患者患有 ATTRm，17 例患者患有 ATTRwt。他们报道表明心尖 LS 是主要不良心脏事件（major adverse cardiac events，MACE）的独立预测因子（截断值 -14.5%）。他们没有报道哪些患者达到主要终点，但因为随访时间较短，有可能主要是 AL CA 患者[62]。ATTR 是一种较为缓和的疾病，并且因为这些研究随访时间太短，故无法说明 LS 在这种疾病中的预测能力。

只有一项研究报告了 RRSR 的预测能力[70]。该研究同时随访了 AL（n=59）和 ATTR（n=38）

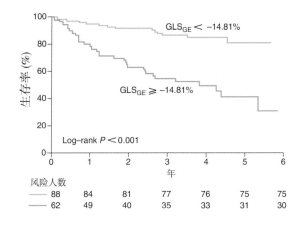

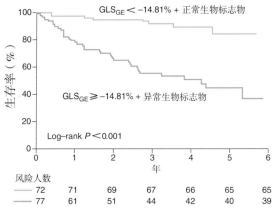

图 4.11 轻链淀粉样变的全因死亡率预测。死亡率与整体长轴应变（GLS）的关系（上）以及死亡率与 GLS 联合正常与异常生物标志物的关系。标志物主要包括 NT-proBNP（截断值 1800 pg/L）、心肌肌钙蛋白 T（0.025 μg/L）及游离轻链（18 mg/dL）（引自 Barros-Gomes S, Williams B, Nhola LF, et al. Prognosis of light chain amyloidosis with preserved LVEF: added value of 2D speckle-tracking echocardiography to the current prognostic staging system. JACC Cardiovasc Imaging, 2017, 10:398-407.）

CA 患者。通过中位时间为两年的随访，发现以死亡、心脏移植或失访为主要结局事件，AL CA 中发生更多（$P = 0.02$）。主要结局发生率在 RRSR 高于中位数 1.19 的人群中明显更高，且较高的 RRSR 与较差的结局之间存在连续相关。此外，作者评估了 EF 和 RRSR 之间的关联。他们指出，结局最差的是同时具有低 EF 和高 RRSR 的人。EF 不变但 RRSR 升高的患者，死亡率呈上升趋势，表明这些人可能需要更密切的监测或更早的干预。最

后，进行多元校正后，RRSR 是 CA 中全因死亡率或心脏移植的独立预测因子。因此，该应变参数在 CA 中既具有诊断价值，又具有预测价值[70]。

正如 HCM 中所描述的一样，研究人群的异质性、定义风险应变界值的多样性和随访时间的不同，限制了应变作为标准化预测工具的临床应用。因此，在最近发表的心脏淀粉样变多模态成像多学会建议中，没有将应变或任何超声心动图参数加入正式分期系统中（以用于确定 CA 患者的风险）[50]。

利用应变监测治疗效果

应变最有效的临床用途之一是作为监测 CA 治疗效果的潜在手段。Salinaro 等人回顾性地研究了 61 例 AL CA 患者，并根据治疗 1 年后的反应将其分为完全缓解组和不完全缓解组。仅完全缓解组的 LS 得到了改善，且和心尖基底比值改善有关（$P < 0.05$）。应变的这种改善也与 BNP 相关（HR 0.6，$P < 0.01$）[71]。Karlstedt 等人评估了 53 例接受多西环素和熊去氧胆酸治疗的 ATTR 患者，其中 38% 的患者中 GLS 得到改善。得到改善的人群通常更年轻，且病情没有进展到晚期。

APOLLO 试验是一项随机、双盲、安慰剂对照的 3 期多中心国际临床试验，该试验将 ATTRm CA 患者随机分配到 patisiran 组或安慰剂组，其中 patisiran 是一种靶向 TTR 信使 RNA 的小干扰核糖核酸。该研究于 2013 年至 2016 年进行。在预定分组中，126 例患者参加了心脏亚组研究，其中 36 例患者接受安慰剂，90 例患者接受 patisiran。基线整体或局部 LS 应变没有显著差异，但 18 个月后，治疗组的绝对 GLS 有显著改善 [最小二乘均值（SE）差异 1.4%（0.56%）；95%CI 0.3%~2.5%，$P = 0.2$]。差异最大的部分出现在基底段。

心脏肉瘤

肉瘤是一种罕见的多系统炎症性疾病，特征是多个器官中形成非干酪样肉芽肿，最常见的是肺部或其相关淋巴结。心脏肉瘤的病因尚不清楚。患病率因性别和种族而异，非洲、日本或斯堪的纳维亚后裔女性的患病率最高。在美国，年龄校正后的年发病率预计为：白人人群 10.9/10 万，黑人人群 35.5/10 万。

有症状的心脏肉瘤（cardiac sarcoidosis，CS）见于 5% 的肺部受累患者。然而，无症状的 CS 可能更加普遍。尸检研究估计，多达 25% 的系统性肉瘤患者累及心脏，但影像学研究表明，多达 55% 的病例存在无症状心脏受累[73]。根据位置、范围和疾病活跃度，心脏表现可以从无症状直到致命。CS 通常表现为心力衰竭、传导性疾病或室性心律失常[73]。心脏受累与不良结局相关，根据研究人群的种族不同，占肉瘤死因的 25%~57%[74-75]。

诊断 CS 的最佳策略尚有争议，没有公认的国际指南或标准。金标准仍然是心内膜心肌活检（endomyocardial biopsy，EMB），这是确诊 CS 的唯一手段。但由于心脏呈现斑片状受累，EMB 的敏感性非常低，仅能识别出 < 25% CS 患者的非干酪样肉芽肿[76]。除了 EMB 阳性之外，包括日本健康福利部（Japanese Ministry of Health and Welfare，JMHW）标准和心律学会专家共识声明等主要学会的建议等，在 CS 诊断方面均存在差异[73,77]。

CS 患者的超声心动图检查结果可以包括功能正常、扩张型心肌病或限制型心肌病。虽然超声心动图在 CS 患者中没有特征性表现，但有一些更典型的特征应引起对心脏受累的关注，尤其是在肺肉瘤或系统性肉瘤患者中更应引起重视。基底段间隔变薄且运动障碍，中间段间隔和心尖段间隔功能正常并伴外下侧壁室壁瘤形成是最典型的特征[78]。

轻度增厚伴回声增加的区域可能是肉芽肿性浸润，通常发生在左心室，但也可见于心房壁。舒张功能障碍很常见。少数情况下 CS 可与 HCM 甚至与致心律失常性右心室心肌病相似[78]。其他特征包括少量心包积液、二尖瓣反流（如果有乳头肌受累）以及肺部受累引起的肺动脉高压。然而，这些通常都是该病的晚期表现。免疫调节治疗可以防止 LV 重构，减轻浸润进展，但仅在疾病进展早期应用才有效。识别早期心脏受累将促进对传导性疾病和心律失常的预警监测，并可能通过早期使用起搏器和 ICD 来挽救生命[73]。

先进的成像技术，如 CMR 成像、99m 锝（99mTc）灌注显像及 18-氟脱氧葡萄糖心脏正电子发射断层扫描（positron emission tomography using 18-fluorodeoxyglucose，FDG-PET）可以提高诊断灵敏度，但与传统超声心动图相比成本较高，并且不推荐作为心外肉瘤的常规筛查工具。因此，斑点追踪超声心动图已成为肉瘤早期检测和预后判断方面的焦点。

应变在系统性肉瘤中的作用：疾病的早期发现及预后

长轴功能受损可能是 CS 心脏受累的首发表现。大量研究评估了没有明显 CS（正常 EF，无传导系统疾病或心律失常）的个体中 LS 在诊断和预后方面的效果。Joyce 等人将 100 例经证实患有心脏外肉瘤，但基线没有明显心脏受累证据的患者与 100 例正常对照组进行了比较。肉瘤组的 LV GLS 明显更差（–17.3% ± 2.5% vs. –20.0% ± 1.6%，$P < 0.001$）。在中位随访 35 个月后，27% 的肉瘤组达到了主要复合终点，包括死亡、心力衰竭入院，装置植入，新发心律失常或在高级成像中发现明显 CS 进展。在多元分析中，只有 GLS 对主要复合终点有显著预测价值（HR 1.4，95%CI 1.1~1.7，$P = 0.006$）。GLS 值

优于 –17% 意味着患者更有可能免于主要终点（log-rank P = 0.01）[79]。Schouver 等人对 35 例基线心功能正常的肉瘤患者进行研究，印证了上述数据。他们报道了与前述研究非常类似的结果，肉瘤组和对照组的基线 GLS 为 –17.2% ± 3.1% vs. –21.3% ± 1.5%（P < 0.000 1）。在 Joyce 的论文中，受损的 GLS 也可预测相同的主要终点（HR 1.56，95%CI 1.16~2.11，P < 0.001）[80]。Felekos 等人对 117 例心脏外肉瘤患者和 45 例年龄匹配的对照患者进行了类似的分析[81]；平均随访时间为 57.1 ± 10 个月，使用与前两项研究相同的主要复合终点。同样，GLS 在肉瘤组较低，GLS 再次被报道可以预测不良结局（HR 0.8，95%CI 1.63~1.98，P < 0.04）。在这项研究中，低于 GLS 截断值 –13.6% 与不良预后相关（AUC 0.84）。这个研究的特别之处在于，不仅对照组和经历终点事件的患者在基线 GLS 上存在明显差异（–20.9% ± 2.3% vs. –12.6% ± 1.7%），对照组和未经历终点事件的患者之间 GLS 同样存在显著差异（–20.9% ± 2.3% vs. –15.1% ± 3.1%）[81]。尽管在这项研究中进行了长时间的随访，但这一发现表明，GLS 可能有能力识别非常早期的疾病。

最近，Chen 等人报道了 54 例基线没有心脏受累的患者存在局部 LS 下降[82]。该研究重点关注左心室游离壁，间隔及心尖的 13 个节段，以心脏死亡、心衰入院、新发心律失常或装置植入为主要终点。在 24 个月的随访中，达到主要终点的患者"局部峰值收缩长轴应变（regional peak systolic LS，RPSLS）"显著降低（–11.4% ± 4.45% vs. –18.7% ± 3.76%，P < 0.000 01）。作者认为与前期研究相比，通过重点关注心肌易受累的典型节段，可以提高应变下降的诊断特异性[82]。

心脏肉瘤应变降低的机制

许多研究已经评估了系统性肉瘤患者 CMR 成像结果与 LS 之间的关系。最初的研究由 Kul 等人于 2014 年实施[83]。40 例肺肉瘤患者接受了 CMR 成像和超声心动图检查，并与 26 例对照患者进行了比较。首先观察到的是，无论是否存在 LGE，整个肉瘤组的 GLS 都较低。那些有 LGE 心脏损伤证据的患者 GLS 最低 [–20.8% ± 1.9%（对照）vs. –17.6% ± 1.9%（非 CS）vs. –15.5% ± 3.9%（CS）][83]。Murtagh 等人通过 CMR 成像和超声心动图评估了 62 例患有系统性肉瘤且 EF 正常的患者[84]。根据是否存在 LGE 将队列分为两组。作者指出，LGE 与较差的 GLS 相关（–19.6% ± 1.9% vs. –14.7% ± 2.4%，P < 0.001），并且 GLS 与 LGE 负担成反比（r=0.59）[84]。Orii 等人在 45 例心脏外肉瘤患者中进行了进一步的探索，并指出与未受累的节段相比，LGE 的 LV 节段 LS 和环向应变明显更差[85]。图 4.12 对该发现进行了示例展示。

Sperry 等人评估了在 Cleveland 诊所接受 FDG-PET 和超声心动图检查（间隔 60d 内）的 81 例系统性肉瘤患者[86]。GLS 在 FDG-PET 异常的患者中变差（–14.2% ± 4.7% vs. –17.9% ± 3.5%，P < 0.001）。混合模型表明，受损的局部应变与局部异常的 PET-FDG 摄取显著相关（P < 0.01）[86]。

这些数据强烈预示了炎症和瘢痕都可能破坏正常的心肌机械功能，从而导致 LS 恶化。然而，在没有其他明显心脏损伤的系统性肉瘤患者中，这些关于 GLS 下降的一致发现表明，对于发现早期心脏受累，GLS 可能比其他任何方法都更敏感。这些研究样本量少、应变测量技术不一以及风险定义界值不同，限制了该发现的临床应用。

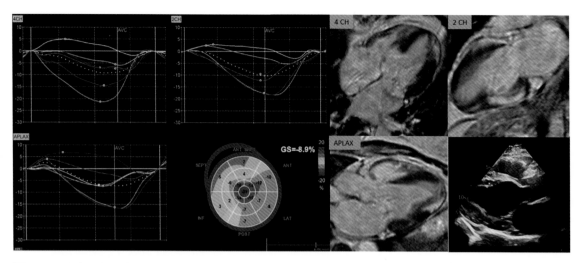

图 4.12　晚期心脏肉瘤图像。应变曲线和牛眼图揭示了室间隔基底段和下壁运动障碍，与心脏磁共振延迟钆成像所见的严重瘢痕相对应。还可以看到其他区域非冠状动脉分布的斑片状瘢痕。图片（右下）展示了典型的心室收缩期超声心动图胸骨旁长轴切面，高度提示心脏肉瘤伴室间隔基底段变薄和运动障碍，但远端节段保持增厚

致心律失常右心室型心肌病

致心律失常右心室型心肌病或发育不良（Arrhythmogenic right ventricular cardiomyopathy or dysplasia ARVC/D）是一种遗传性疾病，其特征是右室心肌细胞萎缩伴进行性纤维脂肪替代，易发生危及生命的室性心律失常和右心衰竭。它是年轻人 SCD 的主要原因之一。室性心律失常可发生在疾病进程的早期，使得诊断至关重要。在高达 60% 的患者中可以识别出致病突变，进而识别出基因型阳性但症状阴性的家庭成员[87]。早期确诊和治疗意味着较好的结局。经过 2010 年的修订，诊断标准得以明确，诊断特异性也有所改善[88]。由于心肌的纤维脂肪替换可以在室壁运动异常之前发生，因此 RV 应变在早期诊断，监测疾病进展和风险评估方面表现出良好潜力（图 4.13）。

RV 长轴应变在 ARVC 诊断中的应用

2007 年，Prakasa 等人首次评估了 ARVC中的应变。在与 36 名健康对照组（–28% ±

11%，$P = 0.001$）相比，30 例 ARVC 患者的RV 应变显著降低（–10% ± 6%）[89]。随后多项研究描述了 ARVC 和对照组之间 RV 应变的差异（表 4.2）。在 Teske 等人的研究中，与传统的超声心动图参数相比，应变和应变率在检测功能异常方面更准确[90]。

许多研究评估了在没有显性症状的基因阳性家庭成员中，RV 应变识别早期功能异常的效果。将 14 例此类患者与 56 名年龄匹配的对照进行比较后，Teske 等人指出，在基因阳性的患者中，右心室基底和中间段 RV 应变降低（$P < 0.001$）[90]。在 71% 的基因阳性患者中观察到节段应变低于 –18% 且存在收缩后收缩应变，基底段通常最容易受累[90]。最近，Mast 等人进一步扩展了这个结论[97]。他们描述了三尖瓣下 RV 节段的三种应变模式：Ⅰ 型（正常形变），Ⅱ 型（延迟启动，收缩期峰值降低和收缩后缩短）和 Ⅲ 型（收缩期伸展和严重收缩后缩短）（图 4.14）。他们随访了 65 例 ARVC 患者的一级亲属，平均随访期为 3.7 ± 2.1 年。在基线，43% 形变正常（Ⅰ 型），57% 形变异常（Ⅱ 型或 Ⅲ 型）。

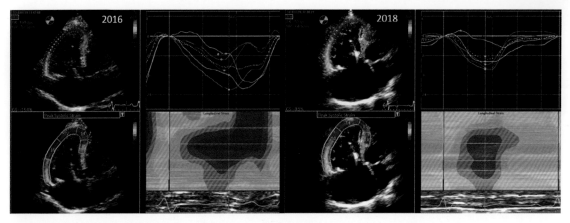

图 4.13 致心律失常右心室型心肌病的右心室斑点追踪图像。患者 2016 年（左图）和 2018 年（右图）的右心室斑点追踪图像显示了伴随形变下降的明显疾病进展，尤其影响了基底（三尖瓣下）节段

在随访期间，以出现诊断标准中的一项新的主要或次要表现为定义（结构性、去极化、复极化或心律失常），4% 的 I 型患者疾病进展，43% 的 II 型患者出现了疾病进展[97]。这些数据凸显了 RV 应变在早期诊断无症状的基因阳性突变患者的功能异常，以及识别需接受加强监测的个体的能力。

RV 应变也被用作将 ARVC 与其他病理类型区分开来的手段。Iacoviello 等人对 25 例 Brugada 综合征患者，15 例 ARVC 患者和 25 名对照人群进行了评估[94]。他们发现三组之间的 RV LS 存在显著差异（$P < 0.001$）（表 4.2）。2017 年，Saberniak 等人评估了 44 例右室流出道室性心动过速（right ventricular outflow tract ventricular tachycardia，RVOT-VT）患者和 121 例 ARVC 患者之间在形态功能方面的鉴别点[98]。他们再次注意到两组之间在 RV LS 上的差异，RVOT-VT 组与 ARVC 组相比，RVOT-VT 组的 RV 形变更佳（$-27.1\% \pm 5\%$ *vs.* $-22.7\% \pm 5.3\%$，$P < 0.001$）。两组之间的 RV 机械离散度也存在显著差异（39 ± 12 *vs.* 54 ± 27 ms，$P < 0.01$）。在多变量分析中，RV 机械离散度对 ARVC 的诊断有预测价值（OR 1.09，95%CI 1.00~1.18，$P = 0.03$），而 RV LS 则没有[98]。

RV 应变在 ARVC 预后判断中的应用

其他作者评估了 RV 应变数据，特别是机械离散度，在早期和确诊的 ARVC 患者中的预后价值。Leren 等人随访了 162 例 ARVC 患者，其中 73 例被认为患有早期疾病。162 例患者中有 84 例发生心律失常事件，从超声心动图检查至首次心律失常事件的中位时间为 3.2 个月。经历和未经历心律失常事件者的右室机械离散度差异有统计学意义（$-21.1\% \pm 5.7\%$ *vs.* $-24.1\% \pm 3.4\%$，$P = 0.001$；45 ± 27 *vs.* 30 ± 16 ms，$P < 0.001$）（图 4.15）。在早期疾病队列中，73 例中有 15 例经历了心律失常事件，两组之间只有 RV 机械离散度不同（$39\% \pm 31\%$ *vs.* $33\% \pm 14\%$，$P = 0.003$）[99]。Savari 等人注意到从健康对照人群（n=40）到无症状突变携带者（n=27），再到心律失常的 ARVC 患者，RV GLS 逐步降低，RV 机械离散度逐步升高（-22% *vs.* -20% *vs.* -19%，$P < 0.001$；13% *vs.* 38% *vs.* 52%，$P < 0.001$）。在多元 logistic 回归模型中，只有 RV 机械离散度可以预测心律失常（OR 1.66，95%CI 1.06~2.58，$P = 0.03$）。

Saberniak 等人在 2014 年进行了一项非常重要的临床研究。纳入了 110 例对象，其

表 4.2 致心律失常右心室型心肌病与正常对照组右心室应变对比的关键研究

参考文献	发表年份	样本量 ARVC/对照	ARVC 的平均 RV 应变	正常对照的平均 RV 应变	其他相关发现
Prakasa 等[89]	2007	30/36	−10% ± 6%	−28% ± 11%	RV 应变诊断 ARVC 的敏感度和特异度为 73% 和 87%
Wang 等[91]	2007	10/43	−17.2% ± 10.1%	−33.3% ± 10.4%	超声参数与磁共振数据进行了对比。尽管 RV 应变与 RV 射血分数相关，但是在多元分析中应变不能独立预测射血分数
Tops 等[92]	2009	52/25	−19% ± 7%	−25% ± 9%	RV 不同步出现在 50% 的 ARVC 患者中，而对照患者中没有
Teske 等[93]	2009	34/34	−17.8% ± 6.4%	−29.6% ± 3%	以 −18.2% 为三个 RV 游离壁节段最低应变截断值，其诊断 ARVC 的敏感度和特异度分别是 97% 和 91%
Iacoviello 等[94]	2011	15/25	−25.6% ± 5.1%	−31.4% ± 3.5%	Brugada 综合征患者（n=25）的 RV 应变比对照组低，但好于 ARVC（−28.5 ± 2.3，$P < 0.001$）
Teske 等[90]	2012	14/56	−25% ± 5.3%[a]	−29% ± 3.9%	ARVC 组包括先证者基因阳性的无症状亲属。与对照相比，RV 应变在中间和基底段下降（$P < 0.001$），并且 71% 的患者峰值收缩期应变低于 −18% 或出现收缩后应变。对照组中没有发现这种情况
Vitarelli 等[95]	2013	19/19	−20.4% ± 4.7%	−28.6% ± 2.8%	区分 ARVC 与对照人群时，以 −25% 作为 RV 应变的阈值，AUC 为 0.88
Pieles 等[96]	2019	38/35	−21% ± 4%	−25% ± 3%	RV 应变下降与 ARVC 诊断显著相关（OR 1.23，95%CI 1.33~1.72，$P < 0.001$）

ARVC：致心律失常右心室型心肌病；AUC：曲线下面积；CI：置信区间；OR：优势比；RV：右心室。
a：ARVC 组包括 ARVC 患者基因阳性的一级亲属，但他们不满足 ARVC 的诊断标准

中包括 65 例 ARVC 患者和 45 例突变阳性的家庭成员，作者评估了运动员与非运动员的应变差异[100]。研究定义每周进行超过 4h 剧烈运动的人群为运动员，占研究人数的 34%。作者指出，与非运动员相比，RV 面积变化分数（FAC）、RV GLS 和 CMR 成像获得的 RVEF 在运动员中均降低（FAC 34% ± 9% *vs.* 40% ± 11%，RV GLS −18.3% ± 6.1% *vs.* −22.0% ± 4.8%，RVEF 32% ± 8% *vs.* 43% ± 10%；所有 $P < 0.001$）。这项研究表明，运动可能对疾病过程产生不利影响。

这一理论已经在许多重要研究中得到验证，这些研究表明，运动会增加基因阳性个体的疾病外显率，并增加 ARVC 患者的心律失常风险和死亡率[101]。

挑战和未来方向

心肌病代表了一大类心肌病变，其具有多样的临床表现、管理策略和结局。所有这些病症的共同点是早期诊断十分重要。应变分析可能是识别早期心肌疾病最佳的超声心动图工具。由于应变具有独特且典型的局部

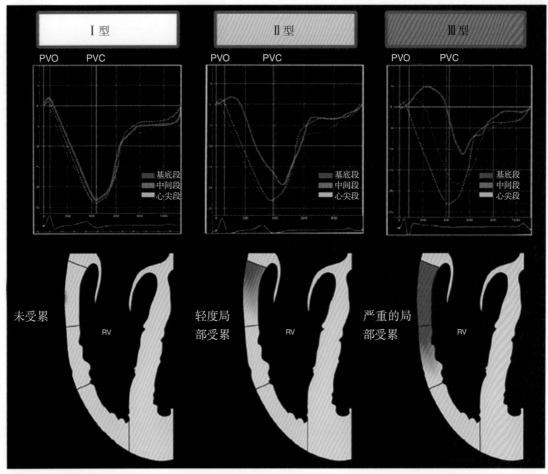

图 4.14　在致心律失常右心室型心肌病中观察到三种不同的形变模式。PVC：肺动脉瓣关闭；PVO：肺动脉瓣开启；RV：右心室（引自 Mast TP, Taha K, Cramer MJ, et al. The prognostic value of right ventricular deformation imaging in early arrhythmogenic right ventricular cardiomyopathy. JACC Cardiovasc Imaging, 2019, 12:446-455.）

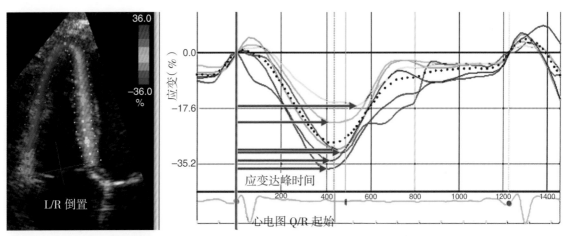

图 4.15　测量致心律失常右心室型心肌病（ARVD）的右心室（RV）机械离散度。在心电图（ECG）上 Q/R 起始（蓝线）到负峰值应变之间测量应变达峰时间（红色箭头）。RV 机械离散度是由 6 个 RV 节段收缩持续时间的标准差计算得到

变化，不仅可以识别早期心肌功能障碍，还可以提示诊断。特别是，心尖相对保留在心脏淀粉样变中特异度和灵敏度较高。我们建议在所有 LVH 患者的诊断中使用 GLS；当看到疾病特异性表现时，根据临床情况，进行进一步检查。然而，尽管努力使不同厂商设备间 GLS 值标准化，但在局部应变分析方面仍然存在比较大的差异，这可能会限制某些设备局部应变变化的应用[102]。

应变还有助于风险评估，将会影响疾病的处理方式，并可能在疗效监测中发挥越来越多的作用。然而，应变在临床的广泛使用仍然受到限制，因为各种研究中患者数量较少、设备厂商不同、区分疾病类型和定义风险的界值不同、随访时间不一。总之，使用最佳参数的更大规模、多中心的临床试验或许可以促使应变得到更广泛的应用，并改善患者结局。

参考文献

[1] Gersh BJ, Maron BJ, Bonow RO, et al. 2011 ACCF/AHA guideline for the diagnosis and treatment of hypertrophic cardiomyopathy: a report of the American College of Cardiology Foundation/American Heart Association Task Force on Practice Guidelines. Developed in collaboration with the American Association for Thoracic Surgery, American Society of Echocardiography, American Society of Nuclear Cardiology, Heart Failure Society of America, Heart Rhythm Society, Society for Cardiovascular Angiography and Interventions, and Society of Thoracic Surgeons. J Am Coll Cardiol,2011,58:e212-e260.

[2] Elliott PM, Anastasakis A, Borger MA, et al. 2014 ESC guidelines on diagnosis and management of hypertrophic cardiomyopathy: the Task Force for the Diagnosis and Management of Hypertrophic Cardiomyopathy of the European Society of Cardiology (ESC). Eur Heart J,2014, 35:2733-2779.

[3] Ommen SR, Mital S, Burke MA, et al. 2020 AHA/ACC Guideline for the Diagnosis and Treatment of Patients With Hypertrophic Cardiomyopathy: A Report of the American College of Cardiology/American Heart Association Joint Committee on Clinical Practice Guidelines. Circulation,2020,142(25):e558-e631. Erratum in: Circulation,2020,142(25):e633.

[4] Maron MS, Rowin EJ, Wessler BS, et al. Enhanced American College of Cardiology/American Heart Association strategy for prevention of sudden cardiac death in high-risk patients with hypertrophic cardiomyopathy. JAMA Cardiol,2019,4:644-657.

[5] Desai MY, Smedira NG, Dhillon A, et al. Prediction of sudden death risk in obstructive hypertrophic cardiomyopathy: potential for refinement of current criteria. J Thorac Cardiovasc Surg,2018,156:750-759.e3.

[6] Serri K, Reant P, Lafitte M, et al. Global and regional myocardial function quantification by two-dimensional strain: application in hypertrophic cardiomyopathy. J Am Coll Cardiol,2006,47:1175-1181.

[7] Carasso S, Rakowski H, Witte KK, et al. Left ventricular strain patterns in dilated cardiomyopathy predict response to cardiac resynchronization therapy: timing is not everything. J Am Soc Echocardiogr,2009,22:242-250.

[8] Sun JP, Xu TY, Ni XD, et al. Echocardiographic strain in hypertrophic cardiomyopathy and hypertensive left ventricular hypertrophy. Echocardiography,2019,36:257-265.

[9] Carasso S, Yang H, Woo A, et al. Systolic myocardial mechanics in hypertrophic cardiomyopathy: novel concepts and implications for clinical status. J Am Soc Echocardiogr,2008,21:675-683.

[10] Mizuguchi Y, Oishi Y, Miyoshi H, et al. Concentric left ventricular hypertrophy brings deterioration of systolic longitudinal, circumferential, and radial myocardial deformation in hypertensive patients with preserved left ventricular pump function. J Cardiol,2010,55:23-33.

[11] Soufi Taleb Bendiab N, Meziane-Tani A, Ouabdesselam S, et al. Factors associated with global longitudinal strain decline in hypertensive patients with normal left ventricular ejection fraction. Eur J Prev Cardiol,2017,24: 1463-1472.

[12] Tadic M, Cuspidi C, Majstorovic A, et al. The relationship between left ventricular deformation and different geometric patterns according to the updated classification: findings from the hypertensive population. J Hypertens,2015,33:1954-1961; discussion 1961.

[13] Popovic ZB, Kwon DH, Mishra M, et al. Association between regional ventricular function and myocardial fibrosis in hypertrophic cardiomyopathy assessed by speckle tracking echocardiography and delayed hyperenhancement magnetic resonance imaging. J Am Soc Echocardiogr,2008,21:1299-1305.

[14] Moravsky G, Bruchal-Garbicz B, Jamorski M, et al. Myocardial mechanical remodeling after septal myectomy

for severe obstructive hypertrophic cardiomyopathy. J Am Soc Echocardiogr,2013,26:893-900.

[15] Sommer A, Poulsen SH, Mogensen J, et al. Left ventricular longitudinal systolic function after alcohol septal ablation for hypertrophic obstructive cardiomyopathy: a long-term follow-up study focused on speckle tracking echocardiography. Eur J Echocardiogr,2010,11:883-888.

[16] Chang SA, Lee SC, Choe YH, et al. Effects of hypertrophy and fibrosis on regional and global functional heterogeneity in hypertrophic cardiomyopathy. Int J Cardiovasc Imaging,2012,28(suppl 2):133-140.

[17] Almaas VM, Haugaa KH, Strom EH, et al. Noninvasive assessment of myocardial fibrosis in patients with obstructive hypertrophic cardiomyopathy. Heart,2014,100:631-638.

[18] Collier P, Phelan D, Klein A. A test in context: myocardial strain measured by speckle-tracking echocardiography. J Am Coll Cardiol,2017,69:1043-1056.

[19] Phelan D, Thavendiranathan P, Popovic Z, et al. Application of a parametric display of two-dimensional speckle-tracking longitudinal strain to improve the etiologic diagnosis of mild to moderate left ventricular hypertrophy. J Am Soc Echocardiogr,2014,27:888-895.

[20] Marwick TH, Leano RL, Brown J, et al. Myocardial strain measurement with 2-dimensional speckle-tracking echocardiography: definition of normal range. JACC Cardiovasc Imaging,2009,2:80-84.

[21] Maron BJ, Doerer JJ, Haas TS, et al. Sudden deaths in young competitive athletes: analysis of 1866 deaths in the United States, 1980-2006. Circulation,2009,119:1085-1092.

[22] Basavarajaiah S, Boraita A, Whyte G, et al. Ethnic differences in left ventricular remodeling in highly-trained athletes relevance to differentiating physiologic left ventricular hypertrophy from hypertrophic cardiomyopathy. J Am Coll Cardiol,2008,51:2256-2262.

[23] Richand V, Lafitte S, Reant P, et al. An ultrasound speckle tracking (two-dimensional strain) analysis of myocardial deformation in professional soccer players compared with healthy subjects and hypertrophic cardiomyopathy. Am J Cardiol,2007,100:128-132.

[24] Kansal MM, Lester SJ, Surapaneni P, et al. Usefulness of two-dimensional and speckle tracking echocardiography in "gray zone" left ventricular hypertrophy to differentiate professional football player's heart from hypertrophic cardiomyopathy. Am J Cardiol,2011,108:1322-1326.

[25] Afonso L, Kondur A, Simegn M, et al. Two-dimensional strain profiles in patients with physiological and pathological hypertrophy and preserved left ventricular systolic function: a comparative analyses. BMJ Open,2012,2:e001390.

[26] Sheikh N, Papadakis M, Schnell F, et al. Clinical profile of athletes with hypertrophic cardiomyopathy. Circ Cardiovasc Imaging,2015,8:e003454.

[27] Schnell F, Donal E, Bernard-Brunet A, et al. Strain analysis during exercise in patients with left ventricular hypertrophy: impact of etiology. J Am Soc Echocardiogr,2013,26:1163-1169.

[28] Niimura H, Bachinski LL, Sangwatanaroj S, et al. Mutations in the gene for cardiac myosin-binding protein C and late-onset familial hypertrophic cardiomyopathy. N Engl J Med,1998,338:1248-1257.

[29] Ho CY. Hypertrophic cardiomyopathy: preclinical and early phenotype. J Cardiovasc Transl Res,2009,2:462-470.

[30] Nagueh SF, McFalls J, Meyer D, et al. Tissue Doppler imaging predicts the development of hypertrophic cardiomyopathy in subjects with subclinical disease. Circulation,2003,108:395-398.

[31] Ho CY, Carlsen C, Thune JJ, et al. Echocardiographic strain imaging to assess early and late consequences of sarcomere mutations in hypertrophic cardiomyopathy. Circ Cardiovasc Genet,2009,2:314-321.

[32] van Velzen HG, Schinkel AFL, van Grootel RWJ, et al. Five-year prognostic significance of global longitudinal strain in individuals with a hypertrophic cardiomyopathy gene mutation without hypertrophic changes. Neth Heart J,2019,27:117-126.

[33] Baudry G, Mansencal N, Reynaud A, et al. Global and regional echocardiographic strain to assess the early phase of hypertrophic cardiomyopathy due to sarcomeric mutations. Eur Heart J Cardiovasc Imaging,2019,21:291-298.

[34] De S, Borowski AG, Wang H, et al. Subclinical echocardiographic abnormalities in phenotype-negative carriers of myosin-binding protein C3 gene mutation for hypertrophic cardiomyopathy. Am Heart J,2011,162:262-267.e3.

[35] Peyrou J, Reant P, Reynaud A, et al. Morphological and functional abnormalities pattern in hypertrophy-free HCM mutation carriers detected with echocardiography. Int J Cardiovasc Imaging,2016,32:1379-1389.

[36] Yiu KH, Atsma DE, Delgado V, et al. Myocardial structural alteration and systolic dysfunction in preclinical hypertrophic cardiomyopathy mutation carriers. PLoS One,2012,7:e36115.

[37] Di Salvo G, Pacileo G, Limongelli G, et al. Non sustained ventricular tachycardia in hypertrophic cardiomyopathy and new ultrasonic derived parameters. J Am Soc Echocardiogr,2010,23:581-590.

[38] Debonnaire P, Thijssen J, Leong DP, et al. Global longitudinal strain and left atrial volume index improve prediction of appropriate implantable cardioverter defibrillator therapy in hypertrophic cardiomyopathy patients. Int J Cardiovasc Imaging,2014,30:549-558.

[39] Candan O, Gecmen C, Bayam E, et al. Mechanical dispersion and global longitudinal strain by speckle tracking echocardiography: predictors of appropriate implantable cardioverter defibrillator therapy in hypertrophic cardiomyopathy. Echocardiography,2017,34: 835-842.

[40] Paraskevaidis IA, Farmakis D, Papadopoulos C, et al. Two-dimensional strain analysis in patients with hypertrophic cardiomyopathy and normal systolic function: a 12-month follow-up study. Am Heart J,2009, 158:444-450.

[41] Saito M, Okayama H, Yoshii T, et al. Clinical significance of global two-dimensional strain as a surrogate parameter of myocardial fibrosis and cardiac events in patients with hypertrophic cardiomyopathy. Eur Heart J Cardiovasc Imaging,2012,13:617-623.

[42] Funabashi N, Takaoka H, Horie S, et al. Risk stratification using myocardial peak longitudinal-strain on speckletracking transthoracic-echocardiogram to predict major adverse cardiac events in non ischemic hypertrophiccardiomyopathy subjects confirmed by MDCT. Int J Cardiol,2013,168:4586-4589.

[43] Reant P, Reynaud A, Pillois X, et al. Comparison of resting and exercise echocardiographic parameters as indicators of outcomes in hypertrophic cardiomyopathy. J Am Soc Echocardiogr,2015,28:194-203.

[44] Hartlage GR, Kim JH, Strickland PT, et al. The prognostic value of standardized reference values for speckle-tracking global longitudinal strain in hypertrophic cardiomyopathy. Int J Cardiovasc Imaging,2015,31:557-565.

[45] Reant P, Mirabel M, Lloyd G, et al. Global longitudinal strain is associated with heart failure outcomes in hypertrophic cardiomyopathy. Heart,2016,102:741-747.

[46] Ozawa K, Funabashi N, Takaoka H, et al. Successful MACE risk stratification in hypertrophic cardiomyopathy patients using different 2D speckle-tracking TTE approaches. Int J Cardiol,2017,228:1015-1021.

[47] Tower-Rader A, Betancor J, Popovic ZB, et al. Incremental prognostic utility of left ventricular global longitudinal strain in hypertrophic obstructive cardiomyopathy patients and preserved left ventricular ejection fraction. J Am Heart Assoc,2017,6:e006514.

[48] Moneghetti KJ, Stolfo D, Christle JW, et al. Value of strain imaging and maximal oxygen consumption in patients with hypertrophic cardiomyopathy. Am J Cardiol,2017,120:1203-1208.

[49] Hiemstra YL, Debonnaire P, Bootsma M, et al. Global longitudinal strain and left atrial volume index provide incremental prognostic value in patients with hypertrophic cardiomyopathy. Circ Cardiovasc Imaging,2017, 10:e005706.

[50] Dorbala S, Ando Y, Bokhari S, et al. ASNC/AHA/ ASE/ EANM/HFSA/ISA/SCMR/SNMMI Expert Consensus recommendations for multimodality imaging in cardiac amyloidosis: part 1 of 2-evidence base and standardized methods of imaging. J Card Fail,2019,25(11):e1-e39.

[51] Austin BA, Duffy B, Tan C, et al. Comparison of functional status, electrocardiographic, and echocardiographic parameters to mortality in endomyocardial-biopsy proven cardiac amyloidosis. Am J Cardiol,2009,103:1429-1433.

[52] Murtagh B, Hammill SC, Gertz MA, et al. Electrocardiographic findings in primary systemic amyloidosis and biopsy-proven cardiac involvement. Am J Cardiol,2005, 95:535-537.

[53] Koyama J, Ray-Sequin PA, Falk RH. Longitudinal myocardial function assessed by tissue velocity, strain, and strain rate tissue Doppler echocardiography in patients with AL (primary) cardiac amyloidosis. Circulation,2003,107:2446-2452.

[54] Sun JP, Stewart WJ, Yang XS, et al. Differentiation of hypertrophic cardiomyopathy and cardiac amyloidosis from other causes of ventricular wall thickening by two-dimensional strain imaging echocardiography. Am J Cardiol,2009,103:411-415.

[55] Pagourelias ED, Mirea O, Duchenne J, et al. Echo parameters for differential diagnosis in cardiac amyloidosis: a head-to-head comparison of deformation and nondeformation parameters. Circ Cardiovasc Imaging,2017,10:e005588.

[56] Phelan D, Collier P, Thavendiranathan P, et al. Relative apical sparing of longitudinal strain using two-dimensional speckle-tracking echocardiography is both sensitive and specific for the diagnosis of cardiac amyloidosis. Heart,2012,98:1442-1448.

[57] Liu D, Hu K, Niemann M, et al. Effect of combined systolic and diastolic functional parameter assessment for differentiation of cardiac amyloidosis from other causes of concentric left ventricular hypertrophy. Circ Cardiovasc Imaging,2013,6:1066-1072.

[58] Di Bella G, Minutoli F, Piaggi P, et al. Usefulness of combining electrocardiographic and echocardiographic findings and brain natriuretic peptide in early detection of cardiac amyloidosis in subjects with transthyretin

gene mutation. Am J Cardiol,2015,116:1122-1127.

[59] Nicol M, Baudet M, Brun S, et al. Diagnostic score of cardiac involvement in AL amyloidosis. Eur Heart J Cardiovasc Imaging,2020,21:542-548.

[60] Sperry BW, Reyes BA, Ikram A, et al. Tenosynovial and cardiac amyloidosis in patients undergoing carpal tunnel release. J Am Coll Cardiol,2018,72:2040-2050.

[61] Belkin RN, Kupersmith AC, Khalique O, et al. A novel two-dimensional echocardiographic finding in cardiac amyloidosis. Echocardiography,2010,27:1171-1176.

[62] Ternacle J, Bodez D, Guellich A, et al. Causes and consequences of longitudinal LV dysfunction assessed by 2D strain echocardiography in cardiac amyloidosis. JACC Cardiovasc Imaging,2016,9:126-138.

[63] Williams LK, Forero JF, Popovic ZB, et al. Patterns of CMR measured longitudinal strain and its association with late gadolinium enhancement in patients with cardiac amyloidosis and its mimics. J Cardiovasc Magn Reson,2017,19:61.

[64] Sperry BW, Vranian MN, Tower-Rader A, et al. Regional variation in technetium pyrophosphate uptake in transthyretin cardiac amyloidosis and impact on mortality. JACC Cardiovasc Imaging,2018,11:234-242.

[65] Zimmerman SD, Karlon WJ, Holmes JW, et al. Structural and mechanical factors influencing infarct scar collagen organization. Am J Physiol Heart Circ Physiol,2000,278:H194-H200.

[66] Gertz MA, Lacy MQ, Dispenzieri A, et al. Refinement in patient selection to reduce treatment-related mortality from autologous stem cell transplantation in amyloidosis. Bone Marrow Transplant,2013,48:557-561.

[67] Koyama J, Falk RH. Prognostic significance of strain Doppler imaging in light-chain amyloidosis. JACC Cardiovasc Imaging,2010,3:333-342.

[68] Barros-Gomes S, Williams B, Nhola LF, et al. Prognosis of light chain amyloidosis with preserved LVEF: added value of 2D speckle-tracking echocardiography to the current prognostic staging system. JACC Cardiovasc Imaging,2017,10:398-407.

[69] Siepen FAD, Bauer R, Voss A, et al. Predictors of survival stratification in patients with wild-type cardiac amyloidosis. Clin Res Cardiol,2018,107:158-169.

[70] Senapati A, Sperry BW, Grodin JL, et al. Prognostic implication of relative regional strain ratio in cardiac amyloidosis. Heart,2016,102:748-754.

[71] Salinaro F, Meier-Ewert HK, Miller EJ, et al. Longitudinal systolic strain, cardiac function improvement, and survival following treatment of light-chain (AL) cardiac amyloidosis. Eur Heart J Cardiovasc Imaging, 2017, 18:1057-1064.

[72] Statement on sarcoidosis. Joint Statement of the American Thoracic Society (ATS), the European Respiratory Society (ERS) and the World Association of Sarcoidosis and Other Granulomatous Disorders (WASOG) adopted by the ATS Board of Directors and by the ERS Executive Committee, February 1999. Am J Respir Crit Care Med,1999,160: 736-755.

[73] Birnie DH, Sauer WH, Bogun F, et al. HRS expert consensus statement on the diagnosis and management of arrhythmias associated with cardiac sarcoidosis. Heart Rhythm,2014,11:1305-1323.

[74] Yigla M, Badarna-Abu-Ria N, Tov N, et al. Sarcoidosis in northern Israel; clinical characteristics of 120 patients. Sarcoidosis Vasc Diffuse Lung Dis,2002,19:220-226.

[75] Sekiguchi M, Numao Y, Imai M, et al. Clinical and histopathological profile of sarcoidosis of the heart and acute idiopathic myocarditis. Concepts through a study employing endomyocardial biopsy. I. Sarcoidosis. Jpn Circ J,1980,44:249-263.

[76] Ardehali H, Howard DL, Hariri A, et al. A positive endomyocardial biopsy result for sarcoid is associated with poor prognosis in patients with initially unexplained cardiomyopathy. Am Heart J,2005,150:459-463.

[77] Soejima K, Yada H. The work-up and management of patients with apparent or subclinical cardiac sarcoidosis: with emphasis on the associated heart rhythm abnormalities. J Cardiovasc Electrophysiol,2009,20: 578-583.

[78] A joint procedural position statement on imaging in cardiac sarcoidosis: from the Cardiovascular and Inflammation & Infection Committees of the European Association of Nuclear Medicine, the European Association of Cardiovascular Imaging, and the American Society of Nuclear Cardiology. Eur Heart J Cardiovasc Imaging,2017,18:1073-1089.

[79] Joyce E, Ninaber MK, Katsanos S, et al. Subclinical left ventricular dysfunction by echocardiographic speckletracking strain analysis relates to outcome in sarcoidosis. Eur J Heart Fail,2015,17:51-62.

[80] Schouver ED, Moceri P, Doyen D, et al. Early detection of cardiac involvement in sarcoidosis with 2-dimensional speckle-tracking echocardiography. Int J Cardiol,2017, 227:711-716.

[81] Felekos I, Aggeli C, Gialafos E, et al. Global longitudinal strain and long-term outcomes in asymptomatic extracardiac sarcoid patients with no apparent cardiovascular disease. Echocardiography,2018,35:804-808.

[82] Chen J, Lei J, Scalzetti E, et al. Myocardial contractile

patterns predict future cardiac events in sarcoidosis. Int J Cardiovasc Imaging,2018,34:251-262.

[83] Kul S, Ozcelik HK, Uyarel H, et al. Diagnostic value of strain echocardiography, galectin-3, and tenascin-C levels for the identification of patients with pulmonary and cardiac sarcoidosis. Lung,2014,192:533-542.

[84] Murtagh G, Laffin LJ, Patel KV, et al. Improved detection of myocardial damage in sarcoidosis using longitudinal strain in patients with preserved left ventricular ejection fraction. Echocardiography,2016,33:1344-1352.

[85] Orii M, Hirata K, Tanimoto T, et al. Myocardial damage detected by two-dimensional speckle-tracking echocardiography in patients with extracardiac sarcoidosis: comparison with magnetic resonance imaging. J Am Soc Echocardiogr,2015,28:683-691.

[86] Sperry BW, Ibrahim A, Negishi K, et al. Incremental prognostic value of global longitudinal strain and 18F-fludeoxyglucose positron emission tomography in patients with systemic sarcoidosis. Am J Cardiol,2017, 119:1663-1669.

[87] Groeneweg JA, Bhonsale A, James CA, et al. Clinical presentation, long-term follow-up, and outcomes of 1001 arrhythmogenic right ventricular dysplasia/cardiomyopathy patients and family members. Circ Cardiovasc Genet,2015,8:437-446.

[88] Protonotarios N, Anastasakis A, Antoniades L, et al. Arrhythmogenic right ventricular cardiomyopathy/dysplasia on the basis of the revised diagnostic criteria in affected families with desmosomal mutations. Eur Heart J,2011,32:1097-1104.

[89] Prakasa KR, Wang J, Tandri H, et al. Utility of tissue Doppler and strain echocardiography in arrhythmogenic right ventricular dysplasia/cardiomyopathy. Am J Cardiol,2007,100:507-512.

[90] Teske AJ, Cox MG, Te Riele AS, et al. Early detection of regional functional abnormalities in asymptomatic ARVD/C gene carriers. J Am Soc Echocardiogr,2012,25:997-1006.

[91] Wang J, Prakasa K, Bomma C, et al. Comparison of novel echocardiographic parameters of right ventricular function with ejection fraction by cardiac magnetic resonance. J Am Soc Echocardiogr,2007, 20:1058-1064.

[92] Tops LF, Prakasa K, Tandri H, et al. Prevalence and pathophysiologic attributes of ventricular dyssynchrony in arrhythmogenic right ventricular dysplasia/cardiomyopathy. J Am Coll Cardiol,2009,54:445-451.

[93] Teske AJ, Cox MG, De Boeck BW, et al. Echocardiographic tissue deformation imaging quantifies abnormal regional right ventricular function in arrhythmogenic right ventricular dysplasia/cardiomyopathy. J Am Soc Echocardiogr,2009,22:920-927.

[94] Iacoviello M, Forleo C, Puzzovivo A, et al. Altered two-dimensional strain measures of the right ventricle in patients with Brugada syndrome and arrhythmogenic right ventricular dysplasia/cardiomyopathy. Eur J Echocardiogr, 2011,12:773-781.

[95] Vitarelli A, Cortes Morichetti M, Capotosto L, et al. Utility of strain echocardiography at rest and after stress testing in arrhythmogenic right ventricular dysplasia. Am J Cardiol,2013,111:1344-1350.

[96] Pieles GE, Grosse-Wortmann L, Hader M, et al. Association of echocardiographic parameters of right ventricular remodeling and myocardial performance with modified task force criteria in adolescents with arrhythmogenic right ventricular cardiomyopathy. Circ Cardiovasc Imaging,2019,12:e007693.

[97] Mast TP, Taha K, Cramer MJ, et al. The prognostic value of right ventricular deformation imaging in early arrhythmogenic right ventricular cardiomyopathy. JACC Cardiovasc Imaging,2019,12: 446-455.

[98] Saberniak J, Leren IS, Haland TF, et al. Comparison of patients with early-phase arrhythmogenic right ventricular cardiomyopathy and right ventricular outflow tract ventricular tachycardia. Eur Heart J Cardiovasc Imaging,2017,18:62-69.

[99] Leren IS, Saberniak J, Haland TF, et al. Combination of ECG and echocardiography for identification of arrhythmic events in early ARVC. JACC Cardiovasc Imaging,2017,10:503-513.

[100] Saberniak J, Hasselberg NE, Borgquist R, et al. Vigorous physical activity impairs myocardial function in patients with arrhythmogenic right ventricular cardiomyopathy and in mutation positive family members. Eur J Heart Fail,2014,16:1337-1344.

[101] James CA, Bhonsale A, Tichnell C, et al. Exercise increases age-related penetrance and arrhythmic risk in arrhythmogenic right ventricular dysplasia/cardiomyopathy-associated desmosomal mutation carriers. J Am Coll Cardiol,2013,62:1290-1297.

[102] Sperry BW, Sato K, Phelan D, et al. Regional variability in longitudinal strain across vendors in patients with cardiomyopathy due to increased left ventricular wall thickness. Circ Cardiovasc Imaging,2019,12:e008973.

5

心肌运动同步性评估

Thor Edvardsen, John Gorcsan III

心室收缩不同步的病理生理学

对室性心律失常导致的心脏骤停的预测仍存在困难。室性心律失常可发生于所有主要心肌疾病，是心源性猝死最常见的原因。恶性心律失常最常见于冠状动脉疾病，但也可能起源于非缺血性心肌病。有室性心律失常风险的患者可以接受药物治疗以降低其风险，并且通常会接受植入式心律转复除颤器（implantable cardioverter defbrillator，ICD）。

传统上，预测患者风险最常用的超声心动图诊断手段是左室射血分数（LVEF）。尽管 LVEF 已被用作 ICD 的植入标准，但其预测心律失常风险的能力有限。与所有节段同步收缩的正常左心室相比（图 5.1），病理性心室表现为收缩不同步（图 5.2）。机械离散度被认为是预测心室病理生理改变风险更为准确的测量方法，本章将介绍其在风险评估和预测中的潜在应用。

缺血性心肌病

一般认为，发生恶性室性心律不齐需要传导异常和动作电位时程离散。心肌瘢痕的出现是致命的折返性室性心律不齐重要的电生理基础和始动因素 [1-2]。心脏瘢痕引起局部区域传导缓慢，从而导致心脏动作电位离散 [3]。正常心肌中确实存在复极时电传导的离散现象，从心内膜到心外膜，从左室心尖到左室基底，动作电位时程均存在差异。现已证明，在缺血心肌中增加的电传导不均和离散是导致心律不齐的原因 [4-5]。这些机制与心肌梗死（myocardial infarction，MI）后心肌组织异质性有关，梗死或瘢痕组织的出现是恶性

折返性心律不齐的基础 [2,6]。更广泛的组织异质性与程序性电刺激导致的心室兴奋性增加相关。心肌瘢痕的大小可以通过心脏磁共振（CMR）成像来评估，其与患者心肌梗死后发生心律不齐的风险相关 [7]。

这种异质性的收缩模式会导致 LV 最大缩短的延迟，这种延迟也可能发生在舒张早期和二尖瓣开放后。上述情况可以通过对 LV 功能的详细评估来检测。经反复证明，斑点追踪超声心动图已是评估左室功能准确而敏感的方法，非常适合对心脏的异质性收缩模式进行评价 [8-9]。机械离散度指的是心电图（ECG）上 16 个 LV 区段中从 Q/R 波开始到负应变峰值的时间标准差 [10]。机械离散度已成为异质性心室收缩模式的评价手段，其预测室性心律不齐的能力已在许多研究中得到证实（图 5.3）[10-13]。

非缺血性心肌病

非缺血性心肌病的电离散模式与缺血性心肌病的起源不同。然而，在非缺血性心肌病患者中，可能也有与导致缺血性心肌病的异质性心室收缩模式类似的机制发挥作用。组织纤维化、瘢痕形成和组织异质性是导致类似缺血性心肌病的室性心律不齐的原因。最终，心肌瘢痕将导致异质性收缩模式，这可以通过斑点追踪应变超声心动图检测心脏的机械离散度进行评价 [14]。

收缩不同步的评估

缺血性心肌病和非缺血性心肌病的机械离散度

评估电离散度可以通过有创性方法进行，

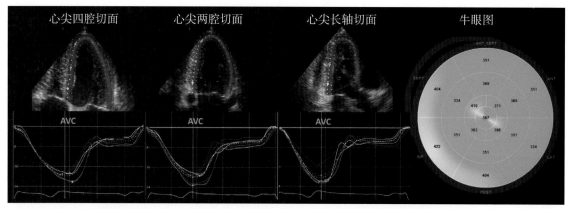

图 5.1　健康 33 岁男性患者，主动脉瓣关闭（AVC）前后同步收缩正常，机械离散度低（30 ms）。牛眼图的颜色呈均匀分布，表明节段性应变达峰时间的差异很小（图片由 Lars Gunnar Klaboe 提供）

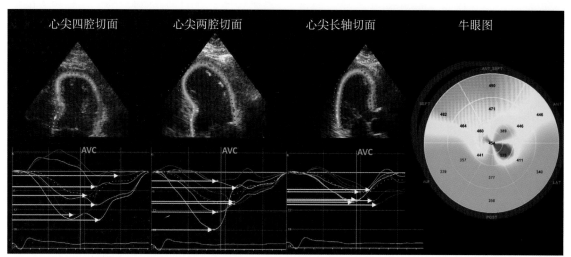

图 5.2　52 岁男性患者，因冠状动脉左前降支闭塞导致急性心肌梗死。白色水平箭头表示节段性收缩时程不均匀和明显的机械离散性（66 ms）。牛眼图的不同颜色分布提示节段性应变达峰时间的差异。AVC：主动脉瓣关闭（图片由 Lars Gunnar Klaboe 提供）

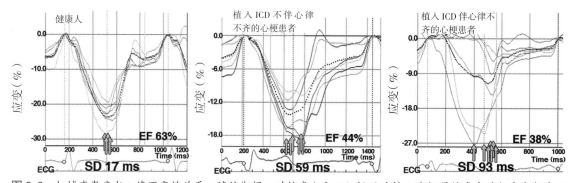

图 5.3　机械离散度与心律不齐的关系。随访期间，对健康人和心肌梗死后植入除颤器的患者进行应变超声心动图检查，其中，中间图为不伴心律不齐的心梗患者，右图为伴有心律不齐的心梗患者。每个节段的最大心肌缩短时间用绿色箭头表示，每个患者的平均心肌缩短时间用虚线表示。EF：射血分数；ICD：植入型心律转复除颤器；SD：标准差（引自 Kawakami H, Nerlekar N, Haugaa KH, et al. Prediction of ventricular arrhythmias with left ventricular mechanical dispersion: a systematic review and meta-analysis. JACC Cardiovasc Imaging, 2020, 13:562-572. doi:10.1016/j.jcmg.2019.03.025.）

但开发无创性方法一直具有挑战性，而且能够准确预测致死性心律不齐的方法非常有限。

斑点追踪超声心动图可以很容易地评估异质性收缩模式。与测量心肌收缩最大幅度的整体长轴应变（global longitudinal strain，GLS）相比，机械离散度与导致心律不齐的电离散度相关[11,14]。不同的心肌病变可导致延迟收缩伴最大缩短时间出现区域差异。这种异质性收缩模式被称为机械离散，并且与心肌梗死后各种心肌病和离子通道疾病中增加的心律不齐风险相关[10-11,14-15]。与左束支传导阻滞（left bundle branch block，LBBB）的收缩模式不同，斑点追踪超声心动图的机械离散度能够反映 ECG 忽略的传导异常[13]。

超声心动图评估是从三个心尖切面的灰度视频开始的。第一步是评估 LV GLS，然后在 ECG 上评估从 Q/R 波开始 16 个区段应变曲线中每一条的最大缩短的时间。大多数供应商都提供了半自动化软件，以便更快地计算机械离散度。

大多数没有心肌疾病迹象的健康人表现出同质性收缩模式，即不同 LV 区段有相似的最大 LV 缩短时间。同质性收缩模式通常会导致较低的机械离散度，通常小于 50 ms。在由 64 岁男性和女性组成的健康人群（n=594）中，平均机械离散度为 35.7 ± 12.7 ms[16]。不同性别之间的机械离散度没有显著差异。研究还表明，患有冠心病、高血压和糖尿病的受试者的机械离散度高于正常值的上限。

在评估机械离散度时，应尽力保障良好的图像质量。常规超声心动图图像中常见的问题，如混响和反射，可能会影响对机械离散度的正确评估。不同厂商超声心动图仪器的差异可能一定程度上影响对 GLS 的评估，但近年来这种差异有所改善[17]。据报道，不同厂商仪器测量的时间间隔没有显著差异[18]。

另据报道，评价机械离散度具有良好的可行性，但其依赖于对心肌应变的评估[19]。

一般认为，机械离散度有非常好的重复性，与其他先进的和传统的超声心动图评估方法类似，其典型的组内相关值为 0.85~0.90[12,19]。

不同步收缩模式的预后信息

心律不齐和机械离散度

随访期间，发生心律不齐患者的机械离散度明显大于未发生心律不齐事件的患者（图 5.4）。图 5.5 对使用离散度预测恶性心律不齐的情况进行了总结，这已在心肌梗死后不同心肌病和离子通道疾病中的得到证实[12,14-15,19]。其预测缺血性心肌病室性心律不齐的能力优于 LVEF，特别是当 LVEF 大于 35% 时[11,19]。据报道，在许多心脏疾病中，GLS 预测心血管结局的能力优于 LVEF[20]，而机械离散度与心脏骤停和恶性心律不齐相关性更密切。

关于机械离散度对室性心律不齐预测能力最有说服力的文献是对缺血性心肌病患者人群进行的研究。Meta 分析结果显示，机械离散度与室性心律不齐事件呈显著且独立的相关关系[12]。该研究纳入了超过 2000 例 MI 患者，以及超过 700 例患有不同非缺血性心肌病的患者。在 meta 分析中[12]，超过 60 ms 的机械离散度界值与室性心律不齐事件相关（图 5.6），个别研究也建议以 70 ms 作为界值[9]。

30 岁以上人群发生室性心律不齐和心源性猝死最常见原因是冠状动脉疾病。射血分小于 35% 是 MI 后心脏骤停的良好风险预测指标，但大多数既往 MI 患者突然死亡时 LVEF 超过 30%[21]。一项关于心肌梗死后患者的大型前瞻性研究显示，心律不齐患者的平均 LVEF 为 48% ± 17%，机械离散度在预测恶性心律不齐方面优于 EF[10,19]。这些结果已被其他研究的相似结果所证实[22-23]。

遗传性心脏病是 30 岁以下人群突发心因性死亡的最常见原因[24]。突发心因性死亡通常是该疾病的首发症状，这对给已知基因型但无症状表型的患者，以及已患病患者的亲属进行干预造成了困难[25]。因此，主要的挑战是正确选择 ICD 植入患者和正确的手术时间，使用机械离散度可提供更多信息。

突发心因性死亡最常见的原因之一是肥厚型心肌病（hypertrophic cardiomyopathy，HCM），其年发病率为 1%~2%[26]。除了年龄、突发心因性死亡家族史、非持续性室性心动过速和不明原因晕厥之外，欧洲心脏病学会 2014 年指南指出，还应包括最大室壁厚度、左心房大小和最大左流出道压力梯度用于计算 HCM 患者 5 年的猝死风险[27]。许多患者属于中间组，增加超声心动图检查有助于制定进一步的治疗决策[14]。现已证明，机械离散度与心肌病中的恶性室性心律不齐相关，并与 HCM 患者通过 CMR 检查提示的纤维化有关。在鉴别高危 HCM 患者时，机械离散度与 CMR 成像对提示心肌纤维化具有相同的预测价值，可作为风险预测工具的重要补充[14]。用于检测 HCM 患者心律不齐的机械离散度界值约为 70 ms。机械离散度在致心律失常性心肌病 [或致心律失常性右室型心肌病（arrhythmogenic right ventricular cardiomyopathy，ARVC）] 和扩张型心肌病等其他潜在疾病中也可能作为重要的风险标志物[13,15]。

与心脏再同步化治疗反应相关的应变模式

心肌疾病患者电激活延迟可能造成复杂的机械性后果。应变成像对理解电 - 机械作用及其对心脏再同步化治疗（cardiac resynchronization therapy，CRT）反应的意义做出了重要贡献（表 5.1）。临床治疗中，CRT 适用于症状性心力衰竭（HF），LVEF 降低和心电图 QRS 增宽的电延迟患者[28]。目前，CRT 的 I 级 ECG 标准为 QRS ≥ 150 ms 和 LBBB 模式。

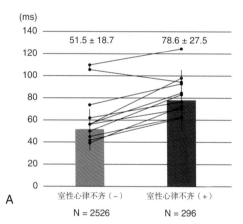

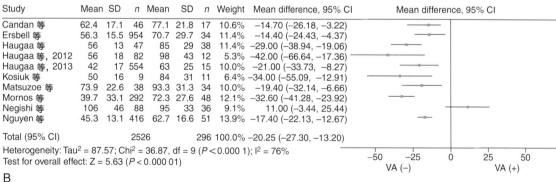

图 5.4　室性心律不齐（VA）患者和无室性心律不齐的患者左心室机械离散度（LVMD）的差异。（A）两类患者的 LV 离散度平均值比较结果。彩色柱状图表示 LVMD 加权平均值，黑色圆点表示原始研究中两组 LVMD 的平均值。（B）森林图结果提示两类患者之间的加权平均值差异和 95% 置信区间（CI）（引自 Kawakami H, Nerlekar N, Haugaa KH, et al. Prediction of ventricular arrhythmias with left ventricular mechanical dispersion: a systematic review and meta-analysis. JACC Cardiovasc Imaging, 2020, 13:562-572. doi:10.1016/j.jcmg.2019.03.025.）

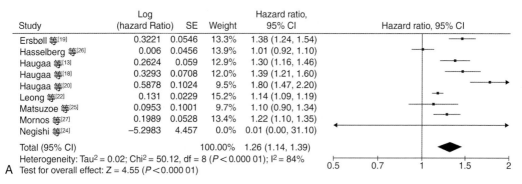

图 5.5　左心室机械离散度（LVMD）作为室性心律不齐（VA）的预测指标。（A）用单变量分析预测 VA。（B）用多变量分析预测 VA。森林图表示每增加 10 ms 的汇总危险比，以及 LVMD 与 VA 增加相关的 95% 置信区间（CI）。SE：标准差（引自 Kawakami H, Nerlekar N, Haugaa KH, et al. Prediction of ventricular arrhythmias with left ventricular mechanical dispersion: a systematic review and meta-analysis. JACC Cardiovasc Imaging, 2020, 13:562−572. doi:10.1016/j.jcmg.2019.03.025.）

应变成像作为 ECG 标准的补充，用于预测 CRT 反应的潜在价值研究始于 2006 年的径向应变成像[29]。在心室中部短轴切面，测量从室间隔收缩峰值到后壁收缩峰值的时间（图 5.7A）。CRT 前峰 – 峰应变时间延迟 ≥ 130 ms 的患者对 CRT 的反应优于无此发现的患者（图 5.8）。然而，峰 – 峰径向应变延迟超过 130 ms 的 CRT 患者在 4 年内死亡、需要心脏移植或植入左心室辅助装置（left ventricular assist device，LVAD）的综合事件发生率仍为 35%，而峰 – 峰延迟程度较小的患者，不良事件发生率更高，为 63%[30]。因此，峰 – 峰径向应变延迟被认为是 CRT 后预后相对较好的标志物，但从未被用作 CRT 的患者选择标准。因为对此结果的确切解释仍不清楚。心肌瘢痕或严重的收缩障碍引起的峰间

不同步可能是电 – 机械底物对 CRT 反应较差的相关特征。

再同步化治疗响应性的电机械基础

我们从 CRT 应用于窄 QRS 波群患者中获得了关于峰间机械不同步的重要经验。Rethinq 和 EchoCRT 试验表明，没有足够电延迟（QRS 宽度小于 130 ms）的患者不能从 CRT 中获益，而且可能受到 CRT 的潜在损害[31-32]。Lumens 等[33]使用计算机模拟来阐明 CRT 后不同步反应的机械模式，将关注点从峰值收缩转移到节段拉伸（见图 5.7B）。为了实现收缩期拉伸，作为 CRT 响应的主要标志物的电延迟和心肌活力必须同时存在。如 LBBB 所见，收缩期预拉伸（systolic prestretch，SPS）是早期间隔收缩（QRS 波开始）拉伸后外侧壁的结果。收缩期反弹拉

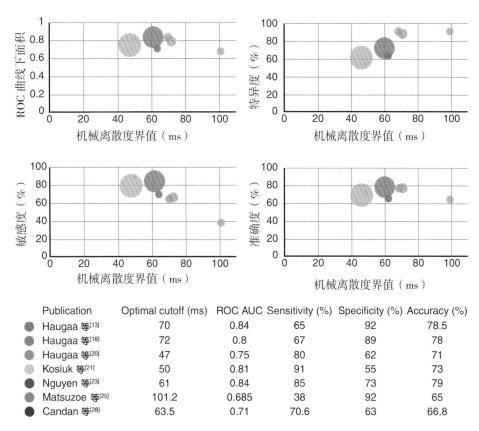

Publication	Optimal cutoff (ms)	ROC AUC	Sensitivity (%)	Specificity (%)	Accuracy (%)
Haugaa 等[13]	70	0.84	65	92	78.5
Haugaa 等[18]	72	0.8	67	89	78
Haugaa 等[20]	47	0.75	80	62	71
Kosiuk 等[21]	50	0.81	91	55	73
Nguyen 等[23]	61	0.84	85	73	79
Matsuzoe 等[25]	101.2	0.685	38	92	65
Candan 等[28]	63.5	0.71	70.6	63	66.8

图 5.6　左心室机械离散度（LVMD）在室性心律不齐危险分层中的预测价值。在 60 ms 的离散度下，灵敏度约 80%，特异度约 70%。离散度越大，特异性越强，但敏感度越低。气泡的大小表示患者的数量。AUC: 曲线下面积；ROC: 受试者工作特征曲线 （引自 Kawakami H, Nerlekar N, Haugaa KH, et al. Prediction of ventricular arrhythmias with left ventricular mechanical dispersion: a systematic review and meta-analysis. JACC Cardiovasc Imaging, 2020, 13:562−572. doi:10.1016/j.jcmg.2019.03.025.）

表 5.1　应变成像在心脏再同步化治疗中的应用

斑点追踪应变	方法和界值
径向应变 （心室中段短轴切面）	室间隔与后壁峰值应变的时间差 ≥ 130 ms
目测评价 （心尖四腔切面）	① 早期室间隔峰值缩短；② 早期侧壁拉伸；③ 主动脉瓣关闭后的侧壁峰值缩短
径向收缩期拉伸指数 （心室中段短轴切面）	后外侧预拉伸（主动脉瓣开放前）+ 间隔收缩期拉伸（至主动脉瓣关闭）≥ 9.7%
长轴收缩期拉伸指数 （心尖四腔切面或心尖长轴切面）	侧壁或后壁预拉伸（主动脉瓣开放前）+ 间隔收缩期拉伸（至主动脉瓣关闭）≥ 2.6%

伸（Systolic rebound stretch，SRS）是后外侧壁的延迟收缩导致间隔段拉伸的结果。SPS 和 SRS 共同称为收缩期拉伸指数，现已证明是能够提示 CRT 反应良好的应变标志物。

SPS 和 SRS 的条件是左室间隔至后外侧传导延迟、室间隔和后外侧室壁心肌存活。

当检查相对室壁的相互作用时，有效的方法是将左心室分为间隔和后外侧壁两部分。

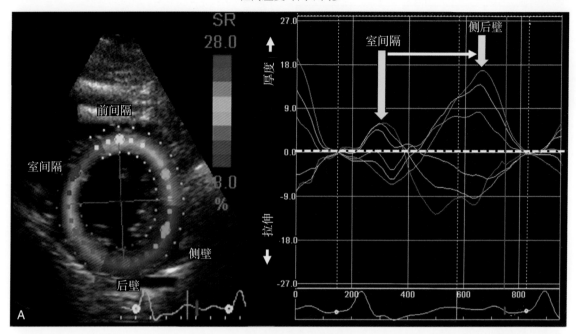

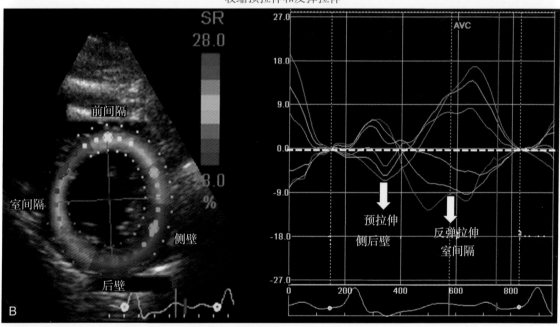

图5.7 心脏再同步化治疗前左束支传导阻滞患者的斑点追踪径向应变。心室中段水平的图像显示了相对室壁的机械运动情况。（A）室间隔–后外侧壁的峰值时间延迟（箭头）。（B）后外侧段的收缩期预拉伸和室间隔的反弹拉伸

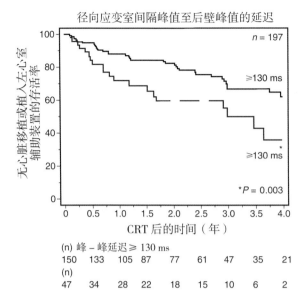

图 5.8　Kaplan-Meier 图显示了径向应变不同步患者的室间隔-后壁峰值延迟。在心脏再同步化治疗（CRT）后，对于死亡、心脏移植或植入左心室辅助装置的联合终点而言，峰-峰时间延迟≥130 ms 的患者预后较好（引自 Gorcsan III J, Oyenuga O, Habib PJ, et al. Relationship of echo-cardiographic dyssynchrony to long-term survival after cardiac resynchronization therapy. Circulation, 2010, 122:1910-1918.）

最明显的电延迟是 LBBB，其室间隔的电激活早期就开始，伴有心肌增厚和缩短。而后外侧壁尚未激活，早期的间隔收缩导致短暂的后外侧拉伸。当其他 LV 节段开始激活导致 LV 开始射血时，上述机械力会迅速扭转。这表现为一种称为室间隔闪现的抖动运动。电激活最终到达后外侧壁，而后对侧间隔被拉伸。在进行超声心动图应变分析时，重要的是将应变曲线的起始点定义在 QRS 的起始点进行分析，而不是将较宽的 QRS 波群的顶点作为起点。

电脑模拟电延迟和瘢痕

通过 CircAdapt 程序进行的电脑模拟表明，正常心脏发生同步收缩（图 5.9A），最大程度的 SPS 和 SRS 发生在电延迟与心肌活力结合的情况下（图 5.9B）[34]。如果没有后外侧壁的电延迟，就没有室间隔射血前的缩

短。严重的后外侧壁功能障碍或瘢痕会减弱间隔拉伸，使 SPS 减小并几乎消除 SRS（图 5.9C）。室间隔瘢痕会减弱室间隔收缩和后壁预拉伸的力量，而其僵硬度增加会减弱室间隔反弹拉伸（图 5.9D）。此外，室间隔和后壁的心肌瘢痕会减弱后外侧预拉伸和室间隔反弹拉伸，从而使预拉伸和反弹拉伸减小（图 5.9E）。总之，收缩期拉伸（包括电和心肌功能特性）是 CRT 响应的必要条件。患有 LBBB 的心衰患者的纵向应变和收缩拉伸模式可以证明电脑模拟的结果（图 5.10）。

真实 LBBB 应变模式

心电图提示的 LBBB 是与 CRT 响应最重要的相关特征之一[35]。然而，大约三分之一具有典型 LBBB QRS 形态的患者表现出正常的跨室间隔激活时间和接近正常的 LV 心内膜激活时间，这表明心电图可能会提示伪 LBBB。这为超声心动图在评估 CRT 候选者方面向 ECG 提供补充信息提供了机会。Risum 等[36] 通过 ECG 研究了 208 例患有 LBBB 的 CRT 候选者（LVEF ≤ 35%，QRS 持续时间 ≥ 120 ms，NYHA 分级 ≥ Ⅱ）。利用从心尖四腔切面获得的长轴应变曲线定义了"典型的 LBBB 长轴应变模式"，并设定以下标准：①室间隔至少一个基底或中间段存在早期缩短，以及侧壁中至少一个基底或中间段存在早期拉伸；②早期室间隔峰值缩短（在射血期的前 70% 内）；③主动脉瓣关闭后的侧壁峰值缩短（图 5.11）。基于这些标准，他们发现尽管心电图提示 LBBB，但 37% 的患者没有典型的 LBBB 模式，这些没有典型 LBBB 应变模式的患者有不良结局升高的风险（HR 3.1，95%CI 1.64~5.88）。这一结果在 QRS ≥ 150 ms 和 QRS 120~149 ms 的患者中都是一致的（图 5.12）。尽管 ECG 提示 LBBB，但缺乏典型的 LBBB 收缩模式，这表明患者或者没有真正的 LBBB，或者心室收缩力下降到了上述模式消失的程度。

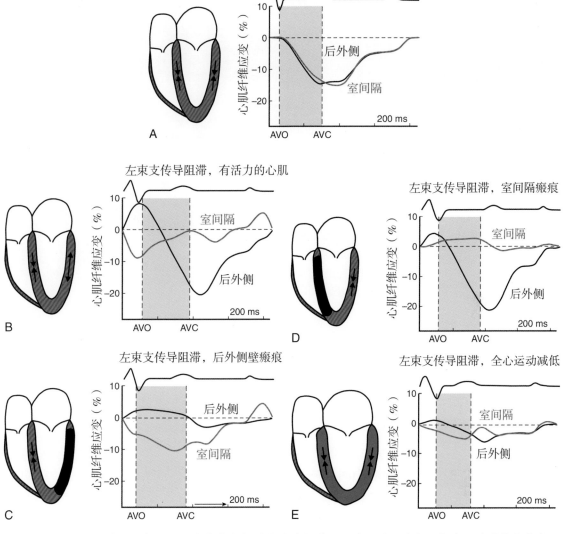

图 5.9 （A）电脑模拟正常肌纤维应变在室间隔和后外侧节段同步收缩，类似于超声心动图长轴应变。（B~E）电脑模拟的与超声心动图长轴应变相似的室间隔和后外侧段肌纤维应变。（B）左束支传导阻滞（LBBB）伴有活性心肌的室间隔和后外侧节段，表现出显著的后外侧预拉伸和室间隔反弹拉伸，这是心脏再同步化治疗反应的电机械基础。（C）LBBB 伴后外侧瘢痕，显示可忽略的后外侧预拉伸和室间隔反弹拉伸。（D）LBBB 伴有室间隔瘢痕，显示后外侧预拉伸减弱，且没有间隔反弹拉伸。（E）LBBB 伴有严重的全心运动减退，显示可忽略的后外侧预拉伸和室间隔反弹拉伸

收缩期拉伸和中级心电图标准

目前有关 CRT 选择的临床指南倾向于 QRS 超过 ≥ 150 ms 且 LBBB 指征为 I 级的患者。QRS 持续时间为 120~149 ms 或非 LBBB（统称为中级 ECG 标准）的患者有 CRT 适应证，但临床上存在不确定性，许多患者的 CRT 植入也存在不确定性。因此，应变成像在临床实践中有很大可能影响计划进行 CRT 的中级 ECG 标准患者的决策。

为此，在适应性 CRT 试验的子研究中，从心尖四腔切面分析了 416 例患者的长轴应变[37]。所有患者都有常规 CRT 指征，症状性心衰，LVEF ≤ 35%，QRS 持续时间至少为

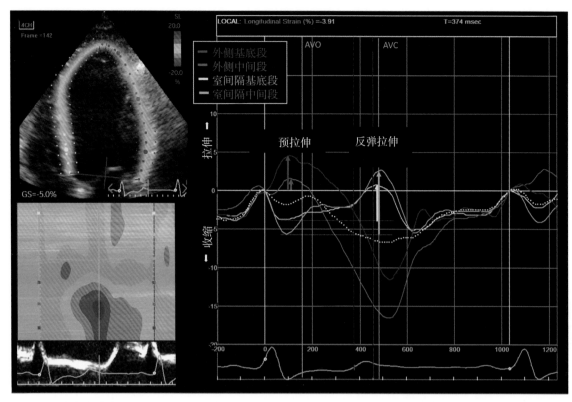

图 5.10 左束支传导阻滞伴射血分数降低的心力衰竭患者的长轴应变示例：外侧基底段（红色）、外侧中间段（深蓝色）、室间隔基底段（黄色）和室间隔中间段（深绿色）。主动脉瓣开放（AVO）前的早期室间隔缩短导致侧壁收缩期预拉伸（红色和深蓝色箭头）。由于侧壁收缩延迟，主动脉瓣关闭时（AVC；黄色和青绿色箭头）的室间隔出现反弹拉伸。预拉伸和反弹拉伸的总和称为收缩拉伸指数，与心脏再同步化治疗的反应相关

120 ms。SPS 和 SRS 由基底段和中间段（不包括心尖段）确定。收缩拉伸指数计算公式为 SPS 平均值（基底和中间）+ SRS 平均值（基底和中间）。将 213 例符合中级心电图标准（QRS 120~149 ms 或非 LBBB）的 CRT 患者与 203 例具有宽 LBBB（≥ 150 ms）的 CRT 患者进行比较，并进行 2 年以上的全因死亡率随访。在符合中级心电图标准的患者中，收缩期拉伸指数中位数为 2.6%。收缩期拉伸度高（超过 2.6%）的患者 CRT 后有良好的生存率，与 > 150 ms 的 LBBB 患者几乎相同，超过 95% 的患者在 2 年后存活（图 5.13）。相比之下，收缩期拉伸度 < 2.6% 的中级 ECG 患者在 2 年时的生存率约为 75%（HR 5.08，95%CI 1.94~13.31，*P* < 0.001）。这些数据支持通过应变成像进行收缩拉伸评价，

这可能是用于识别 CRT 反应良好的中级 ECG 标准患者的潜在重要标志物。但是依然需要进行相关前瞻性研究。

GLS 与再同步化治疗

应变成像可以作为伴 EF 降低的 HF 患者的风险标志物；近期有大量数据支持 LV GLS 对 EF 的附加预后价值。GLS 对形变的评价反映了心肌壁的间质纤维化和瘢痕特征，EF 不能反映上述特性。Delgado Montero 等研究了 205 例常规 CRT 适应证患者：心衰 Ⅱ~Ⅳ 级，LVEF ≤ 35%，QRS 增宽至少 120 ms。在基线检查时，即 CRT 之前检测 GLS，并对患者进行长达 4 年的随访[38]。使用绝对值为 9% 的 GLS 界值，GLS 较低的患者死亡、心脏移植或 LVAD 的发生率显著较高（HR 2.91，95%CI 1.88~4.49，*P* < 0.001）（图 5.14）。

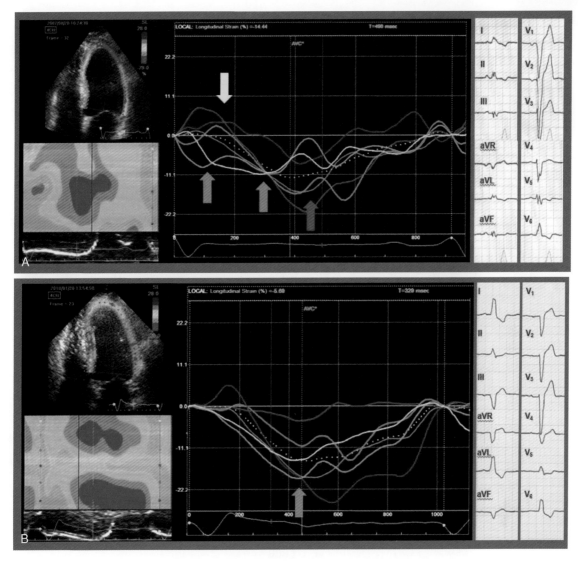

图 5.11　与左束支传导阻滞（LBBB）相关的长轴应变模式。（A）典型的 LBBB 的特征在于室间隔闪现（室间隔早期终止缩短，蓝色箭头），即侧壁早期预拉伸（黄色箭头）和晚期侧壁峰值收缩（红色箭头）。（B）非典型 LBBB 模式显示主动脉瓣关闭时各节段的同步峰值缩短（蓝色箭头）（引自 Risum N, Tayal B, Hansen TF, et al. Identification of typical left bundle branch block contraction by strain echocardiography is additive to electrocardiography in prediction of long-term outcome after cardiac resynchronization therapy. J Am Coll Cardiol, 2015, 66:631-641.）

需注意该研究中的方法学考虑，其采用了包括主动脉瓣关闭后的峰值在内的全心动周期的峰值节段性应变以计算 GLS。Khidir 等人研究了 829 例心衰患者，以评估 CRT 前基线时的 GLS[39]。所有患者均有常规 CRT 指征。大多数患者（69%）有 Ⅲ 或 Ⅳ 级功能性心衰症状。组内 LVEF 平均值为 27%±8%，66%

的患者有 LBBB。以全因死亡率、心脏移植和 LVAD 植入为联合终点，较低的 GLS（绝对值）与不良结局显著相关，最低 GLS 四分位数（小于 5.8%）的患者结果较差。

EchoCRT 试验对 EF ≤ 35% 且 QRS 波较窄（小于 130 ms）的 HF 患者进行观察，结果发现随机接受 CRT 治疗的患者死亡率增加。

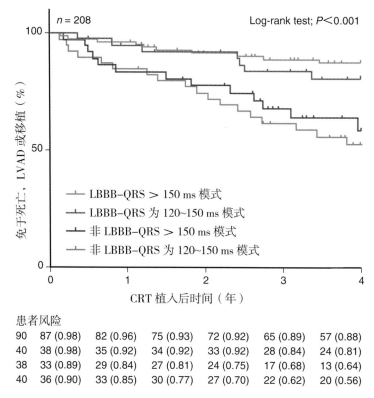

图 5.12　QRS 持续时间和左束支传导阻滞（LBBB）对心脏再同步化治疗（CRT）后结局的影响。生存图显示 QRS 超过 150 ms 组和 120~150 ms 组的死亡、植入左心室辅助装置或心脏移植的存活率（无论是否有典型的 LBBB 改变）（引自 Risum N, Tayal B, Hansen TF, et al. Identification of typical left bundle branch block contraction by strain echocardiography is additive to electrocardiography in prediction of long-term outcome after cardiac resynchronization therapy. J Am Coll Cardiol, 2015, 66:631-641.）

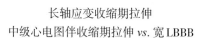

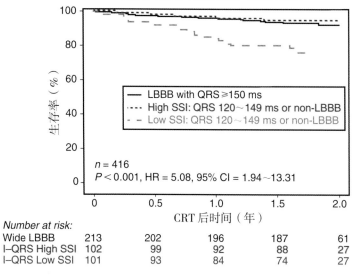

图 5.13　Kaplan-Meier 图显示射血分数降低和中级心电图（ECG）标准的心脏再同步化治疗（CRT）患者的生存率，中级心电图（ECG）标准：QRS 波宽度 120~149 ms 或非左束支传导阻滞（LBBB）。收缩拉伸指数高于 2.6%（中位数）的患者与 LBBB ≥ 150 ms 患者的生存率几乎相同，提示将收缩拉伸指数作为中级 ECG 标准患者 CRT 反应的标志物（引自 Gorcsan III J, Anderson CP, Tayal B, et al. Systolic stretch characterizes the electromechanical substrate responsive to cardiac resynchronization therapy. JACC Cardiovasc Imaging, 2019, 12:1741-1752.）

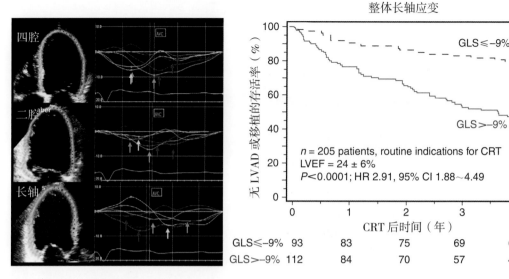

图5.14 CRT治疗前患者的整体长轴应变（GLS）（以全心动周期平均峰值节段性应变计算）。Kaplan-Meier图显示，根据基线 GLS 绝对值高于或低于9% 对患者进行分组，证明 GLS 较差的患者在 CRT 后临床预后较差

在 GLS 基线可用的 755 例 EchoCRT 患者中，有 186 例 GLS 最低四分位数（低于 6.2%）的患者随机分配到 CRT Off 组或 CRT On 组[40]。在基线 GLS 受损最严重的患者中，CRT On 组的全因死亡率显著增加至 19.6%，而 CRT Off 组的全因死亡率为 4.3%（P = 0.007）。相比之下，在三个 GLS 最高四分位组中，CRT On 组和 CRT Off 组的全因死亡率和心血管死亡率相似；结果提示极低的 GLS 可辨别易受伤害的患者。CRT On 组中 GLS 低于 6.2% 与患者全因死亡率增加（HR 5.7，95%CI 1.61~20.13，P = 0.007）和心血管死亡相关（HR 5.62，95%CI 1.58~19.92，P = 0.008）。在非缺血性疾病患者中，GLS 最低的患者可能有最严重的瘢痕负担或最严重的心肌功能障碍。综合上述研究结果，高度提示基线 GLS 作为 CRT 反应的标志物，可能对不同步或收缩期拉伸有附加价值。

结 论

尽管大多数采用应变成像的预后和管理决策都使用了整体应变（例如 GLS 和左心房

应变储备功能），但在节律和同步性评估中使用应变需要对时间进行区域性评估。本章总结了收缩离散度在功能和心律不齐风险方面的重要性（主旨插图 5.1）。高质量的图像和细致的 ECG 触发对此至关重要。

参考文献

[1] Zipes DP, Wellens HJ. Sudden cardiac death. Circulation,1998,98(21):2334-2351. doi:10.1161/01.cir.98.21.2334.

[2] Stevenson WG, Friedman PL, Sager PT, et al. Exploring postinfarction reentrant ventricular tachycardia with entrainment mapping. J Am Coll Cardiol,1997,29(6): 1180-1189. doi:10.1016/s0735-1097(97)00065-x.

[3] Verma A, Marrouche NF, Schweikert RA, et al. Relationship between successful ablation sites and the scar border zone defined by substrate mapping for ventricular tachycardia post-myocardial infarction. J Cardiovasc Electrophysiol,2005,16(5):465-471. doi:10.1046/j.1540-8167.2005.40443.x.

[4] Han J, Moe GK. Nonuniform recovery of excitability in ventricular muscle. Circ Res,1964,14:44-60. doi: 10.1161/01.res.14.1.44.

[5] Vassallo JA, Cassidy DM, Kindwall KE, et al. Nonuniform recovery of excitability in the left ventricle. Circulation,1988,78(6):1365-1372. doi:10.1161/01.cir.78.6.1365.

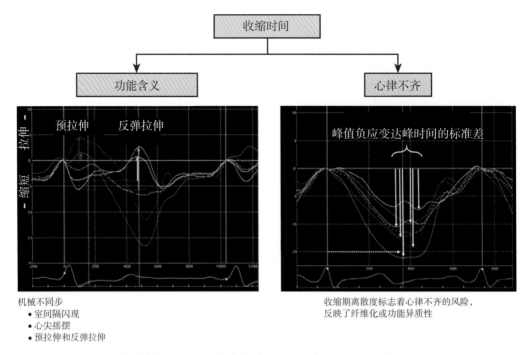

主旨插图 5.1　收缩离散度对功能和心律不齐风险的重要性

[6] Brunckhorst CB, Delacretaz E, Soejima K, et al. Identification of the ventricular tachycardia isthmus after infarction by pace mapping. Circulation,2004,110(6):652-659. doi:10.1161/01. CIR.0000138107.11518.AF.

[7] Schmidt A, Azevedo CF, Cheng A, et al. Infarct tissue heterogeneity by magnetic resonance imaging identifies enhanced cardiac arrhythmia susceptibility in patients with left ventricular dysfunction. Circulation,2007, 115(15):2006-2014. doi:10.1161/ CIRCULATIONAHA. 106.653568.

[8] Gjesdal O, Helle-Valle T, Hopp E, et al. Noninvasive separation of large, medium, and small myocardial infarcts in survivors of reperfused ST-elevation myocardial infarction: a comprehensive tissue Doppler and speckletracking echocardiography study. Circ Cardiovasc Imaging,2008,1(3):189-196. doi:10.1161/CIRCIMAGING.108. 784900.

[9] Edvardsen T, Sarvari SI, Haugaa KH. Strain imaging—from Scandinavian research to global deployment. Scand Cardiovasc J,2016,50(5-6):266-275. doi:10.1080/14017431. 2016.1239836.

[10] Haugaa KH, Smedsrud MK, Steen T, et al. Mechanical dispersion assessed by myocardial strain in patients after myocardial infarction for risk prediction of ventricular arrhythmia. JACC Cardiovasc Imaging,2010,3(3):247-256. doi:10.1016/j.jcmg.2009.11.012.

[11] Haugaa KH, Edvardsen T, Leren TP, et al. Left ventricular mechanical dispersion by tissue Doppler imaging: a novel approach for identifying high-risk individuals with long QT syndrome. Eur Heart J,2009,30(3):330-337. doi:10.1093/eurheartj/ ehn466.

[12] Kawakami H, Nerlekar N, Haugaa KH, et al. Prediction of ventricular arrhythmias with left ventricular mechanical dispersion: a systematic review and meta-analysis. JACC Cardiovasc Imaging,2020,13:562-572. doi:10.1016/j.jcmg.2019.03.025.

[13] Haugaa KH, Goebel B, Dahlslett T, et al. Risk assessment of ventricular arrhythmias in patients with nonischemic dilated cardiomyopathy by strain echocardiography. J Am Soc Echocardiogr,2012,25(6):667-673. doi:10.1016/j. echo.2012.02.004.

[14] Haland TF, Almaas VM, Hasselberg NE, et al. Strain echocardiography is related to fibrosis and ventricular arrhythmias in hypertrophic cardiomyopathy. Eur Heart J Cardiovasc Imaging,2016,17(6):613-621. doi:10.1093/ ehjci/ jew005.

[15] Sarvari SI, Haugaa KH, Anfinsen O-G, et al. Right ventricular mechanical dispersion is related to malignant arrhythmias: a study of patients with arrhythmogenic right ventricular cardiomyopathy and subclinical right ventricular dysfunction.

Eur Heart J,2011,32(9):1089-1096. doi:10.1093/eurheartj/ehr069.

[16] Aagaard EN, Kvisvik B, Pervez MO, et al. Left ventricular mechanical dispersion in a general population: Data from the Akershus Cardiac Examination 1950 study. Eur Heart J Cardiovasc Imaging,2020,21:183-190. doi:10. 1093/ehjci/jez210.

[17] Mirea O, Pagourelias ED, Duchenne J, et al. Intervendor differences in the accuracy to detect regional functional normalities. A report from the EACVI-ASE Strain Standardization Task Force. JACC Cardiovasc Imaging,2018,11:25-34.

[18] Tanaka H, Hara H, Saba S, et al. Prediction of response to cardiac resynchronization therapy by speckle tracking echocardiography using different software approaches. J Am Soc Ech ocardiogr,2009,22(6):677-684. doi:10.1016/j. echo.2009.03.007.

[19] Haugaa KH, Grenne BL, Eek CH, et al. Strain echocardiography improves risk prediction of ventricular arrhythmias after myocardial infarction. JACC Cardiovasc Imaging,2013,6(8):841-850. doi:10.1016/j.jcmg.2013. 03.005.

[20] Ersbøll M, Valeur N, Mogensen UM, et al. Prediction of all-cause mortality and heart failure admissions from global left ventricular longitudinal strain in patients with acute myocardial infarction and preserved left ventricular ejection fraction. J Am Coll Cardiol,2013,61(23): 2365-2373. doi:10.1016/j.jacc.2013.02.061.

[21] Buxton AE, Lee KL, Hafley GE, et al. Limitations of ejection fraction for prediction of sudden death risk in patients with coronary artery disease: lessons from the MUSTT study. J Am Coll Cardiol,2007,50:1150-1157.

[22] Matsuzoe H, Tanaka H, Matsumoto K, et al. Left ventricular dyssynergy and dispersion as determinant factors of fatal ventricular arrhythmias in patients with mildly reduced ejection fraction. Eur Heart J Cardiovasc Imaging,2016,17(3):334-342. doi:10.1093/ehjci/jev172.

[23] Leong DP, Hoogslag GE, Piers SRD, et al. The relationship between time from myocardial infarction, left ventricular dyssynchrony, and the risk for ventricular arrhythmia: speckle-tracking echocardiographic analysis. J Am Soc Echocar diogr,2015,28(4):470-477. doi:10.1016/j.echo. 2014.12.012.

[24] Priori SG, Blomström-Lundqvist C, Mazzanti A, et al. 2015 ESC guidelines for the management of patients with ventricular arrhythmias and the prevention of sudden cardiac death: the Task Force for the Management of Patients with Ventricular Arrhythmias and the Prevention of Sudden Cardiac Death of the European Society of Cardiology (ESC). Endorsed by: Association for European Paediatric and Congenital Cardiology (AEPC). Eur Heart J,2015,36(41):2793-2867. doi:10.1093/eurheartj/ehv316.

[25] Myerburg RJ, Kessler KM, Castellanos A. Sudden cardiac death. Structure, function, and time-dependence of risk. Circulation,1992,85(suppl 1):I2-I10.

[26] Elliott PM, Gimeno JR, Thaman R, et al. Historical trends in reported survival rates in patients with hypertrophic cardiomyopathy. Heart Br Card Soc,2006,92(6): 785-791. doi:10.1136/hrt.2005.068577.

[27] Authors/Task Force members, Elliott PM, Anastasakis A, et al. 2014 ESC guidelines on diagnosis and management of hypertrophic cardiomyopathy: the Task Force for the Diagnosis and Management of Hypertrophic Cardiomyopathy of the European Society of Cardiology (ESC). Eur Heart J,2014,35(39):2733-2779. doi:10.1093/eurheartj/ ehu284.

[28] Tracy CM, Epstein AE, Darbar D, et al. 2012 ACCF/AHA/ HRS focused update of the 2008 guidelines for devicebased therapy of cardiac rhythm abnormalities: a report of the American College of Cardiology Foundation/American Heart Association Task Force on Practice Guidelines and the Heart Rhythm Society. Circulation,2012,126:1784-1800.

[29] Suffoletto MS, Dohi K, Cannesson M, et al. Novel speckletracking radial strain from routine black-and-white echocardiographic images to quantify dyssynchrony and predict response to cardiac resynchronization therapy. Circulation,2006,113:960-968.

[30] Gorcsan III J, Oyenuga O, Habib PJ, et al. Relationship of echocardiographic dyssynchrony to long-term survival after cardiac resynchronization therapy. Circulation,2010,122:1910-1918.

[31] Beshai JF, Grimm RA, Nagueh SF, et al. Cardiac-resynchronization therapy in heart failure with narrow QRS complexes. N Engl J Med,2007,357:2461-2471.

[32] Ruschitzka F, Abraham WT, Singh JP, et al. Cardiacresynchronization therapy in heart failure with a narrow QRS complex. N Engl J Med,2013,369:1395-1405.

[33] Lumens J, Tayal B, Walmsley J, et al. Differentiating electromechanical from non-electrical substrates of mechanical discoordination to identify responders to cardiac resynchronization therapy. Circ Cardiovasc Imaging,2015,8:e003744.

[34] Lumens J, Leenders GE, Cramer MJ, et al. Mechanistic evaluation of echocardiographic dyssynchrony indices: patient data combined with multiscale computer simulations. Circ Cardiovasc Imaging,2012,5:491-499.

[35] Zareba W, Klein H, Cygankiewicz I, et al. Effectiveness of cardiac resynchronization therapy by QRS morphology in the Multicenter Automatic Defibrillator Implantation Trial-Cardiac Resynchronization Therapy (MADITCRT). Circulation,2011,123:1061-1072.

[36] Risum N, Tayal B, Hansen TF, et al. Identification of typical left bundle branch block contraction by strain echocardiography is additive to electrocardiography in prediction of long-term outcome after cardiac resynchronization therapy. J Am Coll Cardiol,2015,66:631-641.

[37] Gorcsan III J, Anderson CP, Tayal B, et al. Systolic stretch characterizes the electromechanical substrate responsive to cardiac resynchronization therapy. JACC Cardiovasc Imaging,2019,12:1741-1752.

[38] Delgado-Montero A, Tayal B, Goda A, et al. Additive prognostic value of echocardiographic global longitudinal and global circumferential strain to electrocardiographic criteria in patients with heart failure undergoing cardiac resynchronization therapy. Circ Cardiovasc Imaging,2016,9:e004241.

[39] Khidir MJH, Abou R, Yilmaz D, et al. Prognostic value of global longitudinal strain in heart failure patients treated with cardiac resynchronization therapy. Heart Rhythm,2018,15:1533-1539.

[40] Bax JJ, Delgado V, Sogaard P, et al. Prognostic implications of left ventricular global longitudinal strain in heart failure patients with narrow QRS complex treated with cardiac resynchronization therapy: a subanalysis of the randomized EchoCRT trial. Eur Heart J,2017,38:720-726.

6

舒张功能不良的检测及分级

Kenya Kusunose, Allan L. Klein

舒张功能基础

左心室（Left ventricular，LV）充盈是由主动松弛和心室舒张期顺应性扩张引起的[1]，左心室舒张功能障碍（diastolic dysfunction，DD）是 LV 松弛功能受损和 LV 心室僵硬度随着 LV 充盈压（filling pressures，FP）升高而增加的结果。直到 20 世纪 70 年代，舒张功能的这两个方面都是通过心导管测量来评估的。压力下降的等容松弛率（tau）作为主动松弛能力的量度，LV 舒张压 – 容积关系作为顺应性的量度，二者是 LV 舒张功能的关键参数[2-3]。然而，心导管是有创的，不易操作，不适合舒张功能的常规评估。此外，左心房（left atrial，LA）功能、右心室（right ventricular，RV）功能、扭转、心律失常和心包都会影响 LV 舒张功能（图 6.1）。在临床上，超声心动图是评估这些复杂功能参数的最佳方法。

Kitabatake 等人第一次展示了采用脉冲多普勒超声心动图测量 LV 流入速度以评估 LV 舒张功能的临床意义[4]。事实上，许多研究者已经尝试在临床中使用超声心动图评估 LVFP 和 DD。近年来，包括应变成像在内的新指标被开发出来，为 LVFP 和舒张功能的评估增加了新的手段。

舒张功能分级和 LA 压力的评估

评估左室舒张功能具有挑战性，目前已提出了许多不同的无创方法[5-6]。2009 年，美国超声心动图学会（American Society of Echocardiography，ASE）和欧洲心血管影像协会（European Association of Cardiovascular Imaging，EACVI）的舒张功能评估指南包括许多二维（2D）和多普勒参数以进行舒张功能障碍分级和估计 LVFP[7-8]。然而，参数众多导致左室舒张功能的评估复杂化，因此，在 2016 年更新了 ASE/EACVI 指南以简化评估方法并提高指南的临床实用性[9-10]。2017 年，美国和欧洲的大型多中心研究以有创压力测量为金标准，证实了 2016 年的指南在诊断心力衰竭（HF）方面的有效性[11-12]。另有几项研究证实其对结局的预测价值[13-15]。此外，最近的指南已被初学者和知名心脏病专家证明具有可重复性[16]。

一些心血管危险因素，包括高血压、糖尿病、肥胖或睡眠呼吸暂停综合征通常出现在舒张功能障碍的临床前阶段。因为从正常功能到舒张功能障碍的进展是随着年龄的增长的连续过程，所以很难确定应该使用什么标准来判断舒张功能障碍。在最近推荐的第一个流程中，在没有临床心脏病的患者中，当 e'、E/e'、LA 容积指数和三尖瓣反流（tricuspid regurgitation，TR）峰值速度中 50% 的指标异常时考虑存在舒张功能障碍（图 6.2A）。当临床高度怀疑存在舒张功能障碍的心肌病理改变时，包括射血分数（ejection fraction，EF）降低、高血压性心脏病、心肌病（即淀粉样变性）、冠状动脉疾病（coronary artery disease，CAD）伴室壁运动异常，或异常多普勒信号[17]，认为患者可能有舒张功能障碍并移至图 6.2B。此外，还有一些特殊人群不适用该流程；应使用不同的标准（表 6.1）。

然而，新的 ASE/EACVI 建议的缺点是敏感性有限，并且有很多患者被归类为充盈压力不确定的缺点。在一项回顾性研究中，将该流程应用于 1000 名 ≥ 45 岁的个体，以评估最新建议中舒张功能障碍的患病率[18]。根据 2016 年的建议，只有 1% 的人有舒张功能障碍，但根据 2009 年的建议，有 38% 的人有舒张功能障碍。此外该研究存在局限性，因为其中指南被错误地应用为临床和二维超声数据，并且没有考虑特定的多普勒信号[19]。使用 2016 年的建议导致 15% 的分类为不确

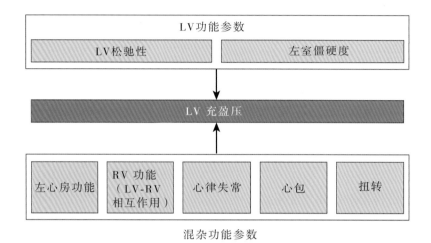

图 6.1　左心室（LV）充盈压的影响因素。LV 充盈压由 LV 功能参数（LV 松弛受损、LV 室腔僵硬度增加）和混杂的功能参数（LA 功能、RV 功能、心律失常、心包、扭转）引起。LA：左心房；RV：右心室

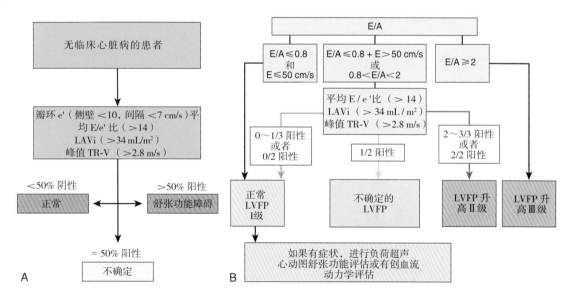

图 6.2　左心室（LV）舒张功能障碍的诊断流程图。（A）在没有临床心脏病的患者中，当 e'、E/e'、左心房（LA）容积指数和峰值三尖瓣反流速度中的 50% 参数为阳性时，则认为存在舒张功能障碍。（B）对于患有心肌病理改变的患者，第一步：使用 E/A 比值和二尖瓣 E 峰。第二步：对于中间二尖瓣充盈模式（E/A ≤ 0.8 和 E > 50 cm/s 或 0.8 < E/A < 2.0）。将结合使用 E/e'、LA 容积和峰值三尖瓣反流（TR）速度（引自 Nagueh SF, Smiseth OA, Appleton CP, et al. Recommendations for the Evaluation of Left Ventricular Diastolic Function by Echocardiography: AnUpdate from the American Society of Echocardiography and the European Association of CardiovascularImaging. J Am Soc Echocardiogr, 2016, 29:277–314.）

表 6.1　特殊人群

存在无法应用流程的情况。具体的心血管疾病包括肥厚型心肌病、限制性心肌病、心脏瓣膜病、心脏移植、心房颤动、房室传导阻滞和起搏等。应针对每种疾病应用不同的方法。

应用不同方法的特殊人群

- 心房颤动
- 心律失常复律后即刻
- E 波和 A 波的融合
- 二尖瓣狭窄（≥轻度）
- 二尖瓣关闭不全（严重）
- 二尖瓣手术后
- 中度或重度二尖瓣环钙化
- 心脏辅助装置
- 起搏器（左心室）
- 左束支传导阻滞
- 心脏移植后
- 肺血管疾病
- 运动员

定——这些诊断在流程 1 中是当四个测量值中只有两个为阳性时判定为不确定（图 6.3），在流程 2 中是缺少数据则归类为中间组（例如，一个阳性和一个阴性以及一个非诊断性 TR 信号）（图 6.4）。

使用斑点追踪作为评估 DD 和评估 LVFP 的补充方法

更新后指南的局限性导致需要各种补充方法来确定舒张功能障碍的存在与否，并在不确定的情况下估计 LVFP[19]。通过二维斑点追踪超声心动图测量应变是评估 DD 和评估 LVFP 的潜在补充方法（主旨插图 6.1）。在评估中，应谨慎检查心律失常、瓣膜疾病、心肌病、心包疾病和右心疾病等复杂因素，所有这些因素都会影响应变测量。

LV 长轴应变 / 应变率

一些有发展为 HF 风险的 LVEF 正常的患者有亚临床 LV 收缩功能障碍。LV 松弛（tau）与 LV 收缩之间的相关性[20]支持舒张功能（在舒张末期压力 < 15 mmHg 情况下收缩后左心室充分充盈的能力）受收缩功能影响的观点。

基于斑点追踪的整体长轴应变（global longitudinal strain，GLS）可用于客观可靠地评估收缩功能，包括亚临床功能障碍。一般来说，通常射血分数保留型心力衰竭（heart failure with preserved ejection fraction，HFpEF）患者 GLS 会异常减低[21]，当超声心动图舒张功能指标无法明确或心脏疾病存在与否无法判定时，GLS 可作为补充检查。例如，GLS 降低支持将心脏病作为呼吸急促患者症状的潜在原因。根据 meta 分析数据，GLS < 19% 已被建议作为可能的 LV 舒张功能障碍标志[22]。

使用 GLS 来了解 LV 功能障碍的先验概率与识别 LV 充盈压升高的建议值不同，后者被建议为 GLS < 13%[23]。一种更具体的方法，基于 GLS 和 tau 之间的相关性，显示与有创血流动力学评估相比，E/GLS 比值对估计左室充盈压的敏感性为 72%，特异性为 88%[24]。该参数显示出比 E/A 甚至是 E/e′，更高的准确性（图 6.5）[24]。尽管如此，由于 GLS 是收缩功能指标，E/GLS 被一些人认为是一个有争议的参数。

人体研究报道了等容舒张期（isovolumic relaxation period，IVR）和舒张早期（early，E）左室整体应变率（stain rate，SR）与 SERCA2a 基因和蛋白质表达显著相关[25]。事实上，SR_{IVR} 和 SR_E 也与 tau 显著相关（图 6.6）[26]。SR_{IVR} 类似于 e′（不受二尖瓣环钙化的影响），理论上是评估 LV 松弛性的合适标志物，因为松弛和由此产生的 LV 压力减低发生在 IVR 期间。因此，E/SR_{IVR} 可用于准确评估 LVFP 并预测多种疾病状态的结局[27]。然而，在相对较短的时间内准确测量应变率需要具有高时间分辨率的令人满意的图像，这在临床检查中有时很难获得。尽管一些研究人员报告了令人鼓舞的结果，但基于超声图像和分析软件的技术挑战和应变率测量的变异性限制了这些参数的临床应用。

使用流程 1 的无心脏病史患者的舒张功能不确定病例

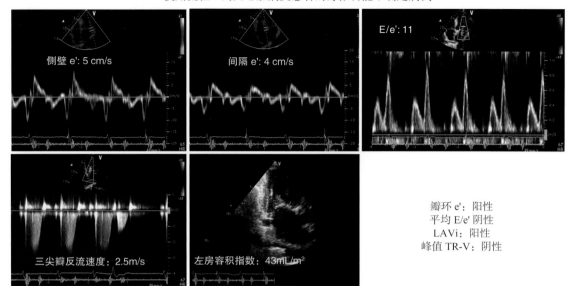

图 6.3　无临床心脏病的不确定病例。一例 75 岁女性出现心悸被送往医院，无临床心脏病。应用流程 1，四个参数中有两个阳性。在这种情况下无法确定左心室（LV）舒张功能

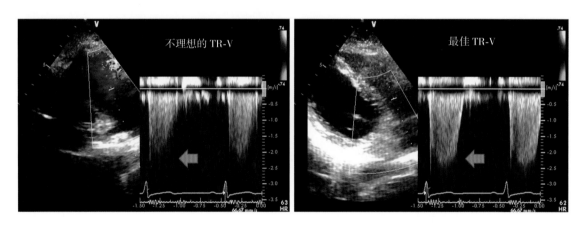

图 6.4　由于 TR 轮廓不清导致的舒张功能评估不确定。与右侧图片相对比，频谱多普勒 TR-V 信号具有清晰的圆形边缘；左侧图片由于边缘不清晰，TR-V 显示不理想

左心房应变

　　左心房（LA）容积反映了 LVFP 随时间的慢性影响，是舒张功能障碍和 LA 重构的重要标志。LA 功能由三部分组成（储备、通道和泵功能）并作用于 LV 充盈（图 6.7）[28–29]。LA 储备功能受心室收缩时心房顺应性的影响，并与心室舒张时的 LA 僵硬度有关 LA 松弛首先受损，随后 LA 充盈受到 LV 纵向收缩功能障碍和 LA 心内膜下纤维化的影响。LA

舒张期僵硬度是逐渐增加的；因此，LA 重构可作为 LV 舒张功能障碍的标志。这些发现表明，在老年人或有心血管危险因素的无症状患者中，左心室心肌收缩和松弛以及左心房伸展同时受损。此外，在 481 名体重正常的健康参与者中，LA 储备和通道应变的降低是年龄相关的心脏重构的最早标志 [30]。由于这些现象，在以前的论文中许多研究人员关注 LA 储备功能，以评估 LA 应变的临床效用。

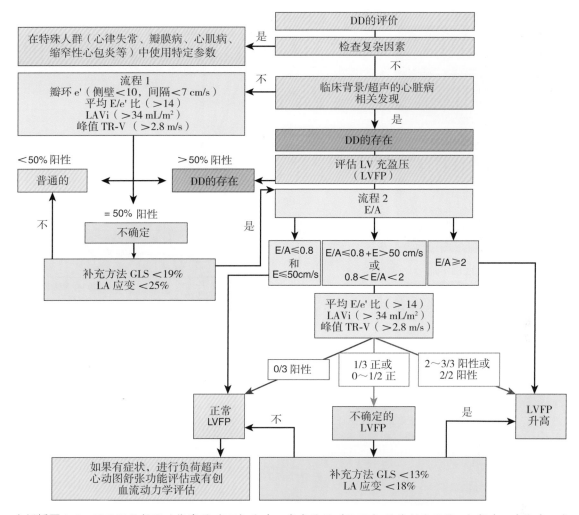

主旨插图 6.1 用于评估舒张功能障碍（DD）和左心室充盈压（LVFP）的诊断流程图，包括左心房和左心室应变成像

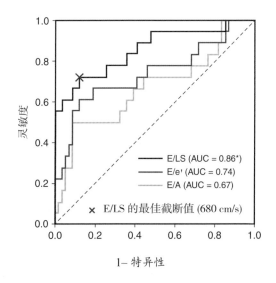

图 6.5 用于区分左心室充盈是否升高的 E/LS、E/e' 和 E/A 的受试者工作特性曲线。AUC：曲线下面积（引自 Hayashi T, Yamada S, Iwano H, et al. Left ventricular global strain for estimating relaxation and filling pressure—a multi-center study. Circ J, 2016, 80:1163–1170.）

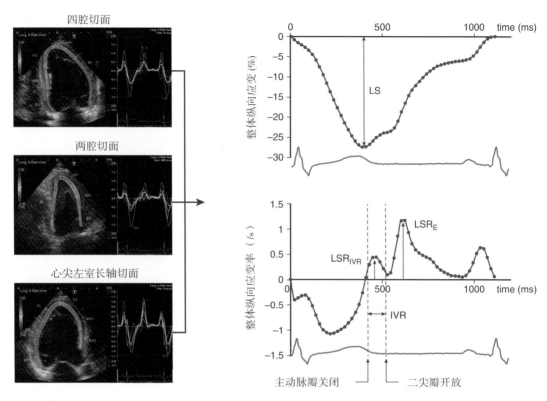

图6.6 时间－整体纵向应变和应变率曲线示例。在心尖四腔、两腔和长轴切面中测量纵向应变和应变率，并逐帧平均，以构建时间－整体应变曲线以及时间－整体应变率曲线。IVR：等容松弛；LS：峰值纵向应变的绝对值；LSR$_{IVR}$：IVR 期间的峰值纵向应变率；LSR$_E$：舒张早期的峰值纵向应变率（引自 Hayashi T, Yamada S, Iwano H, et al. Left ventricular global strain for estimating relaxation and filling pressure—a multicenter study. Circ J, 2016, 80:1163−1170.）

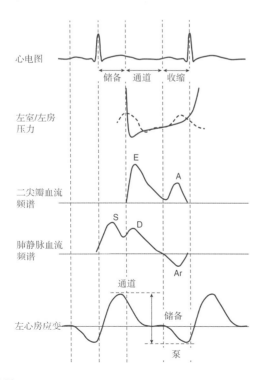

图6.7 左心房（LA）功能的相位分析图，同时显示 LA 应变、二尖瓣血流频谱、肺静脉血流频谱、心电图以及 LA 和左心室（LV）压力曲线 [引自 Motoki M, Alraies MC, Dahiya A, et al. J Changes in left atrial mechanics following pericardiectomy for pericardial constriction. Am Soc Echocardiogr, 2013, 26(6):640−648.]

当通过超声心动图评估 LA 应变时，需注意一些技术要点。LA 应变分析需要帧频 > 60 帧 / 秒且具有良好质量的图像，以提供准确的追踪。LA 分析有两种门控类型（P 波或 QRS 复合波）（图 6.8）[31]，它们在计算左房应变时具有不同的初始长度。尽管一些研究人员建议，对于窦性心律的患者，门控可以在 P 波上，而对于心房颤动（atrial fibrillation，AF）的患者，门控可以在 QRS 波群上，但这会导致 LA 储备功能应变（LA reservoir strain，LARS）出现不必要的不一致。如果主要兴趣是收缩应变，可能使用 P 波触发更好。整体 LA 应变通常表示为心尖两腔和四腔切面中所有 LA 节段的平均应变，可以从单个心尖四腔切面计算。重要的是 LA 应变测量用的图像未被缩短并包括最大的 LA 体积。

有许多观察性研究表明 LA 应变和平均楔压之间存在良好的相关性[32]。LA 应变可作为一种补充方法来判定诊断不确定的患者是否存在舒张功能障碍。Singh 等人发现，

在舒张功能障碍的各个阶段，LA 应变均显著降低[23]，在校正临床混杂因素后，异常 LARS 与心血管终点显著相关。LA 应变也已用于在门诊准确诊断新发 HFpEF[33]。总之，这些数据表明 LA 应变可能有助于诊断舒张功能障碍、准确估计 LVFP 和预后评估。然而，用于检测舒张功能障碍的 LA 应变界值是有争议的。由于心房储备，健康受试者中 LARS 的平均值（约 40%）[34]肯定是远远高于该界值。一项研究采用 LARS < 25% 来评估 378 例受试者中是否存在 HFpEF[35]。另有以 LARS < 18% 的界值来区分 LVFP 正常与升高[36]（图 6.9）[37]。

右心室应变

在左心 HF 患者中，RV 后负荷长期升高会导致 RV 功能障碍。RV 异常和肺动脉高压（pulmonary hypertension，PH）都可以通过超声心动图识别，并且在 HF 中很常见。多项研究表明，RV 纵向应变是左心 HF 合并 PH 中心血管事件的强有力的独立预测因子[38]。然而，由于左心衰竭和右心衰竭都会导致 RV

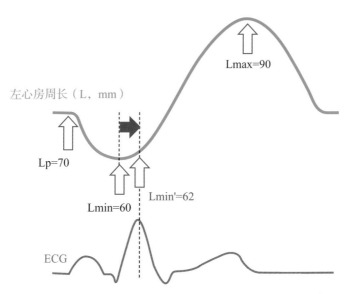

图 6.8　储备期左心房（LA）应变的计算。当心房主动收缩前周长（Lp）为 70 mm 时，最小周长（Lmin）为 60 mm，最大周长（Lmax）为 90 mm；LA 储备应变计算为（90–62）/60=0.5。但如果从 R 波开始计算，应变计算的初始长度并不总是 Lmin，而是稍大的长度（Lmin'）。如果 Lmin' 为 62 mm，则储备期的应变计算为（90–62）/62=0.45（引自 Hayashi S, Yamada H, Bando M, et al. Optimal analysis of left atrial strain by speckle tracking echocardiography: P-wave versus R-wave trigger. Echocardiography, 2015, 32:1241–1249.）

淀粉样变性患者的常规 LV 舒张参数

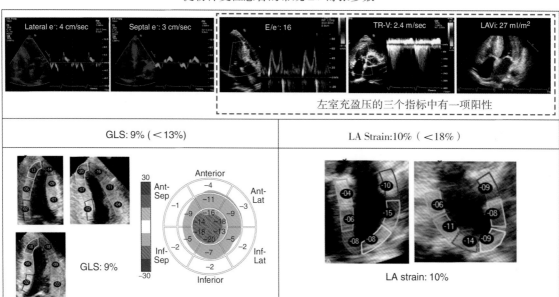

图 6.9 心血管疾病患者左心房（LA）和左心室（LV）应变在左心室充盈压不确定中的应用。在这个患有心脏淀粉样变性的 70 岁男性中，指南提供了不确定的结果（E/e'=16，流程 2 中只有一个阳性）。然而，LV 整体纵向应变（GLS）为 −9%（界值 −13%），LARS 为 10%（界值 20%），支持 LV 充盈压升高的存在

功能障碍，因此仅使用超声心动图难以区分 RV 功能障碍的病因。因此，虽然 RV 应变有可能可以评估舒张功能障碍，但需要进一步研究来评估该指标的临床价值。

扭 转

在心动周期中，肌纤维的螺旋排列导致左心室从底部到心尖沿相反方向旋转。扭转（Twist）是指从基底部到心尖部沿左心室长轴的旋转角度梯度（图 6.10）[39]。LV 扭转和解旋在 LV 射血和充盈中起重要作用；LV 扭转是收缩末期势能储存的关键因素，舒张早期释放弹性回缩有助于心室抽吸。尽管如此，扭转的存在似乎对心室正常功能并不重要——完全无左侧心包的患者缺乏左室扭转而 LVEF 和局部心肌功能尚可[40]。

LV 解旋率是一个令人关注的可作为 LV 吸力标志的参数[41]。在诊断 LV 容积和 LVEF 正常的舒张功能障碍时，峰值解旋率的时间可能是一个有价值的参数。峰值 LV 解旋率延

迟通常与 LV 舒张延迟有关。由于测量的复杂性和揭示每个潜在变量贡献的困难，仍需要进一步的研究来阐明其在临床作用。

心室僵硬度评估

舒张功能不全的一个重要机制是形态异常和心肌纤维化增加，从而导致左心室僵硬度增加。传统上，腔室僵硬度可以通过使用导管在负荷条件的各种急剧变化中获得的舒张末期压力 - 容积关系的斜率来估计。由于压力 - 容积分析太复杂而无法在临床环境中使用，因此评估 LV 舒张僵硬度仍然具有挑战性。

目前已经开发出用于增加前负荷的无创方法（例如抬腿和腿部正压）来使用超声心动图确定压力 - 容积关系。这些增加前负荷的方法可以识别 HF 组中 LV 僵硬度的增加。在 202 例轻度 HF 患者中，静息时 LA 压力正常但腿部正压下 LA 压力升高的患者与心血管事件显著相关[42]。另一方面，直接评估心

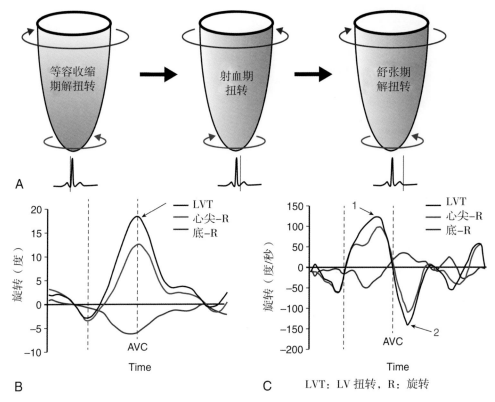

图 6.10　左心室扭转（left ventricular twist，LVT）的时间序列。（A）等容收缩、射血、等容舒张和舒张早期时间，LV 基底部（红色弯曲箭头）和心尖（蓝色弯曲箭头）的相对旋转。（B）来自正常健康受试者的 LV 基部（红线）和顶点（蓝线）的 LV 旋转曲线。LVT（黑线和箭头）是基底和心尖旋转（箭头）之间的峰值收缩期差值。（C）从 B 中的同一健康受试者 LV 基底（红线）和心尖（蓝线）的 LV 旋转速率曲线。LVT 速率（黑线，箭头 1）被测量为基底和心尖旋转速率的峰值收缩期差值，LV 解旋速率（黑线，箭头 2）是心尖和基底反向旋转之间的峰值舒张早期差值（引自 Omar AM, Vallabhajosyula S, Sengupta PP. Left ventricular twist and torsion: research observations and clinical applications. Circ Cardiovasc imaging, 2015, 8.）

肌僵硬度和纤维化的无创方法更具挑战性。心脏磁共振（CMR）成像可以证明纤维化（钆增强延迟）/胶原体积分数（T1 图或细胞外容积分数）和多种心脏疾病舒张功能障碍之间的相关性[43-44]。在超声心动图领域，一些研究者尝试使用应变成像和新方法来评估心室僵硬度。

应变成像

一些基础研究阐明了纤维化和应变值之间的相关性。Ishizu 等人表明，LV 纵向应变的进行性损伤与心内膜下纤维化同时发生[45]。Kusunose 等人应用 LA 纤维化和 LA 应变的相关关系来研究迷走神经刺激对 HF 犬的 LA 纤维化的影响（图 6.11）[46]。

几项人体研究表明，LV 纵向应变可以识别、定位和量化慢性缺血性心脏病患者的透壁瘢痕组织[47-48]。然而，尽管其在评估心肌纤维化中发挥作用，但应变成像评估 LV 僵硬度是困难的。最近，无创心肌做功被提出作为研究 LV 性能的新工具，它考虑了心肌变形和后负荷。心肌做功参数与已知的舒张超声心动图参数相关[49]。

剪切波成像

使用超声心动图参数评估心肌僵硬度受到它们的前负荷或后负荷依赖性的限制。剪切波成像的发展可能允许组织僵硬度的无

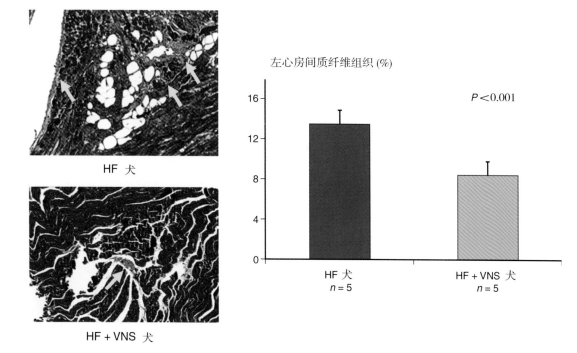

图 6.11　有或没有迷走神经刺激的心力衰竭的左心房（LA）纤维化。来自一只患有心力衰竭（HF）犬和一只接受迷走神经刺激（VNS）治疗的 HF 犬的 LA 附属组织的 Masson 染色。在没有干预的情况下，心力衰竭犬的纤维化区域（染成蓝色，箭头）更加明显（引自 Kusunose K, Zhang Y, Mazgalev TN, et al. Impact of vagal nerve stimulation on left atrial structure and function in a canine high-rate pacing model. Circ Heart Fail, 2014, 7:320-326.）

创和定量图形化。这种方法的独特之处是基于传播速度和物体硬度之间的相关性。Villemain 等人表明，剪切波成像提供了健康志愿者人群心肌僵硬度的实际值。可以使用这种方法获得心脏舒张期超声心动图僵硬度指数。正常心脏的心肌僵硬度随着年龄的增长而逐渐增加，健康对照组和肥厚型心肌病合并 HF 组的心肌僵硬度存在很大差异（图 6.12）[50]。但是，这种新方法存在一些局限性。剪切波成像只能在胸骨旁窗口进行，因为超声脉冲的辐射力应垂直于心肌壁，以诱导可分析的纵向剪切波。此外，外部冲击波很容易衰减，导致 LV 数据仅限于前间隔心肌。心室僵硬度的评估需要进一步研究，未来可能会开发其他使用应变成像测量心肌僵硬度的方法（见第 10 章）。

心房颤动

房颤患者的心房功能

衰老和心血管危险因素通过压力和容量过载导致心房重构——LA 机械功能障碍和扩张。此外，房颤本身加速了心房重构的进程。LA 结构重构与房颤、CVD 和卒中相关，但这些关联仅为中等程度。最近，通过应变成像评估的 LA 功能受损与突发性和复发性 CVD 和房颤相关，独立于 LA 大小[51]。LARS 减少可能先于 LA 大小增加发生，并且从阵发性房颤到持续性房颤的进展与 LARS 减少密切相关。因此，LARS 在评估房颤的预后方面具有价值（图 6.13）。

消融和心脏复律效果的预测

基于导管的肺静脉隔离是一种成熟的房颤治疗方法，但手术后复发仍然存在问题，

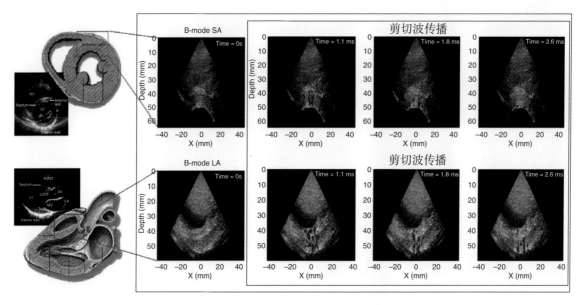

图 6.12　心肌剪切波成像。健康志愿者的剪切波弹性成像示例。短轴和长轴图像中的剪切波传播（组织轴向速度图像）（引自 Villemain O, Correia M, Mousseaux E, et al. Myocardial stiffness evaluation using noninvasive shear waveimaging in healthy and hypertrophic cardiomyopathic adults. JACC Cardiovasc Imaging, 2019, 12:1135-1145.）

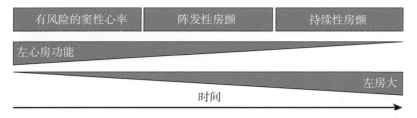

图 6.13　左心房（LA）大小和功能变化。有窦性心律风险的患者 LA 功能逐渐降低。房颤（AF）发生后，LA 大小增加

停止抗凝治疗可能存在卒卒中险。评估 LA 大小可用于预测消融或心脏复律后房颤患者能否成功恢复窦性心律[52]。然而，最近的房颤指南强调，由于潜在的不准确性，应谨慎考虑应用 LA 容积。LA 心肌力学可用于评估房颤的复发[53]。

使用 LA 应变成像的几项研究表明，当 LA 容积无法检出房颤复发时，LA 心肌异常与房颤患者导管消融后的房颤复发有关[54]。LA 功能的测量可以预测射频消融后的 LA 逆向重构（图 6.14）[55]。使用延迟增强 CMR 的心肌成像，与中度至重度（＞10%）纤维化患者相比，轻度（＜10%）纤维化患者消融

后 LA 储备应变和应变率增加更多，12 个月时房颤的发生率复发更少。该结果支持结构重塑与 LA 应变和房颤复发密切相关。LA 应变预测房颤复发的界值尚有争议，但一些研究提出以 LARS＜24% 来预测房颤复发。

局部应变可用作量化 LA 不同步和预测房颤复发的潜在工具。心房不同步的定义是相对心房壁达到峰值延迟的最大时间、机械离散度或收缩持续时间的标准差。心房不同步可能反映了 LA 纤维化和功能障碍的异质性模式，并可能预测射频消融后房颤的复发。在一项前瞻性研究中，心房不同步（使用左心房六节段模型通过达到峰值应变的时间标

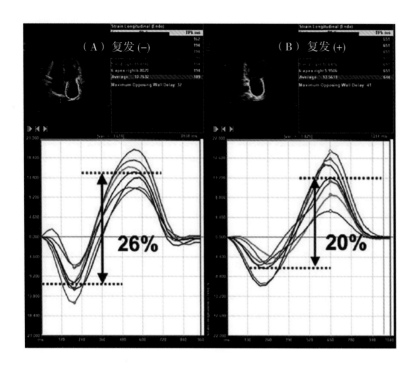

图 6.14 心房颤动（AF）复发和无复发患者的左心房（LA）应变测量值。无复发的患者（A）的 LA 应变高于房颤复发患者（B）（引自 Motoki H, Negishi K, Kusunose K, et al. Global left atrial strain in the prediction of sinus rhythm maintenance after catheter ablation for atrial fibrillation. J Am Soc Echocardiogr, 2014, 27:1184–1192.）

准差进行评估）是复发的独立预测因子[56]。最近，在 576 例有 HF 或房颤风险的社区参与者中，LA 离散度提供了有关 LA 体积和功能的附加信息，用于预测新发房颤[57]。尽管 LA 不同步测量的重复性尚不确定，但该指标值得在未来的研究中验证其预测价值。

卒中预测

房颤是缺血性卒中的主要原因。房颤与全身性血栓栓塞有关，大约三分之一的缺血性卒中患者被发现患有房颤，并且 LA 血栓形成的发生率很高。房颤患者的及时诊断和适当使用抗凝剂对于卒中预防很重要。因此，房颤的风险分层在临床实践中是必不可少的。房颤患者的 LA 储备和通道功能降低以及泵功能降低或缺失是常见的，并且能够预测心血管事件。几项研究表明，LA 应变储备和泵功能受损与低风险评分（例如 CHADS2）的房颤患者的卒中险和事件相关[58]。因此，LA 应变成像可能有助于决定是否在低风险评分的房颤患者中使用抗凝剂。

无论 LA 大小如何，LARS 均可预测阵发性房颤中的卒中。在阵发性或持续性房颤患者中，LARS 降低与急性栓塞独立相关，并且为 CHA$_2$DS$_2$Vasc 评分提供了附加信息。此外，LARS 能够独立预测栓塞后的死亡[59]。在一项大型研究中，对 1300 多例首次诊断为房颤的患者进行了平均 7.9 年的卒中随访。与非卒中组相比，卒中组的 LARS 和通道应变较低，总心房传导时间（组织多普勒成像上 P 波至 a' 的持续时间）较长。在包括 CHA$_2$DS$_2$Vasc 评分和抗凝剂使用的模型中，这两个标志物都与卒中独立相关[60]。这些数据提供了对卒中患者 LA 病理生理学的重要新见解，并为在卒中风险分层策略中使用 LA 应变提供了令人信服的证据。如果患者卒中评分较低（男性 CHA$_2$DS$_2$Vasc 评分为 0，女性为 1），LARS 可以为卒中预测和风险评估提供附加价值（图 6.15）。LARS 预测卒中的界值是有争议的，但 LA 应变＜15% 已在一些研究中用于预测卒中[58]。

房颤心力衰竭

房颤和心衰的病理生理学密切相关。由于 LV 充盈时间缩短，房颤本身会降低收缩和

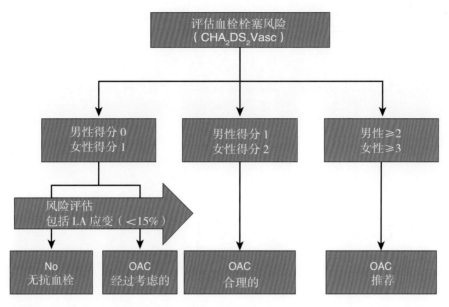

图 6.15 心房颤动（AF）中使用口服抗凝剂（oral anticoagulation，OAC）的流程图。基于 CHA$_2$DS$_2$Vasc，男性 0 分和女性 1 分的患者存在争议。使用左心房（LA）应变进行风险评估可能有助于指导 OAC 治疗

舒张功能的效率。房颤降低心肌收缩力，导致收缩性 HF。心衰合并房颤的血流动力学和预后很难评估，因为周期长度的变异性、心房活动的缺乏以及无论充盈压力如何都频繁出现左心房扩大。已经提出了几种超声心动图测量来评估舒张功能不全（图 6.16）[9-10]。当房颤患者的 LVEF 降低时，二尖瓣 E 峰减速时间（≤ 160 ms）可以预测 LV 舒张压升高和不良临床结局。二尖瓣速度 E 峰值加速度（≥ 1900 cm/s^2）、等容舒张时间（isovolumic relaxation time，IVRT；≤ 65 ms）、肺静脉舒张速度减速时间（≤ 220 ms）、E/e'（≥ 11），以及使用双多普勒系统测量二尖瓣 E 和瓣环 e' 速度之间的时间间隔，都可用于评估舒张功能。在一项小型研究中，LA 应变降低与脑血管事件相关，并为包含 CHA$_2$DS$_2$Vasc 评分和 LV 功能的模型提供了增量价值，用于预测房颤中的后续卒中[61]。由于缺乏证据，未来的临床研究应该检测应变成像在房颤合并心衰中的价值。

缩窄性心包炎

病理生理学

心包是围绕心脏的纤维弹性囊，包括脏层和壁层心包。正常心包可通过静脉回流增加而扩张，但这种增加不会增加左室充盈。另一方面，一旦心包囊出现瘢痕和失去正常弹性，心包就会变厚变硬。吸气时，僵硬的心包不会随着右心静脉回流增加而扩张。结果导致吸气时肺静脉回流减少，导致 LV 容积减少。由于心室相互作用，右心容积扩大，然后 RV 将室间隔推向左侧。对于缩窄性心包炎（constrictive pericarditis，CP），舒张早期充盈迅速，所有心室充盈发生在舒张早期。结果导致 CP 患者的心室容积和每搏输出量减少（图 6.17）。

在有心脏手术、放射、结缔组织病或结核病史的患者中，CP 通常表现为右侧心力衰竭伴液体超负荷（颈静脉压力升高、外周水肿、肝肿大和腹水）（图 6.18）。在超声心动图中，CP 的特征是左心功能正常，但下腔静脉扩张、室间隔抖动和室间隔因心室相互作用增强而

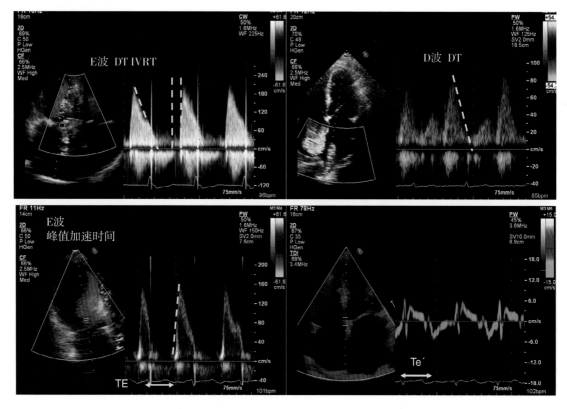

图 6.16　心房颤动（AF）的超声心动图参数。二尖瓣 E 峰减速时间（DT）、二尖瓣 E 波峰值加速度、等容舒张时间（IVRT）、肺静脉舒张速度减速时间（DT）、E/e' 和 $T_{E-e'}$

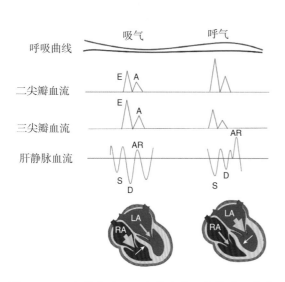

图 6.17　二尖瓣血流、三尖瓣血流和肝静脉血流随呼吸变化。吸气时，僵硬的心包不会随着右心静脉回流增加而扩张。结果导致吸气时肺静脉回流减少，导致左心室（LV）容积减少。LA：左心房；RA：右心房

移位。二尖瓣血流显示出限制性充盈模式和呼吸性变化，吸气时 E 峰速度降低，呼气时肝静脉反流[62]。

限制性心肌病与缩窄性心包炎的区别

　　限制性心肌病（Restrictive cardiomyopathy，RCM）是一种原发性心肌病，LVEF 正常，但随着 LV 充盈，心室充盈压迅速升高，类似于 CP。由于对缩窄性心包炎有明确的治疗方法，因此正确的鉴别诊断非常重要。CP 的舒张功能障碍与心外膜束缚、心包约束和心包纤维化过程对邻近心肌的累及有关。RCM 的主要特征是原发性心肌舒张功能障碍。

　　目前已经提出了几种超声心动图参数来区分 RCM 和 CP。这些参数基于传统的 M 型、2D 图像和呼吸期间的多普勒血流模式。二维斑点追踪超声心动图作为一种不受角度影响的半自动技术来评估心肌。应变成像提供局

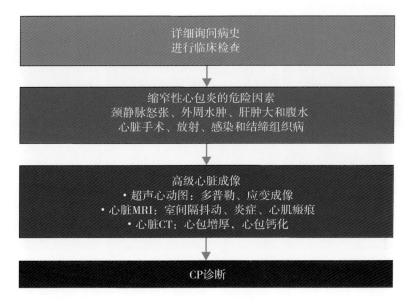

图6.18　缩窄性心包炎诊断图。心包炎、心脏手术和纵隔放疗是缩窄性心包炎（CP）的主要原因。高级心脏成像方式（超声心动图、MRI和CT）有助于CP的诊断

部心肌功能（位移、速度、应变和应变率）以及对纵向、径向和环向心肌力学的准确评估。RCM主要与LV心内膜下功能障碍有关，CP主要与LV心外膜下功能障碍有关。心内膜下纤维会影响心室壁的纵向形变。相反，心外膜下纤维会减少左心室的环向缩短和扭转。因此，应变成像超声心动图可以评估心肌功能的细节，以区分CP和RCM（图6.19）。

心肌束缚

由心包增厚和僵硬导致的心肌束缚是CP的关键因素。心包至心肌沿着心室游离壁的束缚导致LV和RV游离壁的纵向形变减少，而室间隔形变保留。由于侧壁束缚，外侧二尖瓣环舒张早期组织多普勒速度（e'）减少。内侧e'速度相对正常，这是因为在侧壁束缚时，心肌舒张正常，内侧瓣环进行纵向代偿性运动。CP中的这种典型现象称为瓣环反转[63]。

应变成像具有评估这种现象的巨大潜力，因为它可以评估沿整个LV游离壁（而不仅仅是瓣环）束缚的影响。Sengupta等人已经表明，对照组和CP患者的LV基底段的纵向应变明显高于RCM患者。另一方面，CP和RCM

患者的左心室心尖区域纵向应变均减低[64]。LV纵向应变的异质性可以通过心内膜下和心外膜下心尖肌纤维的排列来解释。由于心外膜下区域的牵拉，CP中LV心尖部的纵向心内膜下形变可能会受到影响。然而，心包增厚的束缚效应可能是不完整的，保留了瓣环，从而降低了瓣环速度区分缩窄与限制的可靠性[65]。相比之下，与CP患者以及年龄和性别匹配的患者相比，RCM的整体纵向、径向和环向应变显著降低。CP患者在间隔的应变值高于LV/RV游离壁，而低于对照组。在区分CP和RCM患者时，LV侧壁和间隔应变的比值比室间隔和侧壁组织多普勒参数的比值更准确。RV游离壁和LV间隔应变的比值也能够区分CP和RCM。有趣的是，左室侧壁和室间隔的应变比值与CMR成像测量的心包厚度增加程度相关（图6.20）。这些差异可能是由于心包纤维化过程引起的心肌周围粘连和邻近心肌受累所致。该过程减少了相邻LV侧壁和RV游离壁的形变，但间隔壁形变保留。由于RCM是一种弥漫性心肌疾病，心室力学分析不会发现这种区域性变化。

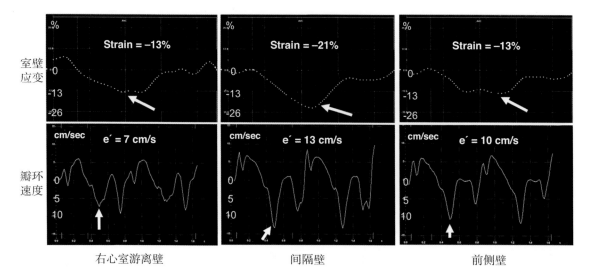

<table>
<tr><td>室壁
应变</td><td>Strain = −13%</td><td>Strain = −21%</td><td>Strain = −13%</td></tr>
<tr><td>瓣环
速度</td><td>e´ = 7 cm/s</td><td>e´ = 13 cm/s</td><td>e´ = 10 cm/s</td></tr>
<tr><td></td><td>右心室游离壁</td><td>间隔壁</td><td>前侧壁</td></tr>
</table>

图6.19　缩窄性心包炎的应变和瓣环速度。该图显示了具有独特的舒张早期速度（e）和应变模式的代表性案例。前外侧和右侧瓣环速度低于间隔侧瓣环速度（上）。此外，前外侧和右心室游离壁应变也低于间隔应变（下）（引自 Kusunose K, Dahiya A, Popovic ZB, et al. Biventricular mechanics in constrictive pericarditis comparison with restrictive cardiomyopathy and impact of pericardiectomy. Circ Cardiovasc Imaging, 2013, 6:399−406.）

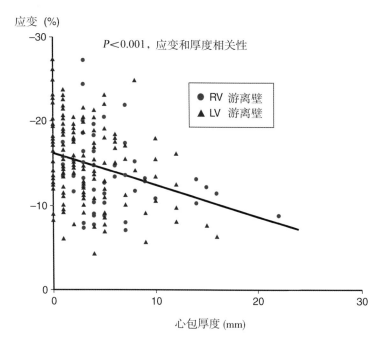

图6.20　纵向应变与心包厚度的相关性。心包厚度与相应的心室壁应变之间存在显著相关性（引自 Kusunose K, Dahiya A, Popovic ZB, et al. Biventricular mechanics in constrictive pericarditis comparison with restrictive cardiomyopathy and impact of pericardiectomy. Circ Cardiovasc Imaging, 2013, 6:399−406.）

心肌力学

在 LV 扭转过程中，LV 发生环向和纵向扩张，并受心包僵硬度的影响。心包正常顺应性的丧失将会改变环向和长轴功能。在继发性 CP（心脏手术或纵隔照射）中，心包的瘢痕和炎症有时会累及心肌壁，这会降低左心室的环向回缩。在 RCM 患者中，明显的心内膜功能障碍减少了纵向形变，而 LV 环向形变和扭转相对保留。由于心包约束和潜在的心外膜受累，CP 中的 LV 扩张可能在环向方向上比在纵向方向上更受限制。与对照组和 RCM 患者相比，CP 患者的整体和节段性

LV 环向应变较低。此外，CP 中 LV 扭转显著低于 RCM 患者和对照组。LV 扭转与峰值整体环向应变呈正相关，而与纵向应变呈负相关。因此，环向应变和扭转减少是 CP 的典型表现[64]。然而，纵向的间隔－侧壁旋转位移（用以量化全心的扭动或摆动）没有显著差异。这可能是由坚硬的心包覆盖造成的[66]。

左心房心肌力学

LA 力学分析与 CP 和 RCM 的血流动力学评估相关。已证明储备期的 LA 应变与 LV 充盈压显著相关，并且在多项研究中发现，与 LA 容积指数（LA volume index，LAVi）相比，其评估 LV 舒张末期压力更准确。由于存在类似于左心室的代偿机制，CP 患者的外侧壁 LARS 低于对照组，而间隔壁的 LARS 高于对照组[67]。

心包切除术后心肌力学的变化

在一组主要是特发性 CP 的患者中，心包切除术导致 RV 和 LV 游离壁的环向和纵向 LV 力学改善，而径向力学没有变化[65]。正如遗传性心包缺失患者的 LV 扭转显著减少一样，心包切除术可能无法恢复无摩擦表面[64]。虽然左室间隔纵向位移减少，侧壁纵向位移增加，但手术后旋转位移增加（图6.21）。心包切除术后旋转位移的增加与利尿剂剂量减少有关[66]。

LA 力学在心包切除术后也会发生变化，在储备期和收缩期 LA 应变都有所改善。此外，在症状改善的患者中，LA 力学改善明显多于症状没有改善的患者[54]。

表6.2 为 CP 和 RCM 之间应变成像的差异。由于 LV 收缩功能有时会受损，因此很难评估可能与放射或心脏术后相关的混合收缩限制性疾病[68]。

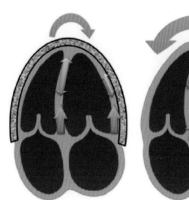

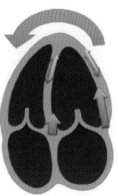

手术前　　　　　　手术后

	纵轴
⬆	位移
⬋	应变
⤾	旋转

	手术前		手术后	
	间隔	侧壁	间隔	侧壁
位移	++	++	+	+++
应变	+++	+	++	++
旋转	顺时针		逆时针	

图6.21 纵向位移、旋转、应变和摆动。（左）手术前，侧壁应变减低，心室相互作用增加间隔应变。间隔和侧壁的纵向位移受限。（右）手术后，侧壁应变增加而间隔应变减小。由于整个心脏的逆时针运动过度，侧壁位移增加而间隔位移减少（引自 Negishi T, Motoki H, Alraies MC, et al. Pericardiectomy is associated with improvement in longitudinal displacement of left ventricular free wall due to increased counterclockwise septal-to-lateral rotational displacement. J Am Soc Echocardiogr, 2015, 28:1204-1213, e2.）

表 6.2　缩窄性心包炎和限制性心肌病的区别

	缩窄性心包炎	限制性心肌病
常规超声心动图		
左心室射血分数（LVEF）	正常	正常
LV 壁	正常	正常或增厚
心包	不正常	正常
间隔	间隔抖动	正常
E/A	≥ 2	≥ 2
二尖瓣血流	呼吸性 ΔE ≥ 25%	呼吸变化小
三尖瓣血流	呼吸性 ΔE ≥ 40%	呼吸变化小
e'	≥ 8cm/s	≥ 8
e' 间隔 / 侧	间隔≥侧壁	侧壁≥间隔
肝静脉	呼气舒张期反向	吸气舒张期反向
应变超声心动图		
纵向应变		
整体	降低	明显降低
区域	间隔＞侧壁、基底＞心尖	均降低
环向应变	降低	保留
扭转运动	降低	保留
左心房（LA）应变	间隔＞侧壁	均降低

总　结

　　超声心动图是评估左室舒张功能的最常用方式。常规评估左室舒张功能的方法，包括二尖瓣血流速度、组织多普勒速度、连续波多普勒速度和左房大小。这些指标可用于预测若干种心血管疾病的不良结局。然而，没有完美的超声心动图舒张功能障碍评估指标。结合先进的超声心动图技术，包括左室、左房和右室应变，可以评估多种心血管疾病的舒张功能。

参考文献

[1] Gilbert JC, Glantz SA. Determinants of left ventricular filling and of the diastolic pressure-volume relation. Circ Res, 1989,64:827-852.

[2] Bristow JD, Van Zee BE, Judkins MP. Systolic and diastolic abnormalities of the left ventricle in coronary artery disease. Studies in patients with little or no enlargement of ventricular volume. Circulation,1970,42:219-228.

[3] Barry WH, Brooker JZ, Alderman EL, et al. Changes in diastolic stiffness and tone of the left ventricle during angina pectoris. Circulation, 1974,49:255-263.

[4] Kitabatake A, Inoue M, Asao M, et al. Transmitral blood flow reflecting diastolic behavior of the left ventricle in health and disease—a study by pulsed Doppler technique. Jpn Circ J, 1982,46:92-102.

[5] Kusunose K, Yamada H, Nishio S, et al. Clinical utility of single-beat E/e' obtained by simultaneous recording of flow and tissue Doppler velocities in atrial fibrillation with preserved systolic function. JACC Cardiovasc Imaging, 2009,2:1147-1156.

[6] Kusunose K, Yamada H, Nishio S, et al. Interval from the onset of transmitral flow to annular velocity is a marker of LV filling pressure. JACC Cardiovasc Imaging, 2013,6:528-530.

[7] Nagueh SF, Appleton CP, Gillebert TC, et al. Recommendations for the evaluation of left ventricular diastolic function by echocardiography. Eur J Echocardiogr, 2009,10:165-193.

[8] Nagueh SF, Appleton CP, Gillebert TC, et al.

Recommendations for the evaluation of left ventricular diastolic function by echocardiography. J Am Soc Echocardiogr, 2009,22:107-133.

[9] Nagueh SF, Smiseth OA, Appleton CP, et al. Recommendations for the evaluation of left ventricular diastolic function by echocardiography: an update from the American Society of Echocardiography and the European Association of Cardiovascular Imaging. Eur Heart J Cardiovasc Imaging, 2016,17:1321-1360.

[10] Nagueh SF, Smiseth OA, Appleton CP, et al. Recommendations for the evaluation of left ventricular diastolic function by echocardiography: an update from the American Society of Echocardiography and the European Association of Cardiovascular Imaging. J Am Soc Echocardiogr, 2016,29:277-314.

[11] Andersen OS, Smiseth OA, Dokainish H, et al.Estimaing left ventricular filling pressure by echocardiography. J Am Coll Cardiol, 2017,69:1937-1948.

[12] Lancellotti P, Galderisi M, Edvardsen T, et al. Echo-Doppler estimation of left ventricular filling pressure: results of the multicentre EACVI Euro-Filling study. Eur Heart J Cardiovasc Imaging, 2017,18:961-968.

[13] Machino-Ohtsuka T, Seo Y, Ishizu T, et al. Clinical utility of the 2016 ASE/EACVI recommendations for the evaluation of left ventricular diastolic function in the stratification of post-discharge prognosis in patients with acute heart failure. Eur Heart J Cardiovasc Imaging, 2019,20: 1129-1137.

[14] Torii Y, Kusunose K, Yamada H, et al. Updated left ventricular diastolic function recommendations and cardiovascular events in patients with heart failure hospitalization. J Am Soc Echocardiogr, 2019,32:1286-1297.e2.

[15] Sato K, Grant ADM, Negishi K, et al. Reliability of updated left ventricular diastolic function recommendations in predicting elevated left ventricular filling pressure and prognosis. Am Heart J, 2017,189:28-39.

[16] Nagueh SF, Abraham TP, Aurigemma GP, et al. Interob-server variability in applying American Society of Echo- cardiography/European Association of Cardiovascular Imaging 2016 guidelines for estimation of left ventricular filling pressure. Circ Cardiovasc Imaging, 2019,12:e008122.

[17] Yancy CW, Jessup M, Bozkurt B, et al. 2017 ACC/AHA/HFSA focused update of the 2013 ACCF/AHA guideline for the management of heart failure: a report of the American College of Cardiology/American Heart Association Task Force on Clinical Practice Guidelines and the Heart Failure Society of America. J Am Coll Cardiol, 2017,70:776-803.

[18] Almeida JG, Fontes-Carvalho R, Sampaio F, et al. Impact of the 2016 ASE/EACVI recommendations on the prevalence of diastolic dysfunction in the general population. Eur Heart J Cardiovasc Imaging, 2018,19:380-386.

[19] Oh JK, Miranda WR, Bird JG, et al. The 2016 diastolic function guideline: is it already time to revisit or revise them? J Am Coll Cardiol Cardiovasc Imaging,2020,13(1 part 2):327-335.

[20] Eichhorn EJ, Willard JE, Alvarez L, et al. Are contraction and relaxation coupled in patients with and without congestive heart failure? Circulation, 1992,85:2132-2139.

[21] DeVore AD, McNulty S, Alenezi F, et al. Impaired left ventricular global longitudinal strain in patients with heart failure with preserved ejection fraction: insights from the RELAX trial.Eur J Heart Fail, 2017,19:893-900.

[22] Yingchoncharoen T, Agarwal S, Popovic ZB, et al. Normal ranges of left ventricular strain: a meta-analysis. J Am Soc Echocardiogr, 2013,26:185-191.

[23] Singh A, Addetia K, Maffessanti F, et al. LA strain for categorization of LV diastolic dysfunction. JACC Cardiovasc Imaging, 2017,10:735-743.

[24] Hayashi T, Yamada S, Iwano H, et al. Left ventricular global strain for estimating relaxation and filling pressure—a multicenter study. Circ J, 2016,80:1163-1170.

[25] Cordero-Reyes AM, Youker K, Estep JD, et al. Molecular and cellular correlates of cardiac function in end-stage DCM: a study using speckle tracking echocardiography. JACC Cardiovasc Imaging, 2014,7:441-452.

[26] Wang J, Khoury DS, Thohan V, et al. Global diastolicstrain rate for the assessment of left ventricular relaxation and filling pressures. Circulation, 2007,115:1376-1383.

[27] Dokainish H, Sengupta R, Pillai M, et al. Usefulness of new diastolic strain and strain rate indexes for the estimation of left ventricular filling pressure. Am J Cardiol, 2008,101:1504-1509.

[28] Hoit BD. Assessment of left atrial function by echocardiography: novel insights. Curr Cardiol Rep, 2018,20:96.

[29] Miyoshi H, Oishi Y, Mizuguchi Y, et al. Association of left atrial reservoir function with left atrial structural remodeling related to left ventricular dysfunction in asymptomatic patients with

hypertension: evaluation by two-dimensional speckle-tracking echocardiography.Clin Exp Hypertens, 2015,37:155-165.

[30] Yoshida Y, Nakanishi K, Daimon M, et al. Alteration of cardiac performance and serum B-type natriuretic peptide level in healthy aging. J Am Coll Cardiol, 2019,74:1789-1800.

[31] Hayashi S, Yamada H, Bando M, et al. Optimal analysis of left atrial strain by speckle tracking echocardiography: P-wave versus R-wave trigger. Echocardiography, 2015,32:1241-1249.

[32] Cameli M, Lisi M, Mondillo S, et al. Left atrial longitudinal strain by speckle tracking echocardiography correlates well with left ventricular filling pressures in patients with heart failure. Cardiovasc Ultrasound, 2010,8:14.

[33] Sanchis L, Gabrielli L, Andrea R, et al. Left atrial dysfunction relates to symptom onset in patients with heart failure and preserved left ventricular ejection fraction. Eur Heart J Cardiovasc Imaging, 2015,16:62-67.

[34] Pathan F, D'Elia N, Nolan MT, et al. Normal ranges of left atrial strain by speckle-tracking echocardiography: a systematic review and meta-analysis. J Am Soc Echocardiogr, 2017,30:59-70.e8.

[35] Reddy YNV, Obokata M, Egbe A, et al. Left atrial strain and compliance in the diagnostic evaluation of heart failure with preserved ejection fraction. Eur J Heart Fail, 2019,21:891-900.

[36] Singh A, Medvedofsky D, Mediratta A, et al. Peak left atrial strain as a single measure for the non-invasive assessment of left ventricular filling pressures. Int J Cardiovasc Imaging, 2019,35:23-32.

[37] Inoue K, Khan FH, Remme EW, et al. Determinants of left atrial reservoir and pump strain and use of atrial strain for evaluation of left ventricular filling pressure. Eur Heart J Cardiovasc Imaging,2021.doi: 10.1093/ehjci/jeaa415. Online ahead of print.

[38] Kusunose K,Yamada N, Yamada H,et al. Association between right ventricular contractile function and cardiac events in isolated post-capillary and combined pre- and post-capillary pulmonary hypertension. J Card Fail, 2020,26:P43-P51.

[39] Omar AM,Vallabhajosyula S,Sengupta PP. Left ventricular twist and torsion:research observations and clinical applications.Circ Cardiovasc Imaging, 2015,8:e003029.

[40] Tanaka H, Oishi Y, Mizuguchi Y, et al. Contribution of the pericardium to left ventricular torsion and regional myocardial function in patients with total absence of the left pericardium. J Am Soc Echocardiogr, 2008,21:268-274.

[41] Notomi Y, Popovic ZB, Yamada H, et al. Ventricular untwisting: a temporal link between left ventricular relaxation and suction. Am J Physiol Heart Circ Physiol, 2008,294:H505-H513.

[42] Yamada H, Kusunose K, Nishio S, et al. Pre-load stress echocardiography for predicting the prognosis in mild heart failure. JACC Cardiovasc Imaging, 2014,7:641-649.

[43] Moreo A, Ambrosio G, De Chiara B, et al. Influence of myocardial fibrosis on left ventricular diastolic function: noninvasive assessment by cardiac magnetic resonance and echo. Circ Cardiovasc Imaging, 2009,2:437-443.

[44] Rommel KP, von Roeder M, Latuscynski K, et al. Extra-cellular volume fraction for characterization of patients with heart failure and preserved ejection fraction. J Am Coll Cardiol, 2016,67:1815-1825.

[45] Ishizu T, Seo Y, Kameda Y, et al. Left ventricular strain and transmural distribution of structural remodeling in hypertensive heart disease. Hypertension, 2014,63:500-506.

[46] Kusunose K, Zhang Y, Mazgalev TN, et al. Impact of vagal nerve stimulation on left atrial structure and function in a canine high-rate pacing model. Circ Heart Fail, 2014,7:320-326.

[47] Mele D, Fiorencis A, Chiodi E, et al. Polar plot maps by parametric strain echocardiography allow accurate evaluation of non-viable transmural scar tissue in ischaemic heart disease. Eur Heart J Cardiovasc Imaging, 2016,17:668-677.

[48] Tarascio M, Leo LA, Klersy C, et al. Speckle-tracking layer-specific analysis of myocardial deformation and evaluation of scar transmurality in chronic ischemic heart disease. J Am Soc Echocardiogr, 2017,30:667-675.

[49] Manganaro R,Marchetta S,Dulgheru R,et al. Correlation between non-invasive myocardial work indices and main parameters of systolic and diastolic function:results from the EACVI NORRE study. Eur Heart J Cardiovasc Imaging, 2020,21:533-541.

[50] Villemain O, Correia M, Mousseaux E, et al. Myocardial stiffness evaluation using noninvasive shear wave imaging in healthy and hypertrophic cardiomyopathic adults. JACC Cardiovasc Imaging, 2019,12:1135-1145.

[51] Russo C, Jin Z, Homma S, et al. LA phasic volumes and reservoir function in the elderly by real-time 3D echocardiography: normal values, prognostic significance, and clinical correlates. JACC Cardiovasc Imaging, 2017,10:976-985.

[52] Shin SH, Park MY, Oh WJ, et al. Left atrial volume is

apredictor of atrial fibrillation recurrence after catheter ablation. J Am Soc Echocardiogr, 2008,21:697-702.

[53] January CT, Wann LS, Calkins H, et al. 2019 AHA/ ACC/HRS focused update of the 2014 AHA/ACC/ HRS guideline for the management of patients with atrial fibrillation: a report of the American College of Cardiology/ American Heart Association Task Force on Clinical Practice Guidelines and the Heart Rhythm Society in collaboration with the Society of Thoracic Surgeons.Circulation, 2019,140:e125-e151.

[54] Motoki H,Negishi K,Kusunose K,et al. Global left atrial strain in the prediction of sinus rhythm maintenance after catheter ablation for atrial fibrillation.J Am Soc Echocardiogr, 2014,27:1184-1192.

[55] Kuppahally SS, Akoum N, Badger TJ, et al. Echocardiographic left atrial reverse remodeling after catheter ablation of atrial fibrillation is predicted by preablation delayed enhancement of left atrium by magnetic resonance imaging. Am Heart J, 2010,160:877-884.

[56] Loghin C, Karimzadehnajar K, Ekeruo IA, et al. Outcomeof pulmonary vein isolation ablation for paroxysmal atrial fibrillation: predictive role of left atrial mechanical dyssynchrony by speckle tracking echocardiography.J Interv Card Electrophysiol, 2014,39:7-15.

[57] Kawakami H, Ramkumar S, Nolan M, et al. Left atrial mechanical dispersion assessed by strain echocardiography as an independent predictor of new-onset atrial fibrillation: a case-control study. J Am Soc Echocardiogr, 2019,32:1268-1276.e3.

[58] Azemi T, Rabdiya VM, Ayirala SR, et al. Left atrial strain is reduced in patients with atrial fibrillation, stroke or TIA, and low risk CHADS(2) scores. J Am Soc Echocardiogr, 2012,25:1327-1332.

[59] Obokata M, Negishi K, Kurosawa K, et al. Left atrial strain provides incremental value for embolism risk stratification over CHA(2)DS(2)-VASc score and indicates prognostic impact in patients with atrial fibrillation. J Am Soc Echocardiogr, 2014,27:709-716.e4.

[60] Leung M, van Rosendael PJ, Abou R, et al. Left atrial function to identify patients with atrial fibrillation at high risk of stroke: new insights from a large registry. Eur Heart J, 2018,39:1416-1425.

[61] Hsu PC, Lee WH, Chu CY, et al. Prognostic role of left atrial strain and its combination index with transmitral E-wave velocity in patients with atrial fibrillation. Sci Rep, 2016,6:17318.

[62] Adler Y, Charron P, Imazio M, et al. 2015 ESC guidelines for the diagnosis and management of pericardial diseases: the Task Force for the Diagnosis and Management of Pericardial Diseases of the European Society of Cardiology (ESC)Endorsed by: the European Association for CardioThoracic Surgery (EACTS). Eur Heart J, 2015,36:2921-2964.

[63] Reuss CS, Wilansky SM, Lester SJ, et al. Using mitral 'annulus reversus' to diagnose constrictive pericarditis. Eur J Echocardiogr, 2009,10:372-375.

[64] Sengupta PP, Krishnamoorthy VK, Abhayaratna WP, et al. Disparate patterns of left ventricular mechanics differentiate constrictive pericarditis from restrictive cardiomyopathy. JACC Cardiovasc Imaging, 2008,1:29-38.

[65] Kusunose K, Dahiya A, Popovic ZB, et al. Biventricular mechanics in constrictive pericarditis comparison with restrictive cardiomyopathy and impact of pericardiectomy. Circ Cardiovasc Imaging, 2013,6:399-406.

[66] Negishi K, Popovic ZB, Negishi T, et al. Pericardiectomy is associated with improvement in longitudinal displacement of left ventricular free wall due to increased counterclockwise septal-to-lateral rotational displacement.J Am Soc Echocardiogr, 2015,28:1204-1213.e2.

[67] Motoki H, Alraies MC, Dahiya A,et al. Changes in left atrial mechanics following pericardiectomy for pericardial constriction. J Am Soc Echocardiogr, 2013,26:640-648.

[68] Yamada H, Tabata T, Jaffer SJ,et al.Clinical features of mixed physiology of constriction and restriction: Echo- cardiographic characteristics and clinical outcome. Eur J Echocardiogr, 2007,8(3):185-194

7

应变在瓣膜病中的应用

Zoran B. Popović

瓣膜病可被视为一种由负荷状态不良引起患者心功能不全、临床不适症状直至死亡的疾病模型。与心肌病的表现不同，心脏瓣膜病往往会出现左心室射血分数（left ventricular ejection fraction，LVEF）正常而左心室长轴功能下降 [可由左心室整体长轴应变（left ventricular global longitudinal strain，LVGLS）量化] 这样矛盾的情况。因此，为了理解应变在瓣膜病中的作用，需要了解负荷条件、左心室几何形状和心肌结构的变化在未影响 LVEF 时如何影响心肌形变（即应变）。

量化心肌形变的问题已在第 1 章讨论。简而言之，心肌形变是心脏收缩过程中发生的变化的总称。在临床实践中，形变是通过它的三个分量来量化的：长轴、环向和径向应变。虽然在工程学中也是通过测量三个剪切应变分量直接量化总的固体形变，但是临床实践中通常会忽略剪切（应变）或仅通过单一的扭力测量间接量化（总形变）[1]。虽然应变是一种局部现象，但是在临床实践中常用表示各局部（分段）平均值的单个整体数值来表示。应变可以在任何地方测量，包括非肌肉结构（即瓣膜、主动脉）；然而，本文重点关注 GLS，部分内容涉及右心室游离壁应变（right ventricular free wall strain，RVFWS）和右心室整体长轴应变（RVGLS）。

瓣膜病慢性负荷过重的生理学

主动脉狭窄（aortic stenosis，AS）是一种典型的压力负荷过重随时间累积导致左心室质量向心性增加的疾病，其血流动力学特点是高收缩压和接近正常的舒张压。在这种情况

下，心肌细胞直径增加导致左心室质量增大。应变等形变参数会因收缩应力的增加而有所降低。长期的主动脉狭窄还会导致心肌发生进行性纤维化替代。在疾病终末期，会出现左心室扩大、LVEF 降低，进而引发死亡。

二尖瓣反流（mitral regurgitation，MR）是一种典型的容量负荷过重疾病[2]。代偿期舒张期应力增加而收缩期应变正常或接近正常。在高前负荷的情况下，二尖瓣反流的特点是 LVEF 正常或偏高且形变参数正常。虽然二尖瓣反流患者的左心室质量增加，但其与心肌细胞直径的增加关系不大，而与心肌细胞长度的增加关系密切。尽管如此，终末期还是会出现左心室扩张和 LVEF 下降，进而引发死亡。

最后，主动脉瓣反流（aortic regurgitation，AR）会导致左心室压力和容量负荷同时过重[2]。因此，其射血参数的变化介于主动脉狭窄和二尖瓣反流之间。值得注意的是，主动脉瓣反流是心脏瓣膜病中左心室体积增长最大、质量增加最多的类型。同样，主动脉瓣反流也与其他心脏瓣膜病有最终的共同途径，即左心室持续扩张、LVEF 下降，进而引发死亡。

正常心脏中心肌细胞功能、心肌结构和心肌形变的相互作用

心肌结构决定心肌形变。在总形变中，特定构型的心肌细胞通常产生相似的单应变分量。总形变可能会随着变力状态和负荷条件的不同而变化，但在健康心脏中不同应变分量对总形变的相对贡献应当是不变的。然而，在瓣膜病中以上规律并不一定成立。

发生收缩时，心肌细胞通过在一个方向

上缩短长度而在另外两个垂直方向上增加宽度产生变形。然而，心肌细胞缩短长度相对较小（＜15%），但收缩引起的心壁增厚通常在40%左右。为了实现上述功能，心肌细胞形成了复杂的层状二级结构。各心肌细胞平行排列，每4个平行排列的心肌细胞为一层，从心内膜横贯至心外膜（排列方式类似于柴火架上的原木）（图7.1）。收缩期，层状结构中单个心肌细胞收缩（横截面积增大）心肌细胞排列方式改变，导致层状结构长度增加，厚度变薄，层状结构相对于心内膜表面的角度增加（见图7.1）。我们可以通过三个正交的正应变（即长轴、环向和径向）和三个剪切应变来测量以上变化导致的心肌形变。考虑到肌肉的相对不可压缩性并假设剪切力较低，三个线性应变之间相互依赖度很高，以至于我们只需要测量三个正应变中的两个，即可量化形变 [3]。

慢性负荷过重对心肌结构和功能的影响

经典理论认为，心脏负荷过重分为压力负荷过重和容量负荷过重。但是真实的负荷状况是这两种负荷过重的共同作用，并且在多种疾病的终末期会出现非常相似的收缩功能障碍、严重的左心室体积增大和左心室壁变薄。同样的经典理论认为，容量负荷过重会导致离心性左心室肥厚（左心室舒张期容积增加，室壁厚度相对不变），然而压力负荷过重会导致向心性左心室肥厚（左心室容积无变化或有微小变化，室壁厚度相对增加）。

关于压力负荷过重的实验研究表明，尽管厚度增加，但心肌结构似乎变化不大 [4-5]。这意味着，尽管单个心肌细胞变厚，但是跨壁心肌纤维方向与其在层状结构中的排列方式不变。

关于容量负荷过重的研究提供了更完整的数据。左心室舒张期的几何形状随时间逐步扩张，而跨壁心肌纤维方向似乎保持不

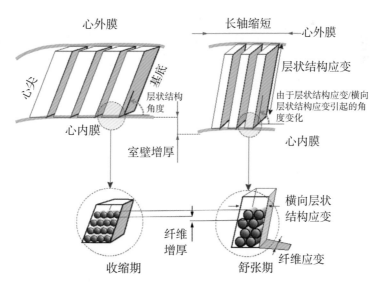

图 7.1 心肌结构和力学基础。（左图）舒张期：心肌细胞以类似于原木架中原木的排列方式分布在层状结构中，每个层状结构大约有4个心肌细胞厚。层状结构从心内膜横跨至心外膜，并形成一定角度。（右图）收缩期：心肌细胞的长度变短（即纤维应变为负），横截面变厚，导致心肌细胞在层状结构内重新排列，使层状结构变薄（横向层状结构应变为负）、层状结构应变延长（层状结构应变为正）和层状结构角度改变。纤维形变、层状结构形变和角度变化都会导致环向、长轴和径向应变程度不同的改变。层状结构拉伸和角度变化是心壁增厚（径向应变）的主要决定因素。层状结构角度变化和横向变薄导致长轴和短轴缩短（长轴和环向应变）

变[6]。为了适应过重的容量负荷，心肌细胞伸长使心肌纤维长度预计增加 15%，心肌细胞发生重排使层状结构长度预计增加 20% 而厚度变化不大。以上变化与左心室短轴直径的增加和长轴长度的增加（相对较小）有关。后两个变化导致心室形状趋近于球形。

上述变化发生在整个心脏。此外，在心脏底部，由于层状剪切的变化导致壁厚增加：层状结构发生重构并变得更垂直于左心室表面。这是与左心室扩张最相关的重构变化。左心室壁厚度的增加与横截面积的增加相匹配，用于适应更高的室壁应力（Laplace 定律）。心尖部的室壁厚度没有显著增加，这可能反映了心尖部较低的壁应力。

当容量负荷过重而重构的心脏收缩时，与对照状态相比，纤维应变、层状结构应变和横向层状结构应变的变化都很小。主要的区别是如果层状剪切应变增加，将加重左心室壁的增厚。因此，总而言之，在容量负荷过重的动物模型中，即使发生了心力衰竭，左心室总应变也不减少，且至少一个应变成分将增加[7]。

形变（应变）、射血分数、室壁厚度和左心室大小之间的关系

使用最广泛的形变参数是 GLS，而不是环向应变或径向应变，这是由实践性和生理学两方面原因造成的。与其他分量相比，计算 GLS 所需的数据更容易获取且测量噪声更小。其生理学原因是与其他应变成分相比，GLS 与 LVEF 的关联性较小。因此，在高血压等疾病状态下，即使 LVEF 和环向应变在正常范围内，整体长轴应变也可能是异常的[8]。

Stokke 等人最近提出的一个简洁的分析模型，用于解释 GLS 和 LVEF 分离。该模型基于 LVEF、形变（应变）和两种负荷过重状态的变化（室壁厚度增加表示压力负荷过重，左心室舒张期容量增加表示容量负荷过重[3]）之间的关系（图 7.2）。可将此关系简化为公式 1，假设肌肉不可压缩，量化中层室壁的应变，应变和 LVEF 使用分数表示：

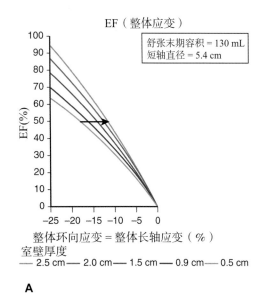

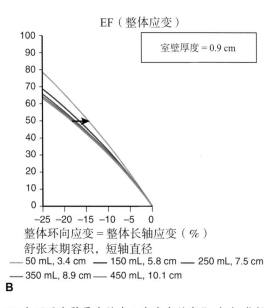

图 7.2 左室壁厚度和容积对整体长轴应变和 EF 的影响。EF 与不同室壁厚度的左心室应变的变化（A）或舒张末期容积（B）之间的关系。EF = 50% 处的水平箭头显示了室壁增厚或舒张末期容积降低时心肌缩短降低而 EF 保持不变的情况

公式 1：LVEF=1-

$$\dfrac{(Scirc+1)^2 \cdot (Slong+1) \cdot \left[r + \dfrac{wall^2}{2} \right] - wall \left(r + \dfrac{wall}{4} \right)}{r^2}$$

其中 Scirc 表示环向应变，Slong 表示长轴应变，r 表示左心室的半长轴（即舒张末期直径的二分之一）、wall 表示室壁厚度。环向应变和长轴应变必须为负值。这种关系说明了 GLS 比整体环向应变与 LVEF 关联性低的原因，以及 LVEF 正常的室壁肥厚但心腔较小的左心室容易出现 GLS 减低的原因（图 7.3）。

这种关系意味着：LVEF 相同时，与健康人相比，主动脉狭窄患者的 GLS 更低，二尖瓣反流患者的 GLS 更高。此外，以上两种疾病患者的 GLS 都可能降低，而对 EF 无明显影响。

存在瓣膜病时的"正常"应变？

如前所述，压力负荷过重降低 GLS，容量负荷过重增加 GLS。另一方面，慢性负荷过重使心肌结构发生如下变化：细胞外纤维化增加、肌节肌动蛋白亚型的变化[9]、左心室肌细胞直径增加。因此，有观点认为只有无创且即时移除瓣膜病变才能获得"正常的"应变。尽管如此，仍有一些数据可以帮助我们了解瓣膜病应变的正常情况。

表 7.1 显示 LVEF 正常的无症状瓣膜病患者的 GLS。主动脉狭窄的 GLS 最低，二尖瓣反流最高，主动脉反流介于二者之间。问题是它们与正常值相比如何？如第 1 章所述，不同类型的后处理软件的应变正常值是不同的，但多数 GLS 的正常值为：低于（绝对值）-16% 为异常，-16%~-18% 为临界值，高于 -18% 为正常。速度向量成像也是一种心内膜应变测量方法，因其独立于厂商，所以在大量临床研究中应用。该方法测得的平均值为 -19.8% 和 -17.3%[10]。以上发现与最初的猜测一致，即二尖瓣反流应变增加，主动脉狭窄应变减少，主动脉反流的应变略高于正常。

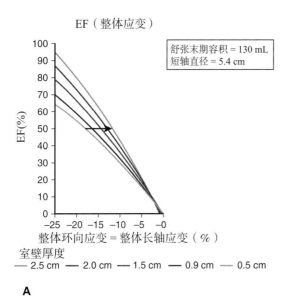

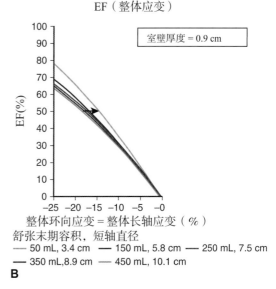

图 7.3 EF 与左心室整体环向应变和长轴应变的关系。（A）使用公式 1 的分析模型中，GLS 对 EF 的贡献是环向应变的一半。在压力负荷过重时，由于左心室壁较厚，维持 EF 所需的整体长轴应变和环向应变较小。（B）在容量负荷过重时，随着左心室容量的增大和室壁厚度的相对减小，维持 EF 需要更大的整体长轴应变和环向应变

表 7.1　EF 正常的无症状中重度瓣膜病患者的 GLS 值

疾病类型	病例 (n)	集中趋势测值	离散程度测值	作者
主动脉狭窄	1067	−16.2%（均数）	3.6（标准差）	Magne 等
主动脉狭窄	504	−16.1%（均数）	4.0（标准差）	Hudded 等
主动脉反流	1063	−19.5%（中位数）	−18.1 至 −21.2（25%~75% 百分位数）	Alashi 等
二尖瓣反流	737	−21.6%（均数）	2.0（标准差）	Mentias 等

为什么要评估瓣膜病的应变?

虽然 LVEF 被广泛用于心脏瓣膜病的临床决策，但其存在明显局限性。人们可以通过检验以下几个问题来评估应变测量在特定瓣膜疾病中的价值：应变能否预测运动能力？应变能否预测未来的手术需求？应变能否预测保守治疗或手术治疗的生存率？随着治疗的进行，应变改善了、没有变化还是恶化了？如果应变随着治疗而改善，这种改善是否消除了之前的风险？以下各节对其中一些问题进行了讨论和总结，但仍有许多工作要做。

主动脉狭窄

主动脉狭窄的动物模型

主动脉狭窄的应变已有诸多报道。胸主动脉束带（thoracic aortic banding，TAB）小鼠模型是一种成熟的心力衰竭动物模型，能够大致模拟主动脉狭窄的血流动力学特征：LVEF 以及环向应变和径向应变在开始时立即下降，然后在随访期因心肌间质纤维化和心肌细胞肥大而持续下降（图 7.4）[11]。

此模型提示我们：虽然血流动力学损害（即主动脉狭窄）是恒定的，但是主动脉狭窄的应变不是恒定的，而是随着时间降低的。尽管没有关于 GLS 的动物数据，但环向和径向应变都降低意味着 GLS 也会降低。

LVEF 正常的主动脉狭窄患者的应变

收缩功能正常的无症状瓣膜病患者（LVEF > 50%）的 GLS 在所有瓣膜病类型中最低（图 7.5）[12]，原因如下：

首先，Stokke 模型[3] 将 LVEF 正常的左心室肥厚（与主动脉狭窄相关）与降低的 GLS 联系起来。相反，LVEF 正常时环向应变通常也是正常的[12]。其次，收缩期应变属于射血参数，遵循经典的应力/应变规律。主动脉狭窄患者射血末期应力与 LVEF 的关系显示（图 7.6）[13]，较高的室壁应力与较低的 LVEF 相关。换言之，考虑到从定义上讲主动脉狭窄代表后负荷过重，应变有所下降应该是意料之中的。再次，主动脉狭窄与心肌特性的内在变化有关。图 7.6A 显示，很大一部分主动脉狭窄患者因后负荷增加而导致 LVEF 低于预期。根源是压力负荷过重引发的附加组织学变化，包括心肌细胞肥大[14] 和间质纤维化[11]。

Slimani 等人很好地描述了这些因素，他们评估了 101 例行主动脉瓣膜置换术（aortic valve replacement，AVR）患者的术中心肌组织学与应力应变关系（图 7.6）。作者已经表明，可以预测的是，较高的收缩末期应力会降低 GLS 和环向应变。然而，即使在校正后负荷后，GLS 和整体环向应变仍保持或低于正常下限。将校正应力后的 GLS 和整体环向应变与间质纤维化百分比绘制成散点图后，显示出明显的负相关关系：即与以前的工作一致，在校正收缩末期应力（end-systolic stress，ESS）后，发现组织学异常会导致 GLS 和整体环向应变出现过度下降[15]。

与 Stokke 模型一致，Slimani 等人的研究表明：与健康对照组相比，主动脉瓣膜置换术后的主动脉狭窄患者的左心室整体环向应变是正常的（−29% ± 5% vs. −30% ± 3%

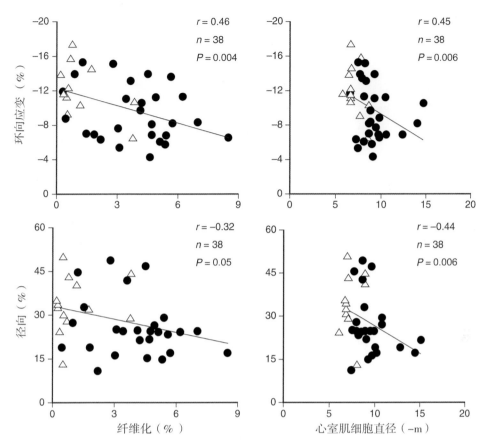

图7.4 肥大和纤维化对应变的影响。胸主动脉环扎术后小鼠（黑圈）和假手术后小鼠环向应变与径向应变（y轴）和纤维化百分比与心肌细胞直径（x轴）[11]

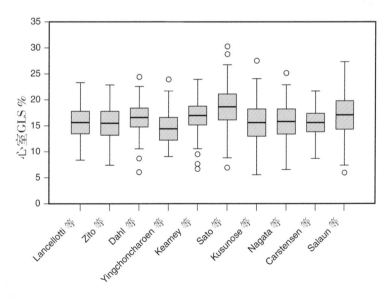

图7.5 主动脉狭窄患者左心室 GLS 的分布。异常值用圆圈表示。在所有瓣膜病中，主动脉狭窄患者的 GLS 最低（引自 Magne J, Cosyns B, Popescu BA, et al. Distribution and prognostic significance of left ventricular global longitudinal strain in asymptomatic significant aortic stenosis: an individual participant data meta-analysis. JACC Cardiovasc Imaging, 2019, 12:84−92.）

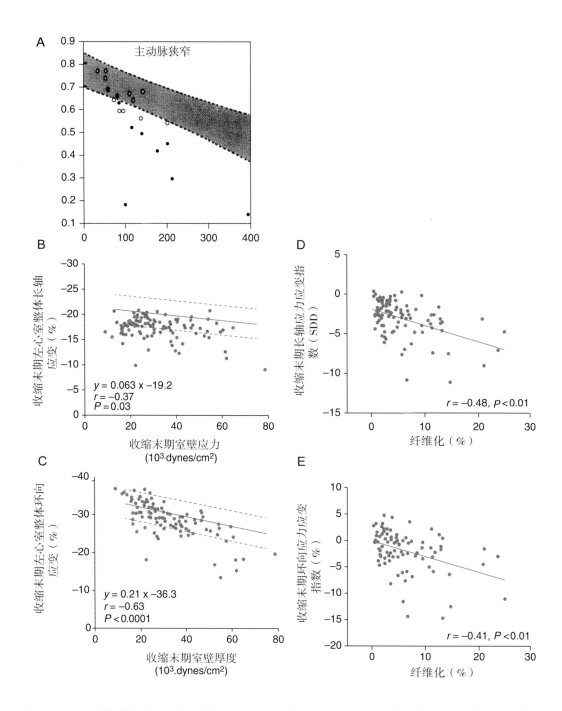

图 7.6 主动脉狭窄患者左心室射血末期应力与 EF 的关系。（A）主动脉狭窄患者左心室收缩末期应力与 EF 的关系。尽管应变和应力之间存在相关性，但许多患者低于应力校正后的 LVEF 的正常值下限[13]。（B，C）主动脉狭窄患者左心室收缩末期应力与整体长轴应变和整体环向应变的关系。与 EF 和收缩末期应力的关系类似，尽管应变和应力之间存在相关性，但许多患者低于应力校正后左心室整体环向应变和整体长轴应变的正常值下限。（D，E）应力校正后的左心室整体环向应变和整体长轴应变与心肌间质纤维化的关系[15]

对照组），而 GLS 是变差的（−17% ± 2% *vs.* −20% ± 2% 对照组）。

应变与主动脉狭窄严重程度

至少在理论上主动脉狭窄的严重程度应该与应变呈负相关。Ng 等人的研究表明主动脉狭窄越严重，应变就越低[16]。总之，在临床上主动脉狭窄患者左心室应变降低。狭窄持续时间越长，应变降低越多；严重程度越重，应变降低越多。

应变与主动脉狭窄手术需求预测

GLS 在预测主动脉狭窄手术需求方面的作用尚不清楚。最近的一项小规模研究结果显示在单因素分析中手术和 GLS 之间存在关联，但样本量相对较小[17]。左心室基底段长轴应变差的患者将来需要主动脉瓣膜置换术的概率更大。由于基底应变受损是淀粉样心脏病的一个特征，而淀粉样心脏病与主动脉狭窄相关，所以这可能是一个重要的混杂因素。需要进一步研究来明确以上发现。

应变与主动脉狭窄生存率

主动脉狭窄的应变能够预测其临床结局。上文已经提到的一项关于 LVEF 正常的无症状主动脉狭窄患者的 meta 分析中，控制了其他临床参数后，应变被证明与生存率有关（表 7.2）。Kusunose 等人的研究结果也显示，在收缩功能正常（LVEF > 50%）的中度至重度主动脉狭窄患者中，GLS 能够独立于临床因素与手术情况预测结局[18]。还有研究表明，当控制脑钠肽（brain natriuretic peptide，BNP）[19]、运动能力[20]和主动脉瓣－动脉阻抗[21]时，长轴应变与生存率相关。生存率和应变之间的关系是非线性的，当 GLS 差于 −17% 时，死亡率可能会急剧增加（主旨插图 7.1）。最近一项个体患者的 meta 分析研究结果显示，选择 −14.7% 为的最佳界值（图 7.7A），对于 EF ≥ 60% 的患者也有预后价值（图 7.7B）。

应变与主动脉狭窄纠正

纠正主动脉狭窄能够改善 GLS，即使在 LVEF 没有增加时也是如此[15,24]。不同研究报道的增加值有差异。Slimani 等人的研究显示 GLS 从 −17% ± 2% 增加到 −18% ± 3%[15]，而 Kafa 等人的研究报道 GLS 从 −14.8% ± 4% 到 −17.2% ± 3%[24]。根据我们的经验，

表 7.2　各类型瓣膜病全因死亡的多因素校正后的 Cox 模型风险比

疾病类型	参考文献	例数	EF > 50%	临床症状	均数/中位数	SD/25%~75%区间	风险比	95%CI	单位
主动脉狭窄	Magne 等	1067	是	无	−16.2%（均数）	3.6（SD）	2.62	1.66~4.13	以 −14.7% 划分为两组
主动脉狭窄	Hudded 等	504	是	无	−16.1%（均数）	4.0（SD）	1.12	1.07~1.16	每增加 1%
主动脉狭窄	Kusunose 等	395	是	有	−14.8%（中位数）	−12.1 至 −17.2（25%~75%）	1.05	1.03~1.07	每增加 1%
主动脉狭窄	Ng 等	688	否	有	−15.8%（均数）	3.1（SD）	1.2	1.12~1.28	每增加 1%
主动脉反流	Alashi 等	1063	是	无	−19.5%（中位数）	−18.1 至 −21.2（25%~75%）	1.11	1.04~1.19	每增加 1%
二尖瓣反流	Mentias 等	737	是	无	−21.6%（均数）	2.0（SD）	1.6	1.47~1.73	每增加 1%

CI：可信区间；EF：射血分数；SD：标准差

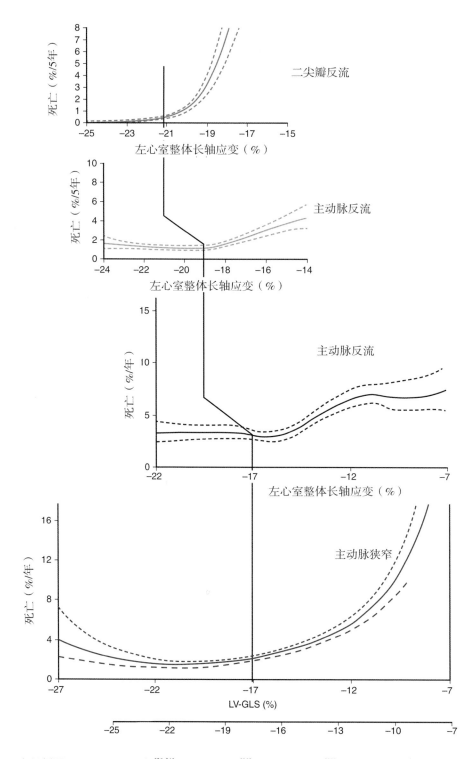

主旨插图7.1　主动脉狭窄[20-21]、主动脉反流[22]和二尖瓣反流[23]患者的左心室长轴应变（x轴）和死亡风险（以死亡百分比／年或死亡百分比／5年表示）。请注意，在所有瓣膜疾病中，相关关系都是非线性的；都有一个相对平坦的初始部分，而后斜率增加，异常应变值增多。然而，转折点在不同的疾病状态下有所不同。垂直线连接了各相应转折点。有关详细信息，请参阅内文

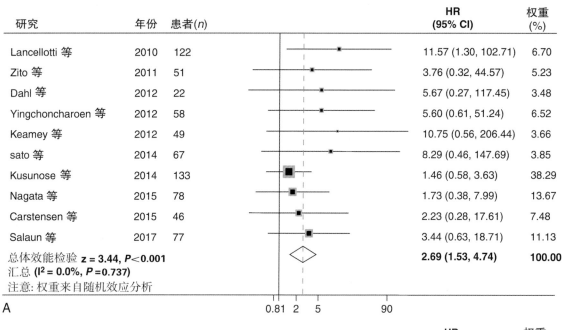

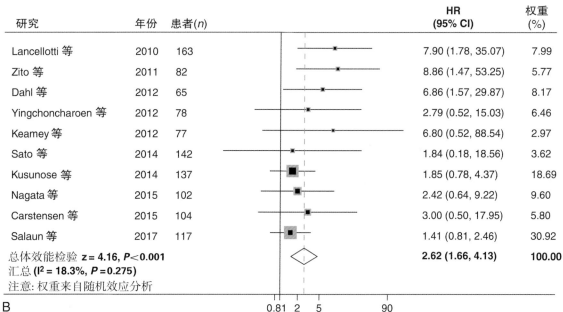

图 7.7 左心功能受损对主动脉狭窄患者病死率的影响。GLS 受损（即差于 -14.7%）对整个队列（A）和 LVEF ≥ 60% 患者（B）的死亡率的合并效应森林图[12]。CI：可信区间；HR：风险比

主动脉狭窄患者接受经导管主动脉瓣膜置换术（transcatheter aortic valve replacement，TAVR）后 GLS 的增加可能存在两个阶段：①早期反映狭窄解除的直接物理学变化；②随后反映心室功能恢复（图 7.8）[25]。Hess 等人的

研究显示与恢复过程相匹配的心肌细胞直径正常化，该恢复过程包括短期内心肌功能的改善以及较缓慢的纤维化逆转（对应心室重构逆转）[26]。有趣的是，主动脉瓣膜置换术后患者的左心室整体环向应变似乎没有变化。

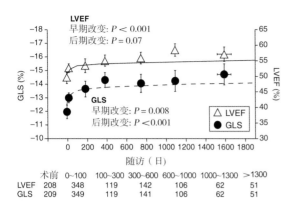

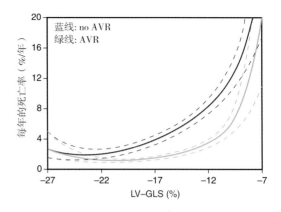

图 7.8 经导管主动脉瓣置换术后 GLS 和射血分数的变化。早期应变快速改善，后期改善减缓。LVEF：左心室射血分数；GLS：整体长轴应变

图 7.9 主动脉狭窄患者行主动脉瓣置换术后应变与临床结局的关系。主动脉瓣置换术（绿线）使应变与死亡的相关曲线下移，但并未消除其影响（引自 Huded CP, Masri A, Kusunose K, et al. Outcomes in asymptomatic severe aortic stenosis with preserved ejection fraction undergoing rest and treadmill stress echocardiography. J Am Heart Assoc, 2018, 7:e007880.）

主动脉狭窄主动脉瓣置换术后应变和生存率

主动脉瓣置换术后应变与生存率相关[24]。随访 GLS 异常时，多因素分析结果显示 GLS 值与死亡密切相关（时间相关协变量风险比为 2.76；95% 可信区间为 1.40~5.45；$P = 0.003$）。图 7.9 说明了行主动脉瓣置换术对主动脉狭窄的应变与生存率之间关系的影响。主动脉瓣置换术使上述相关曲线下移，但不会消除其影响[20]。

总之，在其他方面健康的主动脉狭窄患者的 GLS 可能会降低，且主动脉狭窄越重下降越多。换言之，主动脉狭窄中的"正常"GLS 与没有主动脉狭窄的"正常"GLS 不同。但是，如果 GLS 的降低与主动脉狭窄的严重程度不成比例，即使没有症状且运动能力正常，未来可能也需要行主动脉瓣置换术。不仅如此，应变不仅是手术需要的标志，还是死亡风险的标志。尽管与未手术的对照组相比，主动脉瓣置换术降低了死亡风险，然而在接受主动脉瓣置换术后，术前 GLS 异常的受试者的死亡风险仍是较高的（相对于正常人）。手术后预计 GLS 会有所改善，但这种改善需要一些时间。如果改善不完全，GLS 仍然是全因死亡的独立风险因素。

二尖瓣反流

二尖瓣反流动物模型的应变

尽管在单纯二尖瓣反流动物模型中缺乏有关应变的数据，但二尖瓣反流引起的结构和功能变化是众所周知的（图 7.10）。二尖瓣反流导致左心室不断增大。另一方面，LVEF 先是急性期增加，然后是持续不断的下降[27]。以上发现与临床实践中的观察一致[28]。左心室结构和功能的变化最终会导致运动能力下降甚至死亡。在二尖瓣反流动物模型中，LVEF 短暂升高而后逐渐下降的现象，与临床观察一致。据此可推测二尖瓣反流代偿期的应变可能保持或高于正常。随后出现的 LVEF 持续下降，预示着左心室功能障碍[29]和死亡。

CarlHall 等[30]评估了成年绵羊在诱导中度二尖瓣反流 12 周后（瓣口面积 0.1~0.2 cm²；绵羊的体重与人的体重相当）的应变变化，这项研究的数据可能是关于实验性二尖瓣反流诱导后心肌形变的最佳数据之一。二尖瓣反流使舒张末期容积指数（end-diastolic volume index，EDVI）增加 17%，收缩功能参数无明

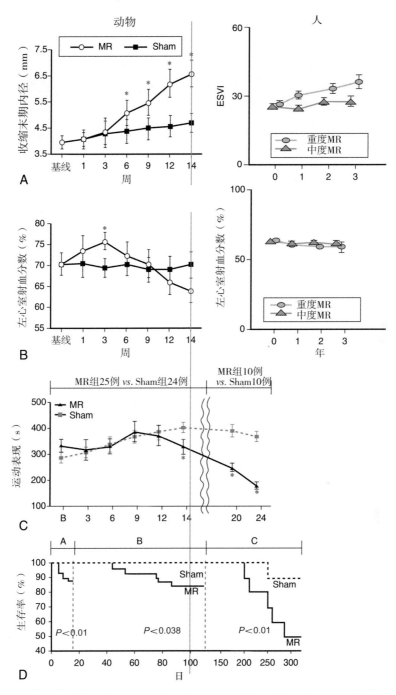

图 7.10 二尖瓣反流对左心室重构（A）、射血分数（B）、运动能力（C）和死亡（D）的影响。结果来自动物模型（左栏）和临床研究（右栏）[28]。MR：二尖瓣反流；Sham：对照组

显变化，同诱导后观察时间较短，和中度二尖瓣反流相一致。作者还使用了一个略有不同的应变定义，他们提到的应变参考点不是收缩末期，而是在二尖瓣流入开始时的左心室容量最小时。结果显示，在左心室侧壁和前壁测量到的长轴应变显著增加，而任何其他应变分量没有变化。LVEF 的增加也不显著。以上数据表明，在二尖瓣反流中，起始阶段的

GLS 甚至在 LVEF 增加之前就已经明显升高。

LVEF 正常的无症状二尖瓣反流的应变

二尖瓣反流是一种容量负荷过重的疾病。考虑到 Starling 机制，应变可能会增加，特别是二尖瓣反流伴后负荷不增加[31]或略有减少时。事实上，在临床实践中已经观察到以上情况。同样有趣的是，与其他瓣膜病相比，二尖瓣反流的 GLS 变异度更小（即标准差更小）（见表 7.1）。换句话说，在心功能尚正常时，若应变未升高，则与严重的二尖瓣反流不相匹配。

值得注意的是，二尖瓣反流时的后负荷是正常、减少还是增加取决于二尖瓣反流的阶段，非常复杂。只要左心室保持正常大小，二尖瓣反流的后负荷不会增加。然而，当左心室收缩末期容积随着二尖瓣反流的进展而增大时，收缩末期应力增加[28]。在终末期，二尖瓣反流的前负荷和后负荷都会增加[29,31]。重要的是，随着疾病的发展，二尖瓣反流患者的高应力最终可能"消失"（见主旨插图 7.1）。

二尖瓣反流的应变与运动

最近的数据显示，静息左心室受损与运动能力下降有关（图 7.11）[32]。有趣的是，这种关系似乎是非线性的。左心室 GLS 差于 −20% 的患者的运动能力几乎总是降低。与此相反，左心室 GLS 好于 −20% 的患者的运动能力可能正常，也可能下降。以上数据表明，左心室 GLS 降低的患者运动能力异常，而左心室 GLS 正常的患者运动能力可能正常，也可能异常。这些发现似乎表明，运动能力取决于多种因素，静息时的左心功能只是其中之一。

应变与二尖瓣反流手术需求预测

考虑到早期的动物研究结果，可以认为 GLS 的降低预示着需要手术，事实也确实如此[33]。在 196 例、LVEF 正常的无症状二尖瓣反流患者中，有 88 例患者在随访期间接受了二尖瓣手术。每增加 1 个单位的 GLS，未

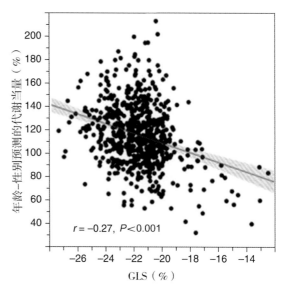

图 7.11　二尖瓣反流的运动能力和应变。GLS 降低的患者的运动能力几乎总是降低。与此相反，GLS 正常的患者运动能力差异很大。这表明 GLS 正常是运动能力正常的必要不充分条件

来需要进行二尖瓣反流手术的概率增加 11%（多因素分析，HR 1.1，95%CI 1.02~1.20）。即使在校正其他静息和应力参数后（包括峰值应力下的右室收缩压），应变的作用也是显著的。

原发性重度二尖瓣反流的应变和生存率

在一项包含 737 例无症状且 LVEF（＞60%）正常的 3 度以上二尖瓣反流患者中，GLS 能够独立于包括运动在内的其他因素预测生存率[23]。事实上，当以应变值的中位数进行二分类分析时，GLS 可以预测临床结局，而运动提供了额外的信息，特别是对应变降低的人群来说（图 7.12）。应变对生存率的影响是非线性的，当 GLS 差于 −21% 时，死亡率急剧上升（主旨插图 7.1）。值得一提的是，与运动测试相比，测量 GLS 几乎是无风险的，而且考虑到所有标准的现代超声心动图仪都配备了应变组件，测量应变也不会带来额外的成本。

应变与二尖瓣反流手术治疗后的结局预测

手术治疗二尖瓣反流有两个目的。第一

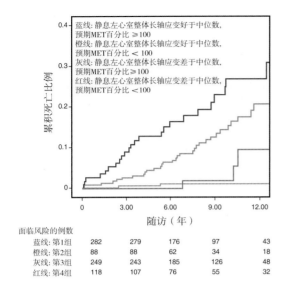

图 7.12 左心室应变、运动能力和二尖瓣反流的结局。长期死亡率在 GLS 好于中位数和 ＞ 100% 年龄 / 性别预测的代谢当量（metabolic equivalent，MET）的亚组中最低（0.7%），而在 GLS 差于中位数和 ＜ 100% 年龄 / 性别预测的 MET 的亚组中最高（20%）。维持一定的运动能力可以减轻应变受损的影响。第 1 组，静息 GLS 好于中位数，预期 MET ≥ 100%；第 2 组，静息 GLS 好于中位数，预期 MET ＜ 100%；第 3 组，静息 GLS 差于中位数，预期 MET ≥ 100%；第 4 组，静息 GLS 差于中位数，预期 MET ＜ 100%

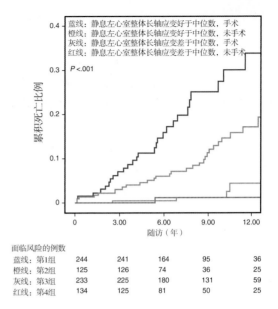

图 7.13 二尖瓣反流的左心室应变和内科及外科治疗结局。GLS 好于中位数的亚组的长期死亡率最低，且手术组和非手术组相似。GLS 差于中位数的未行二尖瓣手术组的死亡率最高（20%）。第 1 组，静息 GLS 好于中位数并进行手术；第 2 组，静息 GLS 好于中位数并未进行手术；第 3 组，静息 GLS 差于中位数并进行手术；第 4 组，静息 GLS 差于中位数并未进行手术

个是在不损害左心室收缩功能的情况下恢复正常的血流动力学；第二个是提高生存率[34]。了解这些目标是否可以通过手术实现，对于术前决策非常重要。左心室应变能够提供判断手术和非手术预后的线索（图 7.13）。

Alashi 等研究了 448 例接受二尖瓣手术的二尖瓣反流患者（其中 92% 行二尖瓣修复），并进行了超声心动图随访[34]。在本研究中，患者的 LVEF 从术前的 62% 下降到术后的 52%，降幅非常显著。在多因素模型中，基线 GLS 对术后 1 年的 LVEF 有很强的预测性 [优势比（odds ratio，OR）为 1.22，95%CI 1.11~1.34]。此外，在多因素 Cox 模型中，术前 GLS 是全因死亡率的独立预测因子（HR 1.17，95%CI 1.08~1.27）。

Hiemstra 等人进一步证实了以上数据，593 例接受二尖瓣手术的二尖瓣反流患者（其中 98% 行二尖瓣修复），GLS 是多因素 Cox 模型中的独立预测因子（HR 1.13，95%CI 1.06~1.21）；这是除年龄外唯一的多因素生存预测因子。换言之，GLS 对于术前决策很重要。

二尖瓣修复术后的应变

众所周知，二尖瓣反流手术矫正后可能会发生 LVEF 降低和临床相关的左心室收缩功能障碍。术前左心室功能参数（包括整体长轴应变）变差可能与术后 LVEF 下降有关[34]。然而，令人惊讶的是，我们对二尖瓣修复术后的应变值知之甚少。在 62 例接受二尖瓣修复术的孤立性慢性重度二尖瓣狭窄患者中，使用一种现已过时的组织多普勒成像方法，测量了二尖瓣手术后收缩期长轴峰值应

变率，这是现有最好的数据[35]。作者认为术后应变率与 EF 的关系是：术前 EF 较高的患者术后应变率较高。术后应变率下降，其下降基本上与 EF 无关。最后，在降低之后，应变率和 EF 不会再提高。

总之，在其他方面健康的二尖瓣反流患者中，可以预期 GLS 升高（即二尖瓣反流中的"正常"GLS 同没有二尖瓣反流的"正常"GLS 并不相同）。即使 GLS 下降到其他情况下认为是"正常"的水平，也表明运动能力下降，即使没有任何症状或其他风险增加的指标，未来也可能需要二尖瓣修复术。GLS 的下降也是全因死亡风险增加的标志。术前 GLS 仍是一个强有力的预测指标，即使在 MV 修复后也是如此。然而，二尖瓣修复术后 GLS 的临床意义尚不清楚。

主动脉瓣反流

基础生理学和动物数据

主动脉反流的基本生理学是众所周知的[36]。在犬模型中建立主动脉反流导致左心室早期扩张，这与舒张末期应力的大量增加和收缩末期应力的轻度增加（与主动脉反流的混合负荷过重生理学一致）、离心性左心室肥大的发展和正常或接近正常 LVEF 相关[36-37]。根据 Stokke 等人的分析模型，我们可以预测，如果 LVEF 没有减少，随着左心室容积的增加，形变 [即整体和（或）环向应变] 会增加。

现有的主动脉反流动物模型中有关应变的数据有限。为了评估卡维地洛（Carvedilol）的疗效，Eriksen 等人[38] 测量了一系列主动脉反流大鼠的环向应变（图 7.14）。此研究得到了阴性结果，与其他动物数据相比，左心室短轴缩短率（即 LVEF 的替代指标）迅速大幅下降。此研究与本文所述主动脉反流应变相关，因为其结果表明左心室短轴缩短率的下降伴随着类似的环向应变的平行下降。

左心室内径出现了预期的增加（见图 7.14）。短轴缩短率（几乎等同于 LVEF）突然下降的原因可能是由于模型的急性特征突然诱导了大量的反流。正如 Stokke 模型所预测的那样，左心室环向应变和缩短率平行降低。

LVEF 正常的无症状主动脉瓣反流

大部分 LVEF 正常且无严重左心室扩张的无症状主动脉反流患者的 GLS 较正常人略升高[22]。小部分左心室环向应变没有变化[39]。与此相关的是，最终出现症状的无症状主动脉反流患者，与仍无症状的患者相比，首次就诊时 GLS 和整体环向应变均降低[40]。

不同程度主动脉瓣反流的应变

主动脉反流的恶化本身导致 GLS 和整体环向应变的轻微下降[39]，这可能反映了在假设 LVEF 没有下降的情况下，左心室直径的增加导致形变增加。

主动脉反流消除对 GLS 的影响

消除主动脉反流可能导致 LVEF 立即下降。最近一项对 865 例接受主动脉瓣手术患者的研究显示，LVEF 从术前的 57% ± 14% 下降到出院时的 48% ± 6.9%[22]。考虑到前负荷突然减少，这种术后 LVEF 的下降是已知且符合预期的。有趣的是，在 3 到 12 个月的随访中，尽管 LVEF 相近，但 GLS 仍然比手术前差得多，也低于健康受试者的预期（术前 −19.3% vs. 随访时 −16.5%）。这提示可能存在主动脉反流引起的以纤维化增多为特征的残存组织学改变，其相对百分比被心肌细胞肥大的退化而掩盖[26]。

GLS 作为主动脉瓣膜置换术需求的预测指标

与二尖瓣反流类似，主动脉反流中 GLS 受损可能是未来需要进行主动脉瓣手术的预测指标。在一项包含 159 例无症状严重主动脉反流且不在指南推荐之列的瓣膜手术 I 级指征的患者中，50 例患者最终需要主动脉瓣手术。即使在控制了包括运动反应参数在内的其他临床和超声心动图因素后，静息 GLS

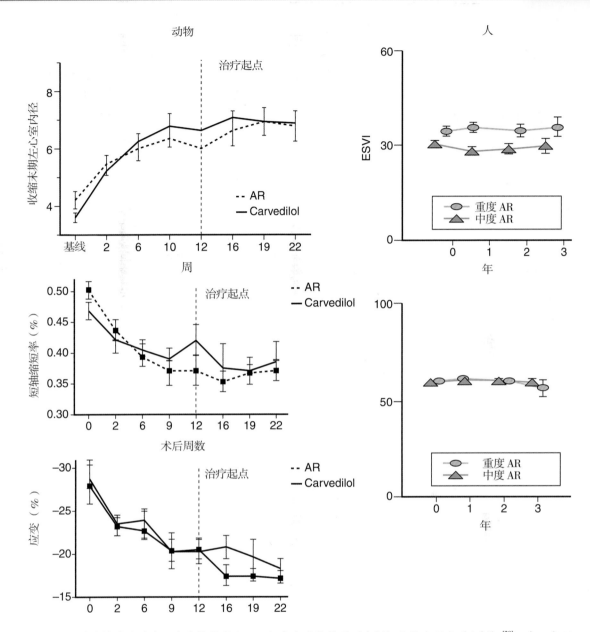

图 7.14　主动脉瓣反流对左心室重构的影响。证据来自动物模型（左栏）和临床研究（右栏）[28]。左心室环向应变和短轴缩短率平行下降。AR：主动脉反流；Carvedilol：卡维地洛

仍预示着未来对 AVR 的需求（HR 1.64，95%CI 1.19~2.26）[41]。

GLS 预测生存率

最近一项对 1063 例患者的研究阐明了这些问题 [42]。尽管胸外科医师学会（Society of Thoracic Surgeons，STS）评分、主动脉瓣手术、收缩期左心室内径和收缩期右心室压力都是强有力的预测因子，但多因素分析结果显示，GLS 仍然是一个显著的预测因子，GLS 每降低 1%，全因死亡率就增加 11%（HR 1.11，95%CI 1.04~1.19）。死亡风险百分比的限制性样条分析进一步详细表明了死亡风险与应变的相关性。可以看到 GLS 和死亡风险之间的非线性关系，一旦 GLS 下降到 -19.5% 以下，

死亡风险就会急剧增加（见主旨插图 7.1）。然而，根据是否行主动脉瓣手术对患者进行分层后，以每年死亡人数的绝对值计算的死亡风险要低得多（图 7.15）。换言之，术前 GLS 的测量与死亡风险是相关的，但在主动脉瓣手术后就不那么重要了。

来自同一组的其他分析进一步说明了 GLS 的价值[22]。作者观察了一组在 3~12 个月随访中有应变数据的患者。结果表明，几乎所有患者术后 GLS 都持续下降（见前文），并且 GLS 下降的程度可以预测术后生存率。然而，GLS 下降只有在超过 5% 时才影响生存率。较大的 GLS 下降表明心肌结构或功能正在持续恶化。

总之，在其他方面健康的主动脉反流患者 GLS 可能轻微增加（即主动脉反流中的"正常" GLS 与没有主动脉反流的"正常" GLS 是不同的）。然而，如果 GLS 从稍高的水平开始下降，即使没有症状且运动能力正常，甚至当左室 GLS 保持在"正常"范围内，将来也可能需要主动脉瓣膜置换术。主动脉反流患者中 GLS 受损 > 5% 是死亡风险的标志。尽管与未手术的对照组相比，主动脉瓣置换术降低了死亡风险，然而在接受主动脉瓣置换术后，术前 GLS 异常的受试者的死亡风险也相对较高。

主动脉反流、二尖瓣反流和主动脉狭窄应变界值的理解

主旨插图 7.1 总结了 GLS 对主动脉反流、二尖瓣反流和主动脉狭窄患者生存率的影响。巧合的是，所有这些研究的数据都是由相同的应变软件获得的，因此提高了数据可靠性。在该图中，反映研究期间死亡百分比与左室 GLS 值之间关系的曲线是使用限制性样条方法构建的。从这幅图中可以看出两点：首先，尽管单位左室 GLS 变化产生的主动脉狭窄、主动脉反流和二尖瓣反流风险比相似（二尖瓣反流的值偏高），但给定 GLS 值的实际死亡率有很大差异。这是因为 Cox 模型不受预测因子平均值（即左室 GLS）的影响，而是受预测因子的单位变化对生存率的影响。风险比为 1.1 意味着在 GLS 每改变 1 个单位，死亡风险增加 10%，主动脉狭窄的单位变化可能从 −17% 到 −16%，二尖瓣反流的单位变化可能从 −22% 到 −21%；但两种情况下的风险比是相同的。

其次，在三种瓣膜病中，生存率与左室 GLS 的关系均呈非线性。在所有三种疾病状态中都可以找到一个 GLS 的界值，主动脉狭窄中的界值似乎是最低的（约 −17%），其次是主动脉反流（约 −19%），最后是二尖瓣反流（约 −21%）。以上发现表明 GLS 达到某一阈值之前，收缩功能得以保留，因此不影响生存率。然而，GLS 一旦突破某一阈值，

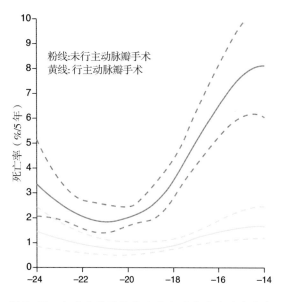

图 7.15 主动脉瓣置换术治疗主动脉反流后应变与临床结局的关系。行主动脉瓣手术组（黄线）的相关性降低（引自 Alashi A, Khullar T, Mentias A, et al. Long-term outcomes after aortic valve surgery in patients with asymptomatic chronic aortic regurgitation and preserved LVEF: impact of baseline and follow-up global longitudinal strain. JACC Cardiovasc Imaging, 2020, 13:12−21.）

收缩功能障碍开始降低生存率。这些是非常有趣的发现，需要进一步的研究证实。

图 7.9 和图 7.15 说明了手术对主动脉狭窄[20] 和主动脉反流[22] 患者应变和存活率之间关系的影响。可以看出，手术没有消除而是降低了术前应变和术后生存率的相关性。

瓣膜病的右心室长轴应变

到目前为止，我们仅讨论了左心室应变，左室 GLS 是本文的重点。值得注意的是，所有的瓣膜病几乎都影响右心室。这可能是左右心室之间的相互联系和作用引起的，或者更重要的是，因为肺动脉压力的升高。虽然右心功能长期以来一直被认为具有临床价值，但右心室功能的超声心动图指标却因准确性问题而并未得到重视。

这就使右心室应变测量变得很重要。另一个实际原因是，右心室长轴应变非常容易获得。为了获得右心室 GLS，只需要一个心尖四腔切面，但最好是一个专用的右心室四腔切面。在该切面上，可以获得游离壁右心室长轴应变或右心室 GLS。

关于瓣膜病中右心室游离壁或右心室 GLS 的数据很少。我们评估了其对二尖瓣反流或主动脉反流患者瓣膜手术的预后价值。

我们发现无症状二尖瓣反流患者右心室游离壁（right ventricular free-wall strain，RVFWS）应变为 $-19.8\% \pm 3.4\%$。收缩期 RVFWS 的唯一独立预测因子是左室 GLS，提示心室间相互作用。有趣的是，RVFWS 与二尖瓣反流的严重程度无关。虽然 RVFWS 能够预测未来二尖瓣手术的需要，但在只包括静息状态变量的多因素模型中，当包含运动中收缩期右心室压力时，RVFWS 就不再有显著意义了。目前还没有很好的数据来评估右心室应变在预测二尖瓣反流全因死亡率中的价值。

主动脉反流时的右心室应变（$-20.4\% \pm 3.5\%$）比二尖反流时稍上升。此时，RVFWS 是进行

主动脉瓣膜手术的重要预测因子（HR 1.19，95%CI 1.05~1.35），即使在纳入运动中收缩期右心室压力后也是如此。同样，目前还没有数据来评估右心室应变在预测主动脉反流全因死亡率方面的价值。

关于右心室应变测量在主动脉狭窄中价值的数据非常有限。Tadic 等人发现，在 LVEF 正常的主动脉狭窄中，右室 GLS 和 RVFWS 随主动脉狭窄严重程度的加重而降低，RVFWS 为 $-20.3\% \pm 2.7\%$[43]。最后，Dahou 等人研究了低流量、低梯度和低 LVEF 时的 RVFWS。在这种情况下，RVFWS 为 $-17.4\% \pm 5.5\%$，预测生存率的界值为 -13%[44]。

在所分析的三种瓣膜病中比较 RVFWS 的价值是有意义的。与左室 GLS 相比，RVFWS 在所有瓣膜病中都是相似的。这可能意味着决定瓣膜疾病右心室功能的主要因素是肺循环，而不是与左心室力学相关的因素。

与右心室负荷过重相关的疾病：二尖瓣狭窄、三尖瓣反流、肺动脉反流和狭窄

与左心室类似，右心室可能同时发生压力和容量负荷过重，但是有两个很大的不同。第一，与左心室相反，右心室对压力负荷过重的反应是容积增加，而不是向心性肥大。第二，任何类型的右心室负荷过重都会影响左心室功能。右心室负荷过重的原因很有意思：它不是源于收缩后负荷的增加（如左心室），而是源于舒张负荷减少。跨壁压差降低使室间隔舒张期曲率变平[45]，并反过来导致室间隔前负荷降低，且间隔对心输出量的贡献减小。值得注意的是，舒张期曲率变平可能有不同的原因，可由右心室容量负荷过重导致左心室负荷降低引起的跨室壁舒张压降低[45] 或右心室压力负荷过重引起。我们已经证实，肺动脉高压导致包括右心室 GLS 在内的右室射血参数降低[46]。特别是肺动脉

（pulmonary artery，PA）高压不仅影响右心室游离壁，而且由于心室的相互作用也影响间隔[46]。值得注意的是，右心室侧壁通常不受右心室压力负荷过重的影响[46]。

二尖瓣狭窄

二尖瓣狭窄时左心室前负荷降低，从这个意义上说，除非血流动力学有其他变化，否则二尖瓣狭窄不会损害左室心肌。从理论上讲，前负荷越低，左心室射血参数（包括 GLS）越小和左心室体积也越小。值得注意的是，在右心瓣膜疾病中，左心室射血功能也可能出现类似的下降，因为其也能导致每搏量减少。二尖瓣狭窄的主要血流动力学异常是肺动脉压力升高，可能导致右心室压力负荷过重。在这种情况下，与右心室负荷过重的疾病类似，右心室收缩应变可能发生异常。

二尖瓣狭窄患者右心室或左心室应变值缺乏高质量研究数据。原因之一是，在发达国家孤立的风湿性二尖瓣狭窄发病率很低，而二尖瓣狭窄持续存在的地方往往缺乏高质量的医疗设备和现代的医疗技术。发达国家的二尖瓣狭窄通常是退行性的，常伴有其他并发症，包括主动脉狭窄[47]。

在两项小型研究中，经皮二尖瓣成形术（percutaneous mitral valvuloplasty，PMV）后能够立即改善 RVFWS[48-49]并在 3 个月的随访中进一步改善到正常值[48]。这两项研究也记录了左室 GLS 在介入术后微小但显著的改善（图 7.16）[48,50]。类似地，经皮二尖瓣成形术能够立即改善左心房应变[51]。但是，这些数据的意义尚不清楚，因为除了一项只有 7 例患者达到全因死亡终点的小型回顾性研究[50]，没有更多的关于二尖瓣狭窄手术治疗前后右心室或左心室 GLS 预测价值的数据。此外，没有关于应变对退行性二尖瓣狭窄的影响的数据。尽管潜在的界值还不清楚，人们仍然可

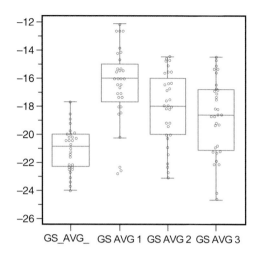

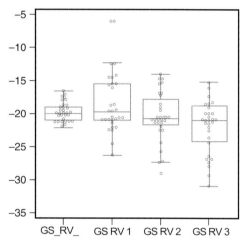

图 7.16　二尖瓣球囊成形术对二尖瓣狭窄患者术前、术后 24h 和术后 3 个月左心室 GLS 和右心室应变的影响[48]。术后左心室 GLS 略有改善

以推测持续的低左心室和右心室 GLS 可能预示着不良预后。

三尖瓣反流

三尖瓣反流（tricuspid regurgitation，TR）分为原发性（罕见）和功能性（常见）。值得注意的是，功能性三尖瓣反流虽然普遍存在，尤其是在老年女性中，但很少对单独存在的功能性三尖瓣反流进行干预。原发性和功能性三尖瓣反流之间的区别在于，在原发性三尖瓣反流中，瓣膜损伤（最常见的是由先天性心脏病、创伤或心内膜炎引起）和

相关的三尖瓣反流驱动右心室环形扩张和功能障碍，而在功能性三尖瓣反流中，右心室环状扩张和功能障碍引发三尖瓣反流，而后者又进一步驱动了右心室功能障碍，从而形成恶性循环。

功能性三尖瓣反流

Prihadi 等人最近的一项大型研究包含了 896 例中度及以上功能性三尖瓣反流患者[52]，其中 85% 的受试者 RVFWS 降低。随访中，存活患者右心室游离壁长轴应变为 -15.9% ± 7.5%，死亡患者为 -12.9% ± 66.8%。最后，RVFWS 被证明可能与全因死亡率独立相关（HR 1.029，95%CI 1.010~1.049）。值得注意的是，两组患者的三尖瓣反流严重程度并无差异。

这些数据似乎与关于单纯原发性二尖瓣反流的 GLS 变化的数据矛盾。然而，应该注意的是，这些患者患有功能性三尖瓣反流（即根据定义他们有右心室功能障碍）。从这个意义上说，RVFWS 是一个独立于三尖瓣反流的生存率预测指标，无论是否存在三尖瓣反流，其同生存率的关系不变。在患有严重的原发性三尖瓣反流的受试者中，情况则不同。

原发性三尖瓣反流

原发性三尖瓣反流是一种罕见的疾病，通常作为复杂疾病状态的一部分发生[53]，如辐射心脏病或心脏良性肿瘤。在这些疾病中，症状和生存率不能反映三尖瓣反流的严重程度。本文的重点是 Ebstein 畸形（Ebstein anomaly, EA，也称三尖瓣下移畸形）的三尖瓣反流，因为它是最常见的"孤立"原发性三尖瓣反流。

由于 Ebstein 畸形相对罕见，临床数据很少。最近一项对 50 例不同严重程度的 Ebstein 畸形的儿童研究表明，进展期患者（定义为手术、心力衰竭入院或持续性室性心动过速）的超声心动图右心室和左心室 GLS 下降。此外，在单因素分析中，右心室（而不是左心室）

GLS 是显著的生存率预测因子，但在多变量分析中没有统计学意义。这些数据的相关性很弱，因为稳定期和进展期患者的三尖瓣反流的严重程度无显著差别（卡方检验 P = 0.1），其中 42% 的患者三尖瓣反流为中度及以下，这表明右室 GLS 下降的主要影响因素不是三尖瓣反流，而是右心室解剖结构的异常[54]。

Ebstein 畸形的手术治疗对心肌应变的影响更少。我们可以假设，去除三尖瓣反流会降低右心室形变。最近对 38 例患者进行的一项小型研究显示，圆锥重建（cone reconstruction）术是目前治疗 Ebstein 畸形的最佳手术方式，可导致三尖瓣环峰值收缩期位移（tricuspid annular peak systolic excursion，TAPSE，右室长轴变形的标志）明显地部分可逆性减少，从 26 ± 6 mm 降至 9 ± 3 mm[55]。尽管 TAPSE 确实与右心室应变有关[56]，但是它只能被视为右心室应变的替代指标。尽管如此，这些数据提示手术治疗 Ebstein 畸形后右心室 GLS 可能会下降。

肺动脉反流

孤立性肺动脉反流在成人中很少出现，而在法洛四联症（tetralogy of Fallot, ToF）修复术后的患者中经常出现。同样，关于这种情况下的右心室应变数据不足。最好的数据来自最近一项对 68 例法洛四联症术后患者的磁共振成像研究，该研究表明，残余肺动脉反流确实与右心室 GLS 和整体环向应变的增加有关，并且这种增加与肺动脉反流的严重程度成正比[57]，类似于主动脉反流对左心室应变的影响。

肺动脉反流与右心室 GLS 的升高有关，这一点得到了经皮肺动脉瓣植入术后肺动脉反流解除研究的支持。一项对 20 例患者进行的相对较小的研究表明，肺动脉反流的解除导致右心室 GLS 在干预后 3 个月后从 -24% ± 3% 降至 -21% ± 3%[58]。

结 论

　　所有研究一致显示，左心室和右心室应变与各瓣膜病的结局显著相关。然而，需要注意是，心室应变是否"异常"取决于瓣膜病的类型。目前仍需要进一步的研究将有关瓣膜病心室应变的新知识与决策流程联系起来。

参考文献

[1] Thomas JD, Popovic ZB. Assessment of left ventricular function by cardiac ultrasound. J Am Coll Cardiol, 2006,48:2012-2025.

[2] Wisenbaugh T, Spann JF, Carabello BA. Differences in myocardial performance and load between patients with similar amounts of chronic aortic versus chronic mitral regurgitation. J Am Coll Cardiol, 1984,3:916-923.

[3] Stokke TM, Hasselberg NE, Smedsrud MK, et al. Geometry as a confounder when assessing ventricular systolic function: comparison between ejection fraction and strain. J Am Coll Cardiol, 2017,70:942-954.

[4] Carruth ED, McCulloch AD, Omens JH. Transmural gradients of myocardial structure and mechanics: Implications for fiber stress and strain in pressure overload. Prog Biophys Mol Biol, 2016,122:215-226.

[5] Omens JH, Rodriguez EK, McCulloch AD. Transmural changes in stress-free myocyte morphology during pressure overload hypertrophy in the rat. J Mol Cell Cardiol, 1996,28:1975-1983.

[6] Ashikaga H, Omens JH, Covell JW. Time-dependent remodeling of transmural architecture underlying abnormal ventricular geometry in chronic volume overload heart failure. Am J Physiol Heart Circ Physiol, 2004,287:H1994-H2002.

[7] Ashikaga H, Covell JW, Omens JH. Diastolic dysfunction in volume-overload hypertrophy is associated with abnormal shearing of myolaminar sheets. Am J Physiol Heart Circ Physiol, 2005,288:H2603-H2610.

[8] Kraigher-Krainer E, Shah AM, Gupta DK, et al. Impaired systolic function by strain imaging in heart failure with preserved ejection fraction. J Am Coll Cardiol, 2014,63:447-456.

[9] Hutchinson KR, Saripalli C, Chung CS, et al. Increased myocardial stiffness due to cardiac titin isoform switching in a mouse model of volume overload limits eccentric remodeling. J Mol Cell Cardiol, 2015,79:104-114.

[10] Lang RM, Badano LP, Mor-Avi V, et al. Recommendations for cardiac chamber quantification by echocardiography in adults: an update from the American Society of Echocardiography and the European Association of Cardiovascular Imaging. J Am Soc Echocardiogr, 2015,28:1- 39.e14.

[11] Peng Y, Popovic ZB, Sopko N, et al. Speckle tracking echocardiography in the assessment of mouse models of cardiac dysfunction. Am J Physiol Heart Circ Physiol, 2009,297:H811-H820.

[12] Magne J, Cosyns B, Popescu BA, et al. Distribution and prognostic significance of left ventricular global longitudinal strain in asymptomatic significant aortic stenosis: an individual participant data meta-analysis. JACC Cardiovasc Imaging, 2019,12:84-92.

[13] Wisenbaugh T, Booth D, DeMaria A, et al. Relationship of contractile state to ejection performance in patients with chronic aortic valve disease. Circulation, 1986,73:47-53.

[14] Krayenbuehl HP, Hess OM, Monrad ES, et al. Left ventricular myocardial structure in aortic valve disease before, intermediate, and late after aortic valve replacement. Circulation,1989,79:744-755.

[15] Slimani A, Melchior J, de Meester C, et al. Relative contribution of afterload and interstitial fibrosis to myocardial function in severe aortic stenosis. JACC Cardiovasc Imaging, 2020,13:589-600.

[16] Ng ACT, Prihadi EA, Antoni ML, et al. Left ventricular global longitudinal strain is predictive of all-cause mortality independent of aortic stenosis severity and ejection fraction. Eur Heart J Cardiovasc Imaging, 2018,19:859-867.

[17] Carstensen HG, Larsen LH, Hassager C, et al. Basal longitudinal strain predicts future aortic valve replacement in asymptomatic patients with aortic stenosis. Eur Heart J Cardiovasc Imaging, 2016,17:283-292.

[18] Kusunose K, Goodman A, Parikh R, et al. Incremental prognostic value of left ventricular global longitudinal strain in patients with aortic stenosis and preserved ejection fraction. Circ Cardiovasc Imaging, 2014,7:938-945.

[19] Goodman A, Kusunose K, Popovic ZB, et al. Synergistic utility of brain natriuretic peptide and left ventricular strain in patients with significant aortic stenosis. J Am Heart Assoc, 2016,5:e002561.

[20] Huded CP, Masri A, Kusunose K, et al. Outcomes in asymptomatic severe aortic stenosis with preserved ejection fraction undergoing rest and treadmill stress echocardiography. J Am Heart Assoc, 2018,7:e007880.

[21] Huded CP, Kusunose K, Shahid F, et al. Novel

echocardiographic parameters in patients with aortic stenosis and preserved left ventricular systolic function undergoing surgical aortic valve replacement. Am J Cardiol, 2018,122:284-293.

[22] Alashi A, Khullar T, Mentias A, et al. Long-term outcomes after aortic valve surgery in patients with asymptomatic chronic aortic regurgitation and preserved LVEF: impact of baseline and follow-up global longitudinal strain. JACC Cardiovasc Imaging, 2020,13:12-21.

[23] Mentias A, Naji P, Gillinov AM, et al. Strain echocardiography and functional capacity in asymptomatic primary mitral regurgitation with preserved ejection fraction. J Am Coll Cardiol, 2016,68:1974-1986.

[24] Kafa R, Kusunose K, Goodman AL, et al. Association of abnormal postoperative left ventricular global longitudinal strain with outcomes in severe aortic stenosis following aortic valve replacement. JAMA Cardiol, 2016,1:494-496.

[25] Sato K, Kumar A, Jones BM, et al. Reversibility of cardiac function predicts outcome after transcatheter aortic valve replacement in patients with severe aortic stenosis. J Am Heart Assoc, 2017,6:e005798.

[26] Hess OM, Ritter M, Schneider J, et al. Diastolic stiffness and myocardial structure in aortic valve disease before and after valve replacement. Circulation, 1984,69:855-865.

[27] Kim KH, Kim YJ, Lee SP, et al. Survival, exercise capacity, and left ventricular remodeling in a rat model of chronic mitral regurgitation: serial echocardiography and pressure-volume analysis. Korean Circ J, 2011,41:603-611.

[28] Kusunose K, Cremer PC, Tsutsui RS, et al. Regurgitant volume informs rate of progressive cardiac dysfunction in asymptomatic patients with chronic aortic or mitral regurgitation. JACC Cardiovasc Imaging, 2015,8:14-23.

[29] Starling MR, Kirsh MM, Montgomery DG, et al. Impaired left ventricular contractile function in patients with long-term mitral regurgitation and normal ejection fraction. J Am Coll Cardiol, 1993,22:239-250.

[30] Carlhall CJ, Nguyen TC, Itoh A, et al. Alterations in transmural myocardial strain—an early marker of left ventricular dysfunction in mitral regurgitation? Circulation, 2008,118:S256-S262.

[31] Wisenbaugh T. Does normal pump function belie muscle dysfunction in patients with chronic severe mitral regurgitation? Circulation, 1988,77:515-525.

[32] Mentias A, Alashi A, Naji P, et al. Exercise capacity in asymptomatic patients with significant primary mitral regurgitation: independent effect of global longitudinal left ventricular strain. Cardiovasc Diagn Ther, 2018,8:460-468.

[33] Kusunose K, Popovic ZB, Motoki H, et al. Prognostic significance of exercise-induced right ventricular dysfunction in asymptomatic degenerative mitral regurgitation. Circ Cardiovasc Imaging, 2013,6:167-176.

[34] Alashi A, Mentias A, Patel K, et al. Synergistic utility of brain natriuretic peptide and left ventricular global longitudinal strain in asymptomatic patients with significant primary mitral regurgitation and preserved systolic function undergoing mitral valve surgery. Circ Cardiovasc Imaging,2016,9:e004451.

[35] Marciniak A, Sutherland GR, Marciniak M, et al. Prediction of postoperative left ventricular systolic function in patients with chronic mitral regurgitation undergoing valve surgery—the role of deformation imaging. Eur J Cardiothorac Surg, 2011,40:1131-1137.

[36] Gaynor JW, Feneley MP, Gall Jr SA, et al. Left ventricular adaptation to aortic regurgitation in conscious dogs. J Thorac Cardiovasc Surg, 1997,113:149-158.

[37] Marsit O, Royer O, Drolet MC, et al. Early activation of growth pathways in mitral leaflets exposed to aortic regurgitation: new insights from an animal model. J Heart Valve Dis, 2017,26:281-289.

[38] Eskesen K, Olsen NT, Dimaano VL, et al. Effects of early and late-onset treatment with carvedilol in an experimental model of aortic regurgitation. Springerplus, 2015,4:52.

[39] Verseckaite R, Mizariene V, Montvilaite A, et al. The predictive value of left ventricular myocardium mechanics evaluation in asymptomatic patients with aortic regurgitation and preserved left ventricular ejection fraction. A long-term speckle-tracking echocardiographic study. Echocardiography, 2018,35:1277-1288.

[40] Ewe SH, Haeck ML, Ng AC, et al. Detection of subtle left ventricular systolic dysfunction in patients with significant aortic regurgitation and preserved left ventricular ejection fraction: speckle tracking echocardiographic analysis. Eur Heart J Cardiovasc Imaging, 2015,16:992-999.

[41] Kusunose K, Agarwal S, Marwick TH, et al. Decision making in asymptomatic aortic regurgitation in the era of guidelines: incremental values of resting and exercise cardiac dysfunction. Circ Cardiovasc Imaging, 2014,7:352-362.

[42] Alashi A, Mentias A, Abdallah A, et al. Incremental prognostic utility of left ventricular global

longitudinal strain in asymptomatic patients with significant chronic aortic regurgitation and preserved left ventricular ejection fraction. JACC Cardiovasc Imaging, 2018,11:673-682.

[43] Tadic M, Cuspidi C, Pencic B, et al. Right ventricular mechanics in patients with aortic stenosis and preserved ejection fraction: is arterial hypertension a new player in the game? J Clin Hypertens (Greenwich), 2019,21:516-523.

[44] Dahou A, Clavel MA, Capoulade R, et al. Right ventricular longitudinal strain for risk stratification in low-flow, low-gradient aortic stenosis with low ejection fraction. Heart, 2016,102:548-554.

[45] Moon MR, Bolger AF, DeAnda A, et al. Septal function during left ventricular unloading. Circulation, 1997,95:1320-1327.

[46] Puwanant S, Park M, Popovic ZB, et al. Ventricular geometry, strain, and rotational mechanics in pulmonary hypertension. Circulation, 2010,121:259-266.

[47] Tsutsui RS, Simsolo E, Saijo Y, et al. Severe mitral stenosis in patients with severe mitral annular calcification: an area of unmet need. JACC Cardiovasc Interv, 2019,12:2566-2568.

[48] Roushdy AM, Raafat SS, Shams KA, et al. Immediate and short-term effect of balloon mitral valvuloplasty on global and regional biventricular function: a two-dimensional strain echocardiographic study. Eur Heart J Cardiovasc Imaging, 2016,17:316-325.

[49] Khanna R, Raghuvanshi AS, Kumar S, et al. Immediate impact of percutaneous transvenous mitral commisurotomy on right ventricle longitudinal strain in patients of mitral stenosis. Echocardiography, 2018,35:1525-1532.

[50] Barros-Gomes S, Eleid MF, Dahl JS, et al. Predicting outcomes after percutaneous mitral balloon valvotomy: the impact of left ventricular strain imaging. Eur Heart J Cardiovasc Imaging, 2017,18:763-771.

[51] Rohani A, Kargar S, Fazlinejad A, et al. Acute effect of treatment of mitral stenosis on left atrium function. Ann Card Anaesth, 2017,20:42-44.

[52] Prihadi EA, van der Bijl P, Dietz M, et al. Prognostic implications of right ventricular free wall longitudinal strain in patients with significant functional tricuspid regurgitation. Circ Cardiovasc Imaging, 2019,12:e008666.

[53] Nishimura RA, Otto CM, Bonow RO, et al. 2014 AHA/ACC guideline for the management of patients with valvular heart disease: a report of the American College of Cardiology/American Heart Association Task Force on Practice Guidelines. Circulation, 2014,129:e521-e643.

[54] Prota C, Di Salvo G, Sabatino J, et al. Prognostic value of echocardiographic parameters in pediatric patients with Ebstein's anomaly. Int J Cardiol, 2019,278:76-83.

[55] Perdreau E, Tsang V, Hughes ML, et al. Change in biventricular function after cone reconstruction of Ebstein's anomaly: an echocardiographic study. Eur Heart J Cardiovasc Imaging, 2018,19:808-815.

[56] Park JH, Negishi K, Kwon DH, et al. Validation of global longitudinal strain and strain rate as reliable markers of right ventricular dysfunction: comparison with cardiac magnetic resonance and outcome. J Cardiovasc Ultrasound, 2014,22:113-120.

[57] Ylitalo P, Lehmonen L, Lauerma K, et al. Severe pulmonary regurgitation in adolescents with tetralogy of Fallot leads to increased longitudinal strain. MAGMA, 2020,33:309-316.

[58] Pagourelias ED, Daraban AM, Mada RO, et al. Right ventricular remodelling after transcatheter pulmonary valve implantation. Catheter Cardiovasc Interv, 2017, 90:407-417.

8

缺血性心脏病

Jens-Uwe Voigt, Theodore P. Abraham

缺血性心脏病（IHD）

IHD 的心肌机械力学

局部功能和 IHD

1935 年，Tennant 和 Wiggers 证明，冠状动脉闭塞几乎立即导致局部室壁运动异常[1]。目前，这种缺血性室壁运动异常可以在心电图（ECG）改变或心绞痛发生之前（即缺血性级联反应），通过标准的超声心动图检测到，并可以评估缺血进展的范围和程度。顿抑和冬眠是尚存活心肌的功能不良状态，与当前的血流状态并不相符，而是先前的缺血事件或较长时间的重复缺血的结果。超声心动图可以在静止时检测到这种局部功能障碍，也可以观察到在多巴酚丁胺的肌力刺激下得到（短暂的）改善的情况。

当梗死心肌被结缔组织取代时，由于瘢痕的收缩能力丧失和被动组织特性改变，导致心肌功能障碍。超声心动图可能显示室壁变薄、心室轮廓异常、受损局部无法增厚甚至收缩期膨出。

局部功能的常规评估

局部心肌功能通常是通过超声心动图对左室壁厚度和运动进行视觉评估。为此，室壁被细分为 16 到 18 节段（图 8.1）[2]。美国超声心动图学会（American Society of Echocardiography，ASE）经典的 16 节段模型中，心尖有 4 个节段，心室中部和基底部各有 6 个节段。它将左室壁划分为心肌体积大致相似的区域（图 8.1A）。随后增加的心尖部第 17 节段，增强了与核成像、心脏计算机断层扫描（CT）和磁共振成像

（MRI）的兼容性（图 8.1B）。定量超声心动图的方法，如二维（2D）斑点追踪，通常在三个心尖切面进行，因此将左心室每个切面分成 6 个部分是最实用的。这导致了心尖分为 6 个节段，形成左心室 18 节段的模型（图 8.1C）。

在标准超声心动图中，基于心肌运动模式以半定量方式评估节段功能，其中"运动正常"指室壁增厚和心内膜向内运动，"运动减低"指室壁增厚和向内运动减少，"无运动"指增厚丧失，"矛盾运动"指在收缩期间变薄和外向运动[2]。这一评价的重点是心肌收缩的径向运动，因为心肌回声和黑色的心腔之间的运动对比强烈，利于目视观察。纵向功能虽然具有很高的诊断价值，但通常不被考虑，因为它需要视觉评估心肌的斑点运动，即使对训练有素的检查者来说，这也具有挑战性。

培训和增加经验是对局部功能进行可靠视觉评估的关键，并且在学习期间，新手应该在有丰富经验同事的监督下阅读超声心动图（图 8.2）[3]。尽管如此，局部功能评估仍受到观察者间变异性的影响，并在很大程度上取决于图像质量以及局部异常的严重程度和范围（图 8.3）[4]。

量化局部功能的常用方法

目前已有几种用于提高对局部室壁运动异常识别能力并进行量化的方法。

早期的方法是基于心内膜边界识别，对心内膜边界在一定时间内通过的区域进行彩色编码（图 8.4）。这种"彩色运动"的方法

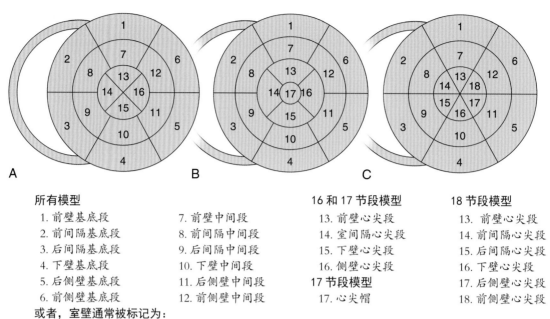

所有模型

1. 前壁基底段	7. 前壁中间段
2. 前间隔基底段	8. 前间隔中间段
3. 后间隔基底段	9. 后间隔中间段
4. 下壁基底段	10. 下壁中间段
5. 后侧壁基底段	11. 后侧壁中间段
6. 前侧壁基底段	12. 前侧壁中间段

16 和 17 节段模型

13. 前壁心尖段
14. 室间隔心尖段
15. 下壁心尖段
16. 侧壁心尖段

17 节段模型

17. 心尖帽

18 节段模型

13. 前壁心尖段
14. 前间隔心尖段
15. 后间隔心尖段
16. 下壁心尖段
17. 后侧壁心尖段
18. 前侧壁心尖段

或者，室壁通常被标记为：

3、9、15（18 节段）：间隔；　　5、11、17（18 节段）：后壁；　　6、12、18（18 节段）：侧壁

图 8.1 左心室的分段方法。（A）美国超声心动图学会（ASE）16 节段模型，心尖部有 4 个节段。各节段代表体积相当的心肌。（B）17 段模型能促进与其他成像模式的兼容性。（C）18 节段模型最适用定量成像，例如应变 [引自 Lang RM, Badano LP,Mor-Avi V,et al. Recommendations for cardiac chamber quantification by echocardiography in adults: an update from the American Society of Echocardiography and the European Association of Cardiovascular Imaging. Eur Heart J Cardiovasc Imaging, 2015, 16(3):233−270.]

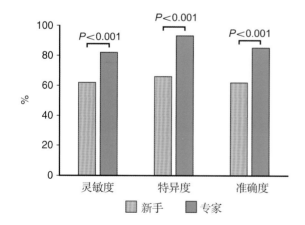

图 8.2 训练对负荷超声心动图评价结果的影响。新手的表现明显低于专家。建议进行至少 100 例负荷超声心动图的训练 [引自 Picano E, Lattanzi F, Orlandini A, et al. Stress echocardiography and the human factor: the importance of being expert. J Am Coll Cardiol, 1991, 17(3):666−669.]

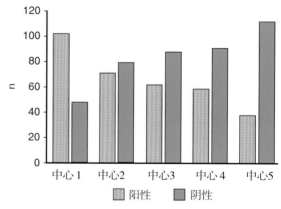

图 8.3 负荷超声心动图的观察者间变异性。五个中心专家对负荷超声心动图结果的阳性和阴性进行评价。这项研究是通过使用录像带录音进行的。一项类似的研究显示，观察者之间的差异较小但仍然显著 [引自 Hoffmann R, Lethen H, Marwick T, et al. Analysis of interinstitutional observer agreement in interpretation of dobutamine stress echocardiograms. J Am Coll Cardiol, 1996, 27(2):330−336.]

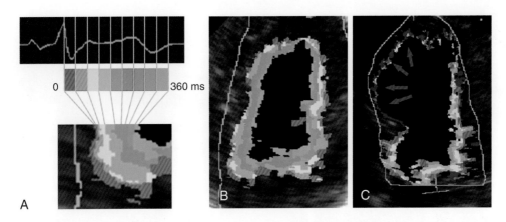

图8.4 彩色编码。通过彩色编码心内膜边界随时间的运动来量化局部功能（A）。在正常心脏中，室壁均匀增厚，呈现同样厚的色带（B）。无运动和运动障碍区域没有颜色或为红色（C图箭头所示）

只能考虑相对于探头的心内膜运动，因此心脏的整体运动会对结果造成影响。此外，它只提供了收缩末期图像，不能对收缩期间的细微变化进行全面分析。

Yoshida 在 1965 年描述了可以通过频谱多普勒信号识别心肌运动[5]。直到 20 世纪 80 年代末引入彩色多普勒，这种方法才用于诊断目的[6]。组织多普勒方法仍然是评价心室整体特性的有力工具，并在评估舒张功能中发挥核心作用。它对局部功能的评估有很大的局限性，因为节段速度具有从基底到心尖的梯度差异，这导致了无法使用统一的界值来检测局部功能障碍（图 8.5A）。此外，相邻节段相互作用（联动），因此基于速度异常定位功能不良区域是非常困难的。

随着在 20 世纪 90 年代末引入基于组织多普勒的应变成像，得以独立于整体心脏运动和邻近心肌的功能状态来测量局部心肌形变（图 8.5B）。研究人员主要关注长轴应变，因为它是唯一在所有左室节段中都可评估的形变。组织多普勒方法仍然提供了所有无创心脏成像模式的最佳时间分辨率，并且即使图像质量一般，仍相对稳健。然而，当针对整个心室进行全面评估时，它的应用较为麻烦，并需要处理伪影的经验，这妨碍了在临床中更广泛的应用。

计算机技术的进步使得特征追踪在移动心脏图像中的应用成为可能，因此 2D 斑点追踪在 21 世纪初开始商业化[7]。它易于使用，自动化充分，并提供了整体和局部功能的补充临床信息，使其成为目前局部功能定量评估的标准方法[8]。

斑点追踪应变评价局部功能

对超声心动图图像特征的追踪产生了一个有噪声的运动矢量场，需要先进的后处理技术。需要消除噪声，检出来自静止混响伪影的丢失或干扰，并用来自周围组织的信息替换。为此，在后处理软件中预置了关于心脏的一般形状和正常形变的信息——即假定相邻局部心肌的运动具有一定的连续性。此外，心跳是一个循环过程，软件假设心肌在一个心脏周期后恢复到相同的形状，因此应变曲线在每个 R 触发点被标记为零。从这个意义上说，基于斑点追踪的应变数据并不比基于组织多普勒的应变数据质量更好，但在显示结果前进行了更多的后处理。

对正常的、符合"预期"的心肌运动进行平滑和后处理潜藏着遗漏真正的局部异常的风险，因为平滑处理降低了追踪局部心肌运动的保真度，也降低了检测微小局部功能

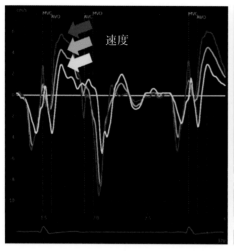
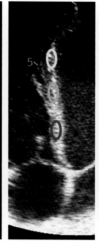
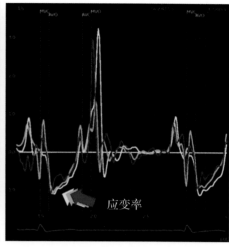

图 8.5 局部组织多普勒速度和应变率测量。虽然来自相同的彩色多普勒数据集的相同感兴趣区（彩色椭圆形，中间图像），运动和形变参数表现出不同的结果。心尖速度最低，而基底速度最高（左图）。对心肌运动的测量也是如此。应变率测量结果显示，心肌所有部位的应变率测量值相似（右图）。应变也是如此。因此，形变参数更适合于局部功能测量，因为统一的界值可以适用于心肌所有区域

障碍的能力。另一方面，平滑处理有助于降低噪声，提高观察者间和观察者内的重复性。因此，找到后处理参数的正确平衡是软件开发人员最具挑战性的任务之一，并决定了斑点追踪软件产品的质量和性能。最近，ASE 和欧洲心血管影像协会（European Association of Cardiovascular Imaging，EACVI）应变标准化联合工作组对来自不同厂商的后处理软件进行了比较，显示了几个重要的结果，包括由于追踪不良而被排除的区域的百分比（图 8.6），重测变异性的差异（图 8.7），以及测量值的差异（图 8.8）[9]。这些差异转化为在检测局部功能方面的不一致性（图 8.9）[9]。

应变作为心肌收缩不均匀的标志

IHD 导致心肌收缩不均匀。功能正常和异常的心肌节段相互作用，因此局部应变曲线模式可能会大大偏离正常形状。这需要在测量应变时特别小心。虽然整体应变可以通过测量其峰值来描述（该峰值总是发生在收缩末期），而描述局部变形至少需要区分收缩末期应变（即主动脉瓣关闭时）和潜在的收缩后峰值（通常在等容舒张期或舒张早期）。

除此之外，收缩期可能会发生延长（图 8.10）。因此，可以区分出三个应变值（收缩期应变、收缩末期应变、收缩后应变）和一个指数（收缩后指数）[8]，尝试使用单一参数很可能不如评估曲线的形状。

应变测量的时机

既往研究显示，正确评估局部功能障碍需要可靠的时机。大多数斑点追踪软件包使用心电图 r 波触发来定义应变曲线的零参考。虽然这是替代正常 QRS 形态下舒张末期很好的指标，但 QRS 波异常时（例如，存在传导延迟）可能导致信号触发延迟，从而导致应变曲线的零参考定义错误（图 8.11）[10]。

许多软件使用整体应变或左室容积曲线最低点来定义收缩期结束。这是一个很好的替代方案，但在包含多个延迟缩短峰的节段的切面中（例如，由于一个较大的梗死区域），整体最低点不再与主动脉瓣关闭重合[10]（图 8.12）。

最好的选择是手动调节舒张末期和收缩末期。关于二尖瓣和主动脉瓣关闭时间的真实信息可以容易地从心尖长轴上观察瓣膜中获得。因此，一些追踪软件建议用户从该切

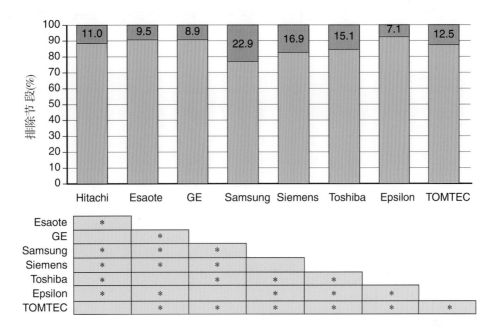

图 8.6 不同类型专有软件节段性追踪的完整度比较。当使用来自多个厂商的设备对同一患者进行研究时，被排除节段的比例是不同的。在上面的（条形）图中，粉色表示追踪不佳；该表描述了厂商之间成对差异的显著性（*$P < 0.05$）[引自 Mirea O, Pagourelias ED,Duchenne J, et al. Variability and reproducibility of segmental longitudinal strain measurement:a report from the EACVI-ASE Strain Standardization Task Force.JACC Cardiovasc Imaging, 2018, 11(1):15-24.]

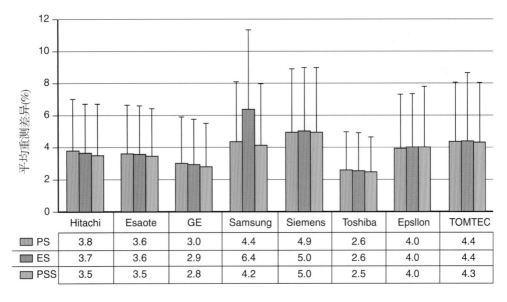

图 8.7 节段纵向峰值（PS）、收缩末期（ES）和收缩期后应变（PSS）的试验 - 重测差异的厂商间变异度。绝对差异的范围（2.6%~6.4%）意味着两次测量之间的最小可检测差异（例如，负荷试验前后，或在连续随访中）与可能的病理变化非常有关。该表显示了供应商之间成对差异的显著性（*$P < 0.05$）[引自 Mirea O,Pagourelias ED, Duchenne J,et al. Variability and reproducibility of segmental longitudinal strain measurement:a report from the EACVI-ASE Strain Standardization Task Force.JACC Cardiovasc Imaging, 2018, 11(1):15-24.]

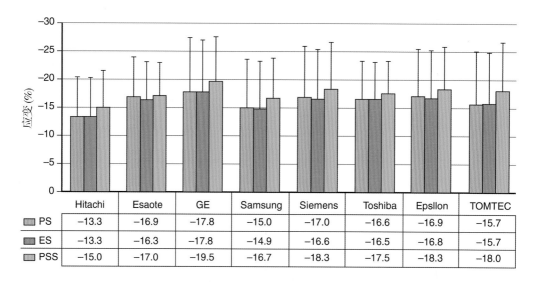

	Hitachi	Esaote	GE	Samsung	Siemens	Toshiba	Epsllon	TOMTEC
PS	−13.3	−16.9	−17.8	−15.0	−17.0	−16.6	−16.9	−15.7
ES	−13.3	−16.3	−17.8	−14.9	−16.6	−16.5	−16.8	−15.7
PSS	−15.0	−17.0	−19.5	−16.7	−18.3	−17.5	−18.3	−18.0

图 8.8 不同软件局部应变测量值的差异。在同一患者中，记录了平均节段纵向峰值（peak strain, PS）、收缩末期（end-systolic strain, ES）和收缩后应变（postsytolic strain, PSS）的不同测量值 [引自 Mirea O, Pagourelias ED, Duchenne J, et al. Variability and reproducibility of segmental longitudinal strain measurement: a report from the EACVI-ASE Strain Standardization Task Force. JACC Cardiovasc Imaging, 2018, 11(1):15−24.]

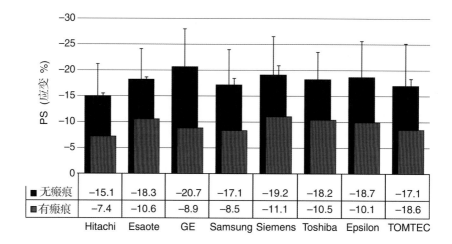

	Hitachi	Esaote	GE	Samsung	Siemens	Toshiba	Epsilon	TOMTEC
无瘢痕	−15.1	−18.3	−20.7	−17.1	−19.2	−18.2	−18.7	−17.1
有瘢痕	−7.4	−10.6	−8.9	−8.5	−11.1	−10.5	−10.1	−18.6

图 8.9 厂商间检测局部瘢痕的差异。63 例受试者在 2h 内接受了 7 个不同的超声系统的扫描，展示了瘢痕（红色）和无瘢痕（蓝色）节段的平均峰值应变值（peak strain, PS）。注意各厂商专用的斑点追踪软件在区分正常和异常心肌节段的能力差异 [引自 Mirea O, Pagourelias ED, Duchenne J, et al. Intervendor differences in the accuracy of detecting regional functional abnormalities: a report from the EACVI-ASE Strain Standardization Task Force. JACC Cardiovasc Imaging, 2018, 11(1):25−34.]

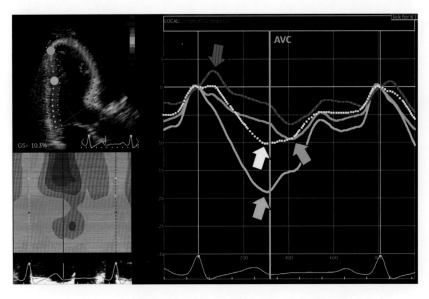

图 8.10　前间隔-心尖段梗死心脏的斑点追踪应变图。显示了三个区域的节段应变曲线：浅蓝色——正常心肌，应变最低点出现在主动脉瓣关闭（AVC）周围（浅蓝色箭头）；绿色——梗死边界，收缩期缩短减少，出现收缩后峰值（绿色箭头）；紫色——收缩期伸长（紫色箭头）和收缩后缩短的梗死段。全局应变曲线（白色虚线）在 AVC（白色箭头）周围有其最低点

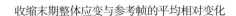

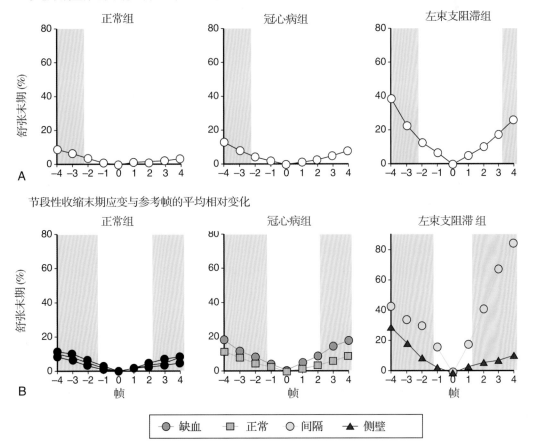

图 8.11　舒张末期定义对整体和局部应变的影响。整体（A）和局部（B）应变的收缩末期应变的平均相对变化表示为舒张末期（即应变曲线的开始）周围 1~4 帧的变化值。对收缩末期应变测量有重要影响，特别是在缺血和左束支阻滞时 [10]

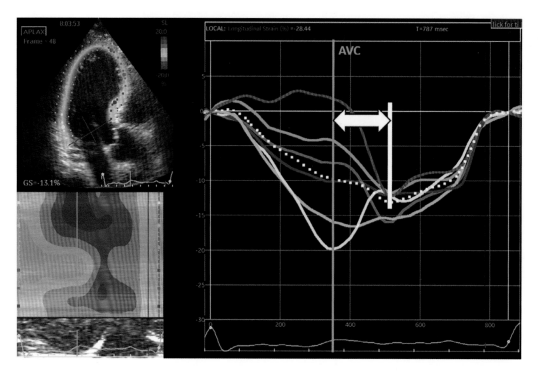

图 8.12 主动脉瓣关闭后（aortic valve closure，AVC）整体纵向应变（GLS）曲线达到最低。GLS 曲线的最低点通常与主动脉瓣关闭（AVC）一致。在有广泛功能障碍区域的图像中，如这个有大的前间隔瘢痕的患者，大多数节段的收缩后缩短导致 AVC 后 GLS 最低（白色箭头）。依赖于此的 AVC 自动检测必须手动纠正，以避免对收缩期末应变值的误解

面开始分析，以便从一开始就正确划分时间。定时信息也可以从对两个瓣膜的频谱多普勒信号的测量中导入。同步不同采集的共同时间基础是心电触发。因此，在使用这种方法时，应注意心率变异性应在一定限度内（10%）。无法手动校正时间的软件是不能提供局部功能障碍精确测量的，应避免使用[8]。

收缩后缩短

在几秒内，急性缺血就导致主动脉瓣关闭后收缩期缩短延迟和减少，并发生收缩期后缩短[11-13]。这种收缩后缩短可以被理解为松弛延迟的标志，即缺血区域在 LV 压力下降和周围组织松弛时缩短。在缺血时间较长的情况下，缺血区域在收缩期伸展，随后的收缩后缩短更可能是被动回缩而不是延迟松弛的迹象[14]。功能变化仅限于危险区域[15]。

收缩期后缩短本身是局部功能障碍的一个敏感但非特异性的标志，也可在慢性缺血性瘢痕[16]以及其他局部瘢痕形成的病理学改变（如局限性肥厚性心肌病或 Fabry 病）中发现[17]。

在 30%~40% 的收缩功能正常的健康心脏的心肌节段中经常发现轻微收缩后缩短。它主要发生在下间隔和前间隔室壁的心间段和基底段。正常节段的轻微收缩后缩短总是在正常的收缩期缩短之后，其相对幅度很少超过总应变曲线幅度的 20%。病理性收缩后缩短之前通常伴有收缩期早期不同长度的伸展和收缩期缩短减少或消失的情况。病理性收缩后缩短占总应变曲线幅度的 20% 以上[16]（图 8.13）。

心肌离散度

心肌收缩的局部异质性也可以用心肌离散度来评估，其定义为所有左室节段达峰时

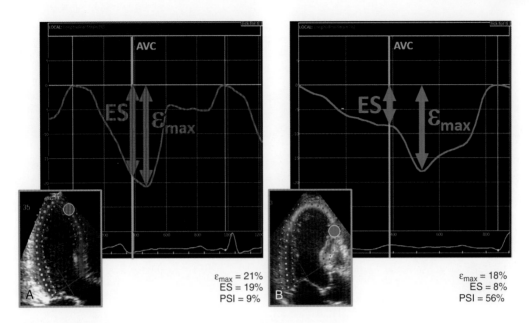

图 8.13　生理性和病理性的收缩后缩短。主动脉瓣关闭后（aortic valve closure，AVC）缩短是一种常见的发现。它可以通过计算收缩后缩短指数（postsystolic shortening index，PSI）=（峰值应变 − 收缩末期应变）/峰值应变来量化。（A）在室间隔的心尖和基底段均有轻微的收缩后缩短。收缩末期应变正常，PSI 通常明显低于 ≈ 20%。（B）病理性收缩后缩短，发生在瘢痕或缺血区域，收缩末期应变减少且 PSI 幅度很大（PSI 通常为 30%）

间的标准差（图 8.14）。该参数被认为是心肌梗死后患者室性快速心律失常[18]和遗传性心肌病的预测因子[19]。该参数及其潜在的临床应用，如其对治疗或预防措施 [例如植入式心律转复除颤器（implantable cardioverter defbrillator，ICD）植入] 的贡献，已在第 5 章中讨论。

应变率

应变率（心肌缩短率）与心肌收缩力密切相关（但不完全相同）。在负荷过程中，应变率呈单相增加，而应变反应是双相的：首先增加，然后由于心室充盈有限引发心率升高而下降[20]。同所有的成像衍生参数一样，应变和应变率都与负荷有关。

应变率最好通过组织多普勒测量，帧频在 120 帧 / 秒或更高。虽然斑点追踪软件经常提供应变率显示，但这种方式受限于灰度成像的中等时间分辨率（通常为每秒 50~70帧），无法获得应变率峰值，特别是在舒张

期和等容阶段等。因此，不应该使用由斑点追踪衍生的应变率。

临床应用

缺血性疾病中的整体应变

在存在冠状动脉狭窄的情况下，静息时的整体纵向应变（Global longitudinal strain，GLS）已经开始降低[21]。然而，这种整体应变减少较小且为非特异性，需要结合临床进行解释。

相关的局部功能障碍（例如，缺血性瘢痕），整体应变减少更严重。整体应变曲线显示峰值降低，而整体应变峰值的时间保持在主动脉瓣关闭附近。GLS 的降低与梗死面积有关[22]并且比射血分数（EF）预后价值更高[23-24]。

静息时的局部功能

由于整个左心室的应变大体上是均匀的，局部应变幅度和曲线形状的变化可以作为诊断标志（表 8.1）。局部功能最好通过收缩应变

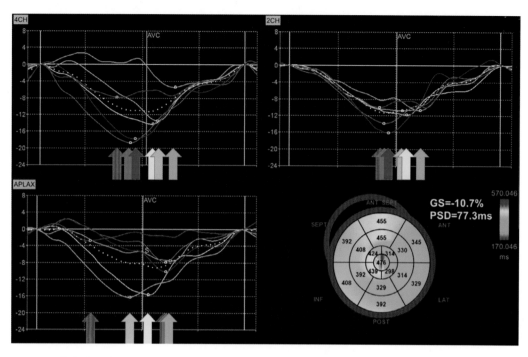

图 8.14　心肌离散度。在所有 18 个节段（彩色箭头）中测量出应变曲线达峰时间，并计算出标准差。如本例缺血性心肌病，峰值应变离散度（PSD）值为 77.3 ms，略高于已提出的心律失常事件风险判断界值

表 8.1　静息时局部瘢痕区域的应变

作者	例数(n)	比较内容	参数	敏感度	特异度	AUC	界值
Ünlü 等 [35]	58[a]	无瘢痕和透壁瘢痕	心内膜长轴应变			0.75~0.86	
			间隔长轴应变			0.75~0.87	
Mirea 等 [36]	63[b]	无瘢痕和透壁瘢痕	心内膜长轴收缩期后缩短指数			0.68~0.85	
Becker 等 [39]	56	无瘢痕和非透壁瘢痕	心内膜环向应变	86%	70%	0.84	−23.0
			全层环向应变	67%	72%	0.77	−16.3
		非透壁瘢痕和透壁瘢痕	心内膜环向应变	70%	74%	0.77	−21.4
			全层环向应变	71%	74%	0.77	−13.6
Altiok 等 [40]	29	无瘢痕和非透壁瘢痕	心内膜环向应变	83%	49%	0.70	−19.0
		非透壁瘢痕和透壁瘢痕	心内膜环向应变	77%	71%	0.77	−15.0
Tarascio 等 [41]	70	无瘢痕和透壁瘢痕	心内膜环向应变	65%	83%	0.74	−16.2
			全层环向应变	77%	70%	0.73	−14.9
		非透壁瘢痕和透壁瘢痕	心内膜环向应变	54%	78%	0.66	−9.7
			全层环向应变	61%	66%	0.64	−8.2
Rosendahl 等 [42]	26	50% 透壁瘢痕预测缺血	全层长轴应变	64%	80%	0.78	

a 多供应商研究：GE, Siemens, Toshiba, Tomtec. 最大 AUC：GE。b 多供应商研究：GE, Siemens, Toshiba, Hitachi, Esaote, Samsung, Tomtec, Epsilon. 最大 AUC：GE。AUC：特征曲线下面积

而不是峰值应变来量化，因为收缩后峰值应变可以与正常节段的峰值应变相似（图 8.15）。

局部纵向应变减少和收缩后缩短仍可反映梗死瘢痕的部位和范围，但周围正常心肌的牵拉效应可以完全掩盖较小的病变[9]。因此，局部应变曲线变化的严重程度与特定节段功能障碍的严重程度之间没有直接的联系。同样，很难将瘢痕的透壁性与应变曲线的特定变化联系起来[25]。尽管如此，局部收缩后缩短应变的存在已被用于识别下外侧壁心肌梗死，该区域是电沉默区，可能被误解为非 ST 段抬高急性冠状动脉综合征（图 8.16）。

斑点追踪的噪声原始信号通常经过复杂的后处理以获得平滑的应变曲线。后处理的一部分是对追踪数据的时空平均。然而，空间平均可能会损害软件追踪心肌功能局部变化的保真度，并且还涉及不同厂商软件性能的差异[9]。

负荷状态下的局部功能

缺血。在负荷试验中，应变率将会随着运动或多巴酚丁胺刺激的增加而增加。因此，应变率无法增加可能是诱导缺血的信号[26]。然而，斑点追踪对于应变率分析来说帧频太低，应该采集组织多普勒。

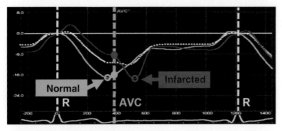

图 8.15 收缩末期应变与收缩期峰值应变。通过分析应变曲线形态和测量收缩末期和收缩后应变来识别局部功能障碍。绿色的曲线来自正常的心肌节段。红色的曲线来自梗死区域。两条曲线的峰值应变是相同的（空心点）。相比之下，收缩末期应变与曲线形态（梗死段，收缩早期延长和收缩后缩短）差异很大（实心点）

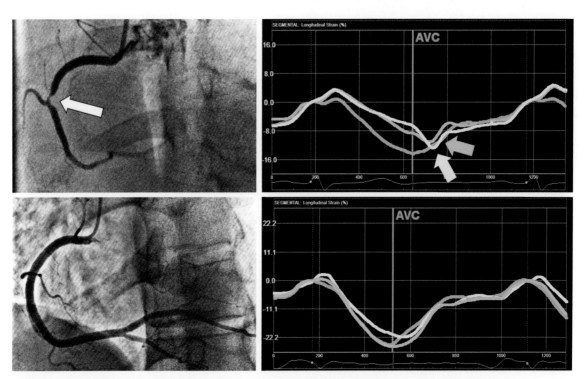

图 8.16 应变在急性冠脉综合征中的临床应用。患者右冠状动脉明显狭窄（白色箭头，上图）显示局部收缩后缩短，提供下外侧壁心肌梗死的证据。无狭窄的患者局部应变正常（黄色和浅蓝色箭头）（引自 Dahlsett T, Karlsen S, Grenne B, et al. Early assessment of strain echocardiography can accurately exclude significant coronary artery stenosis in suspected non-STEMI. J Am Soc Echocardiogr, 2014, 17:512-519.）

应变最初表现为上升，在中等水平的负荷水平下趋于稳定，并且由于左心室充盈受限，甚至可能随着心率加快而下降（图 8.17）[20]。鉴于其在负荷试验中上升较小和双相反应，因此节段性峰值应变并不是临床中检测缺血的理想参数。应优先使用应变曲线的形状变化，如收缩后缩短。通过在静息时功能正常的节段中新出现的收缩后缩短可以很容易地识别负荷试验期间的诱发缺血[27]。研究表明，应变率 e 波降低可作为诱导缺血的标志[28]。缺血引起的改变可能会在左心室负荷刺激后持续几分钟（图 8.18）[29]。在临床中，基于组织多普勒的应变曲线显示是一种可以快速、集中地评估某一心肌区域的可行手段，而不需要使用斑点追踪软件对整个灰度图像进行后处理（图 8.19；表 8.2）。

心肌活力。静息状态下存活心肌在主动脉瓣关闭后呈现出不同程度的收缩期缩短以及收缩后缩短。相反，瘢痕通常表现为收缩期伸长伴收缩后反向运动。然而，缺血性损伤后不久的收缩期运动障碍并不意味着以后

无法恢复[30]。

多巴酚丁胺刺激增强了收缩期收缩能力，而收缩后缩短仍然存在[20,31]。在多巴酚丁胺的作用下，存活心肌的收缩期峰值应变率也显著增加[32]。在使用低剂量多巴酚丁胺进行活性评估时，基于多普勒的形变分析似乎比斑点追踪更可靠[33]。分层应变分析（图 8.20）是否有助于评估瘢痕的透壁性还存在争议[34-35]；而且，该参数的重复性未达预期（图 8.21；表 8.3）。

与缺血相比，通过应变或应变率评估心肌活力需要比较静止和负荷期间的收缩末期或峰值收缩值，而应变曲线形状保持相似。由于变化很小，而且区域应变和应变率测量都受到变异度的限制[36]，该方法更适合于群体水平上的研究调查，而不是作为单个患者的诊断工具。

结局预测

一些研究表明，GLS 和全因死亡率之间存在直接关系[23-24]，并有研究表明，GLS 在这方面优于 EF。在 EF 相对保留的梗死后患

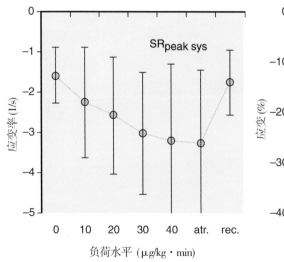

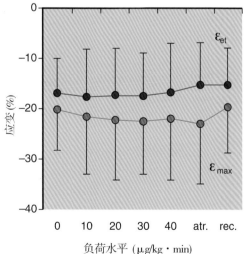

图 8.17 多巴酚丁胺试验时应变和应变率的变化。收缩期峰值应变率（peak systolic strain rate，$SR_{peak\ sys}$）在整个负荷超声心动图过程中随着多巴酚丁胺剂量的增加而增加（左图）。射血期应变（ε_{et}）和峰值应变（ε_{max}）在低剂量时只有轻微的增加，并且在测试期间没有进一步上升。在高剂量多巴酚丁胺作用下，它们甚至可能会减少（右图）[引自 Voigt JU, Exner B, Schmiedehausen K, et al. Strain-rate imaging during dobutamine stress echocardiography provides objective evidence of inducible ischemia. Circulation, 2003, 107(16):2120-2126.]

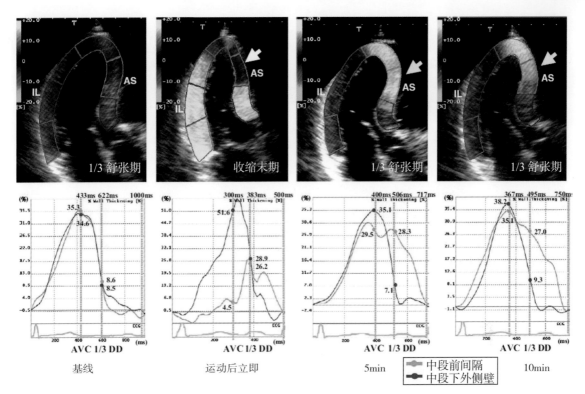

图8.18 缺血后舒张功能持续异常。本图显示了70%左前降支冠状动脉狭窄患者的中段前间隔（橙色曲线）和中段下外侧壁（紫色曲线）缺血性改变的参数显示（上）和横向应变曲线的变化过程。运动后立即在中段前间隔（白色箭头）观察到收缩期应变峰值显著下降。在运动后5min，参数显示上的纵向应变减少，波形显示上的收缩后增厚。10min后，纵向变化已经消退，但中段前间隔有持续的收缩后变化（以三分之一舒张期时的应变定量）。中段前间隔舒张指数在基线时为76%，运动5min后下降4%，运动10min后仍保持较低（23%）[引自 Ishii K, Imai M, Suyama T, et al. Exercise-induced post-ischemic left ventricular delayed relaxation or diastolic stunning: is it a reliable marker in detecting coronary artery disease? J Am Coll Cardiol, 2009, 53(8):698−705. doi:10.1016/j.jacc. 2008. 09.057]

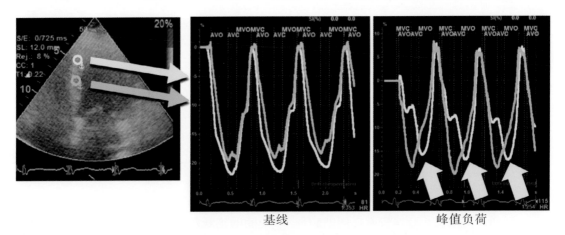

图8.19 负荷超声心动图显示收缩期后缩短。在负荷超声心动图检查中进行的组织多普勒采集。在基线时，两个节段均显示正常振幅的收缩期缩短。在峰值负荷时，缺血节段（黄色）出现收缩后缩短（黄色箭头）。该分析的速度很快。它需要用鼠标指向感兴趣的区域，应变曲线就会立即显示出来

表 8.2　应变在负荷超声心动图检出缺血中的应用

作者	患者（n）	负荷	参数	界值	敏感度	特异度	准确度
Bjork Ingul 等 [43]	137	多巴酚丁胺	节段性收缩期应变率 [a] 节段性 PSI [a]	> −1.2/s > −0.3/s	88%	82%	85%
Hanekom 等 [44]	150	多巴酚丁胺	可疑节段，节段性收缩期应变率	LAD > −2.0/s LCX > −1.9/s RCA > −1.7/s	82%	50%	69%
Ng 等 [50]	102	多巴酚丁胺	GLS GCS GRS	> −20% > −26% < 50%	84%	88%	85%
Roushdy 等 [45]	80	多巴酚丁胺	GLS	> −15.4%	84%	95%	89%
Voigt 等 [27]	44	多巴酚丁胺	长轴应变节段性 PSI [a]	> 0.35	82%	85%	
			M 型长轴应变率 [a]	目测收缩后缩短	86%	89%	
合计	513		室壁运动	目测	81%	73%	77%

a：基于组织多普勒的应变 / 应变率成像

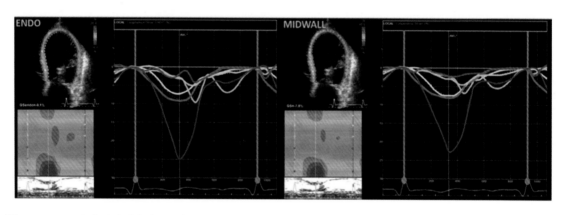

图 8.20　心肌应变的跨壁分布。心尖四腔切面纵向心内膜和中层应变曲线显示正常节段（红色）和心内膜下（黄色、蓝色）或透壁（紫色、青色、绿色）瘢痕的应变情况

者中，应变低于 14% 可以识别有死亡和因心力衰竭住院风险的患者 [37]。

应变达峰明显分散被认为是致死性心律失常的风险指标。在一项对梗死后患者的回顾性研究中，75 ms 的离散度界值可以区分在接下来的 2 年内有无发生心律失常事件的患者 [18]。然而，离散度和心律失常之间的病理生理学联系尚不完全清楚。该参数是否优于其他指标，以及是否应用于临床还有待商榷。

负荷试验中的应变和应变率测量可以判断心肌梗死后患者的预后。一些研究表明，纵向应变率和应变与死亡率和住院率独立相关 [26,38]。

总　结

矛盾的是，心肌形变成像最初似乎有望量化超声心动图中最薄弱的环节，即对局部功能的主观解释，现在却主要应用于评估整体功能。尽管如此，形变成像是客观化缺血性疾病患者局部心肌功能视觉评估的有力工具。在静息时，整体应变可显示细微的功能

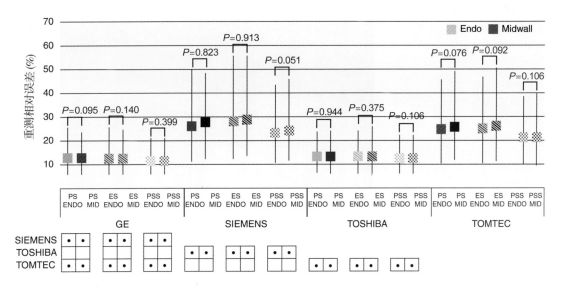

图 8.21 不同厂商的心内膜和中层峰值（Peak strain, PS）、收缩期末期（End-systolic strain, ES）和收缩期后（Postsystolic strain, PSS）应变的重测变异性。条形图上的 P 值表示每个厂商内的层间比较（配对 t 检验），点表示厂商之间的显著性。Endo：心内膜层；Mid：中层 [引自 Ünlü S, Mirea O, Pagourelias ED, et al. Layer-specific segmental longitudinal strain measurements: capability of detecting myocardial scar and differences in feasibility, accuracy, and reproducibility, among four vendors a report from the EACVI-ASE Strain Standardization Task Force. J Am Soc Echocardiogr, 2019, 32(5):624−632]

表 8.3 低剂量多巴酚丁胺负荷试验中应变检测心肌活力

作者	患者（n）	比较内容	参数	灵敏度	特异度	AUC	界值
Bhutani 等 [46]	100	活力、单血管疾病	长轴应变	74%	96%	0.95	−10.1%
			长轴应变率	82%	75%	0.89	0.85/s
Bansal 等 [33]	55	功能恢复	长轴应变 a	78%	68%	0.79	−9.4%
			长轴应变	57%	63%	0.62	−13.7%
Hanekom 等 [47]	55	功能恢复	收缩末期长轴应变 a	75%	76%	0.84	−10%
			长轴应变率 a	78%	77%	0.84	0.7/s
Hoffmann 等 [32]	37	FDG-PET	收缩期峰值应变率变化 a	83%	84%	0.89	< −0.23/s

a：基于组织多普勒的应变 / 应变率成像；AUC：受试者工作特征曲线下面积；FDG-PET：氟脱氧葡萄糖 - 正电子发射断层扫描

障碍，具有优于 EF 的预后价值。在负荷试验中，应变率可能是比应变更好的用于检测缺血的参数，但需要对组织多普勒信号进行采集和处理。局部应变曲线表现出特征性的变化，因此缺血的检出需要分析曲线的形态，而不是峰值。尽管如此，相关特征（幅度、波形和时序）的最佳参数显示仍有待定义（主旨插图 8.1）。许多科学工作仍有待完成，比如，基于斑点追踪的应变评估（目前可用）是否足以改善负荷超声心动图的评估，是有待确认的。各厂商提供的许多软件和参数的临床价值都没有经过科学验证。

节段性峰值应变 或 应变率（SR）

ΔSR（应变率）$= SR_{peak} - SR_{rest}$

问题 – 重测变异性
- 负荷依赖性
- 正常的定义
- 范围的定义

解剖M型超声

SR 的延迟面积（msec.cm）

$= \Sigma$（T·L）

问题 – 解决时间和范围，但难以
显示幅度
- 重复性不佳

舒张指数（Diastolic index, DI）

$DI = 100 \times$（A-B）$/A$

SI-DI 比率 $= DI_{peak}/DI\ rest$

问题 – 重测变异性
- 范围的定义

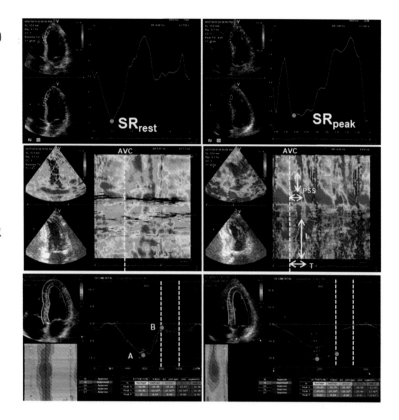

主旨插图 8.1　幅度、波形和时序的参数显示。仍缺乏关于如何最优的显示与瘢痕、活力和缺血相关参数的共识。使用节段性峰值收缩应变或应变率或其随负荷刺激的变化（上图）具有直观的优点，但存在重测变异度、负荷依赖、正常值定义，以及显示距离取样位置较远处心肌问题程度的问题。使用解剖 M 模式（中图）提供了一种显示时间紊乱及其程度的方法，但描述损伤程度的选择有限，而且时间通常是成像中重现性最差的方面。舒张指数（下图）利用舒张功能对缺血的敏感性，但显示出每搏变异性，在定义范围上与收缩信号具有相同的问题

参考文献

[1] Tennant R, Wiggers CJ. The effect of coronary occlusion on myocardial contraction. Am J Physiol, 1935,112:351-361.

[2] Lang RM, Badano LP, Mor-Avi V, et al. Recommendations for cardiac chamber quantification by echocardiography in adults: an update from the American Society of Echocardiography and the European Association of Cardiovascular Imaging. Eur Heart J Cardiovasc Imaging, 2015,16(3):233-270.

[3] Picano E, Lattanzi F, Orlandini A, et al. Stress echocardiography and the human factor: the importance of being expert. J Am Coll Cardiol, 1991,17(3):666-669.

[4] Hoffmann R, Lethen H, Marwick T, et al. Analysis of interinstitutional observer agreement in interpretation of dobutamine stress echocardiograms. J Am Coll Cardiol, 1996,27(2):330-336.

[5] Yoshida T, Mori M, Nimura Y, et al. Analysis of heart motion with ultrasonic Doppler method and its clinical application. Am Heart J, 1961,61:61-75.

[6] McDicken WN, Sutherland GR, Moran CM, et al. Colour Doppler velocity imaging of the myocardium. Ultrasound Med Biol, 1992,18(6-7):651-654.

[7] Leitman M, Lysyansky P, Sidenko S, et al. Two-dimensional strain-a novel software for real-time quantitative echocardiographic assessment of myocardial function. J Am Soc Echocardiogr, 2004,17(10):1021-1029.

[8] Voigt JU, Pedrizzetti G, Lysyansky P, et al. Definitions for a common standard for 2D speckle tracking echocardiography: consensus document of the EACVI/ASE/ Industry Task Force to standardize deformation imaging. Eur Heart J Cardiovasc Imaging,2015,16(1):1-11. doi:10.1093/ehjci/jeu184.

[9] Mirea O, Pagourelias ED, Duchenne J, et al. Variability and reproducibility of segmental longitudinal strain measurement: a report from the

EACVI-ASE Strain Standardization Task Force. JACC Cardiovasc Imaging, 2018,11(1):15-24.

[10] Mada RO, Lysyansky P, Daraban AM, et al. How to define end-diastole and end-systole?Impact of timing on strain measurements.JACC Cardiovasc Imaging,2015,8(2):148-157. doi:10.1016/j.jcmg.2014.10.010.

[11] Kukulski T, Jamal F, D'Hooge J, et al. Acute changes in systolic and diastolic events during clinical coronary angioplasty: a comparison of regional velocity, strain rate, and strain measurement. J Am Soc Echocardiogr, 2002,15(1):1-12.

[12] Jamal F, Szilard M, Kukulski T, et al. Changes in systolic and postsystolic wall thickening during acute coronary occlusion and reperfusion in closed-chest pigs:implications for the assessment of regional myocardial function. J Am Soc Echocardiogr, 2001,14(7):691-697.

[13] Wang J, Abrah TP, Korinek J, et al. Delayed onset of subendocardial diastolic thinning at rest identifies hypoperfused myocardium.Circulation, 2005,111(22):2943-2950.

[14] Skulstad H, Edvardsen T, Urheim S, et al. Postsystolic shortening in ischemic myocardium: active contraction or passive recoil? Circulation, 2002,106(6):718-724.

[15] Pislaru C, Belohlavek M, Bae RY, et al. Regional asynchrony during acute myocardial ischemia quantified by ultrasound strain rate imaging. J Am Coll Cardiol, 2001,37(4):1141-1148.

[16] Voigt JU, Lindenmeier G, Exner B, et al. Incidence and characteristics of segmental postsystolic longitudinal shortening in normal, acutely ischemic, and scarred myocardium. J Am Soc Echocardiogr, 2003,16(5):415-423.

[17] Weidemann F, Niemann M, Herrmann S, et al. A new echocardiographic approach for the detection of non- ischaemic fibrosis in hypertrophic myocardium. Eur Heart J, 2007,28(24):3020-3026.

[18] Haugaa KH, Smedsrud MK, Steen T, et al. Mechanical dispersion assessed by myocardial strain in patients after myocardial infarction for risk prediction of ventricular arrhythmia. JACC Cardiovasc Imaging,2010,3(3):247-256. doi:10.1016/j.jcmg.2009.11.012.

[19] Lie ØH, Rootwelt-Norberg C, Dejgaard LA, et al. Prediction of life-threatening ventricular arrhythmia in patients with arrhythmogenic cardiomyopathy: a primary prevention cohort study. JACC Cardiovasc Imaging, 2018,11(10):1377-1386. doi:10.1016/j.jcmg.2018.05.017.

[20] Jamal F, Strotmann J, Weidemann F, et al. Noninvasive quantification of the contractile reserve of stunned myocardium by ultrasonic strain rate and strain. Circulation, 2001,104(9):1059-1065.

[21] Biering-Sørensen T, Hoffmann S, Mogelvang R, et al. Myocardial strain analysis by 2-dimensional speckle tracking echocardiography improves diagnostics of coronary artery stenosis in stable angina pectoris. Circ Cardiovasc Imaging,2014,7(1):58-65. doi:10.1161/ CIRCIMAGING.113.000989.

[22] Liou K, Negishi KI, Ho S, et al. Detection of obstructive coronary artery disease using peak systolic global longitudinal strain derived by two-dimensional speckle-tracking: a systematic review and meta-analysis. J Am Soc Echocardiogr, 2016,29(8):724-735.e4.

[23] Stanton T, Leano R, Marwick TH. Prediction of all-cause mortality from global longitudinal speckle strain: comparison with ejection fraction and wall motion scoring. Circ Cardiovasc Imaging, 2009,2:356-364.

[24] Kuznetsova T, Cauwenberghs N, Knez J, et al. Additive prognostic value of left ventricular systolic dysfunction in a population-based cohort. Circ Cardiovasc Imaging, 2016,9(7):e004661.

[25] Chan J, Hanekom L, Wong C, et al. Differentiation of subendocardial and transmural infarction using two- dimensional strain rate imaging to assess short-axis and long-axis myocardial function. J Am Coll Cardiol, 2006,48(10):2026-2033.

[26] Bjork Ingul C, Rozis E, Slordahl SA, et al. Incremental value of strain rate imaging to wall motion analysis for prediction of outcome in patients undergoing dobutamine stress echocardiography. Circulation, 2007,115(10):1252-1259.

[27] Voigt JU, Exner B, Schmiedehausen K, et al.Strain-rate imaging during dobutamine stress echocardiography provides objective evidence of inducible ischemia. Circulation, 2003,107(16):2120-2126.

[28] Liang HY, Cauduro S, Pellikka P, et al. Usefulness of two-dimensional speckle strain for evaluation of left ventricular diastolic deformation in patients with coronary artery disease. Am J Cardiol, 2006,98(12):1581-1586.

[29] Ishii K, Imai M, Suyama T, et al. Exercise-induced post-ischemic left ventricular delayed relaxation or diastolic stunning: is it a reliable marker in detecting coronary artery disease? J Am Coll Cardiol, 2009,53(8):698-705.

[30] Lyseggen E, Skulstad H, Helle-Valle T, et al. Myocardial strain analysis in acute coronary occlusion: a tool to assess myocardial viability and reperfusion. Circulation, 2005,112(25):3901-3910.

[31] Weidemann F, Dommke C, Bijnens B, et al. Defining the transmurality of a chronic myocardial infarction

by ultrasonic strain-rate imaging: implications for identifying intramural viability: an experimental study. Circulation, 2003,107(6):883-888.

[32] Hoffmann R, Altiok E, Nowak B, et al. Strain rate measurement by doppler echocardiography allows improved assessment of myocardial viability inpatients with depressed left ventricular function. J Am Coll Cardiol, 2002,39(3):443-449.

[33] Bansal M, Jeffriess L, Leano R, et al. Assessment of myocardial viability at dobutamine echocardiography by deformation analysis using tissue velocity and speckle- tracking. JACC Cardiovasc Imaging, 2010,3(2):121-131.

[34] Becker M, Hoffmann R, Kuhl HP, et al. Analysis of myocardial deformation based on ultrasonic pixel tracking to determine transmurality in chronic myocardial infarction. Eur Heart J, 2006,27:2560-2566.

[35] Ünlü S, Mirea O, Pagourelias ED, et al. Layer-specific segmental longitudinal strain measurements: capability of detecting myocardial scar and differences in feasibility, accuracy, and reproducibility, among four vendors a report from the EACVI-ASE Strain Standardization Task Force. J Am Soc Echocardiogr, 2019,32(5):624-632.e11.

[36] Mirea O, Pagourelias ED, Duchenne J, et al. Intervendor differences in the accuracy of detecting regional functional abnormalities: a report from the EACVI-ASE Strain Standardization Task Force. JACC Cardiovasc Imaging, 2018,11(1):25-34.

[37] Ersboll M, Valeur N, Mogensen UM, et al. Prediction of all-cause mortality and heart failure admissions from global left ventricular longitudinal strain in patients with acute myocardial infarction and preserved left ventricular ejection fraction. J Am Coll Cardiol, 2013,61(23):2365-2373.

[38] Antoni ML, Mollema SA, Delgado V, et al. Prognostic importance of strain and strain rate after acute myocardial infarction. Eur Heart J, 2010,31:1640-1647.

[39] Becker M, Ocklenburg C, Altiok E, et al. Impact of infarct transmurality on layer-specific impairment of myocardial function: a myocardial deformation imaging study. Eur Heart J, 2009,30(12):1467-1476.

[40] Altiok E, Neizel M, Tiemann S, et al. Layer-specific analysis of myocardial deformation for assessment of infarct transmurality: comparison of strain-encoded cardiovascular magnetic resonance with 2D speckle tracking echocardiography. Eur Heart J Cardiovasc Imaging,2013,14(6):570-578.

[41] Tarascio M, Leo LA, Klersy C, et al. Speckle-tracking layer-specific analysis of myocardial deformation and evaluation of scar transmurality in chronic ischemic heart disease. J Am Soc Echocardiogr,2017,30(7):667-675.

[42] Rosendahl L, Blomstrand P, Brudin L, et al. Longitudinal peak strain detects a smaller risk area than visual assessment of wall motion in acute myocardial infarction.Cardiovasc Ultrasound, 2010,8:2.

[43] Bjork Ingul C, Stoylen A, Slordahl SA, et al. Automated analysis of myocardial deformation at dobutamine stress echocardiography: an angiographic validation. J Am Coll Cardiol, 2007,49(15):1651-1659.

[44] Hanekom L, Cho GY, Leano R, et al. Comparison of two-dimensional speckle and tissue Doppler strain measurement during dobutamine stress echocardiography: an angiographic correlation. Eur Heart J, 2007,28(14): 1765-1772.

[45] Roushdy A, Abou El Seoud Y, Abd Elrahman M, et al. The additional utility of two-dimensional strain in detection of coronary artery disease presence and localization in patients undergoing dobutamine stress echocardiogram. Echocardiography, 2017,34(7):1010-1019.

[46] Bhutani M, Vatsa D, Rahatekar P, et al. Role of strain imaging for assessment of myocardial viability in symptomatic myocardial infarction with single vessel disease: an observational study. Echocardiography, 2020,37(1):55-61.

[47] Hanekom L, Jenkins C, Jeffries L, et al. Incremental value of strain rate analysis as an adjunct to wall-motion scoring for assessment of myocardial viability by dobutamine echocardiography: a follow-up study after revascularization. Circulation, 2005,112(25):3892-3900.

[48] Heimdal A, Støylen A, Torp H, et al. Real-time strain rate imaging of the left ventricle by ultrasound. J Am Soc Echocardiogr, 1998,11(11):1013-1019.

[49] Dahlsett T, Karlsen S, Grenne B, et al. Early assessment of strain echocardiography can accurately exclude significant coronary artery stenosis in suspected non-STEMI.J Am Soc Echocardiogr, 2014,17:512-519.

[50] Ng ACT, Sitges M, Pham PN, et al. Incremental value of 2-dimensional speckle tracking strain imaging to wall motion analysis for detection of coronary artery disease in patients undergoing dobutamine stress echocardiography. Am Heart J, 2009,158(5):836-844.

9

右心室功能及肺动脉高压评估

Luigi Paolo Badano, Denisa Muraru

多种情况下，右心室在患者功能状态和预后发展中发挥至关重要的作用[1-3]。因此，右心室（right ventricular, RV）功能的定量分析应该成为常规超声心动图检查的一部分[4]。然而，评估 RV 的大小和功能仍然是超声心动图检查中最具挑战和难度的技术之一。左、右心室在解剖结构和功能特征方面存在许多差异，难以继续沿用检测左心室的经验和方法评价 RV，这对传统超声心动图方法提出了挑战。

近年来，右心室应变成像突破了常规超声心动图检查的局限性，已成为评价右心室收缩功能的优势指标（图 9.1）[5]。右心室长轴应变（RV longitudinal strain, RVLS）可通过组织多普勒成像技术和斑点追踪超声心动图技术进行测量，该指标已在动物实验中多种心脏状态下经过声纳微测量法[6]和心脏磁共振等方法的验证[7-9]。与组织多普勒成像技术相比，斑点追踪技术的优势在于其不依赖角度，且具有更好的重复性。右心室病变通常分为压力负荷型、容积负荷型和心肌病型（图9.2），不同类型的应变曲线也不尽相同。

本章的目的是让读者熟悉右心室的解剖结构以及 RV 应变分析相对于常规超声心动图检查的优势，同时对现有 RV 应变成像在不同病理状态下的表现及临床应用进行总结。

右心室的功能解剖与心肌纤维排布

由于在正常负荷条件下，不论收缩期还是舒张期，心脏游离壁的凹面和室间隔的凸面都朝向右心室，因此正面观察时右心室呈三角形，而在横截面观察时呈新月形。与左心室相比，舒张末期右心室容积略大，约10%~15%，质量略小，约 1/6~1/3[10]。因为右心室的压力通常低于左心室，所以与左室壁相比，正常的右室壁更薄且顺应性更好（成人为 3~5mm）。因此，在增加相同的压力时，由于右室壁承受的应力更大（半径大而厚度小）导致右心室扩张的幅度大于左心室。与左心室在舒张期发生冠状动脉血流灌注不同，右心室在收缩期和舒张期都有冠状动脉血流灌注。右心室对氧的需求小于左心室，更不易发生缺血。

右心室在解剖学上由三部分组成：入口、小梁化的心尖部心肌和流出道（或动脉圆锥）。右心室发挥泵功能的主要机制与左心室不同，包括：①右心室游离壁内移（风箱效应）；②通过收缩长轴纤维将三尖瓣环拉向心尖来缩短右心室长轴；③室间隔运动；④右心室流出道的环向缩短[11]。右心室收缩以蠕动方式发生，从流入道开始，延续到流出道，期间有 25~50 ms 的时间延迟[12]。右心室收缩是由心内膜下的深层纵行纤维和心外膜下的浅层环向纤维产生的，前者引起心底至心尖的缩短，后者平行于房室沟，引起向内的横向收缩。与左心室相比，右心室心外膜下层的心肌细胞环向排列更加明显，并且缺乏螺旋纤维的中间层。因此，右心室的收缩更依赖于长轴的缩短。右心室也有螺旋纤维并发生扭转。两个心室都有相互环绕的心外膜环向纤维并且有相同的室间隔和心包内空间，这解释了左右心室在收缩和舒张时相

超声心动图右心室功能指标

TAPSE 三尖瓣环平面收缩期位移
- 将M模式的方向与侧壁运动方向对齐
- 以心电图上R波为标准测量三尖瓣环平面的最大位移

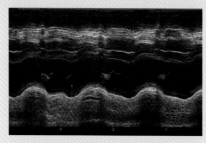

优势
- 简单且所有超声系统可用
- 可重复测量
- 在肺动脉高压和心衰中有明确的预后价值

不足
- 受心脏平移和旋转的影响
- 严重负荷依赖性
- 作为右室整体长轴功能的替代指标未考虑不同节段的功能差异

S波峰值速度
- 将多普勒声束方向与侧壁的运动方向对齐
- 测量侧壁基底段心肌的最大收缩速度

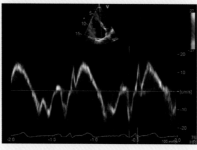

优势
- 相对简单且应用广泛
- 易于检测
- 可重复测量
- 预后价值明确

不足
- 角度依赖性
- 严重负荷依赖性
- 仅作为右室整体长轴功能的替代指标
- 未考虑不同节段的功能差异不适用于开胸术后

面积变化分数
- 在右心室聚焦的心尖四腔切面追踪和检测舒张末期和收缩末期心内膜边界
- 舒张末期面积和收缩末期面积之间的差值占舒张末期面积的百分比

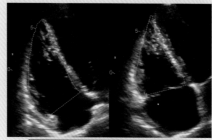

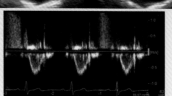

优势
- 所有超声系统可用
- 反映了右室收缩的长轴和 径向成分
- 同CMR测得的EF相关

不足
- 重复性有限
- 忽略了右室流出道对右室整体泵功能的作用

TEI
- 等容收缩与等容舒张时间的和与射血时间之比
- 可通过频谱多普勒和组织多普勒获得

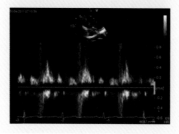

优势
- 所有超声系统可用
- 评价右心室的整体表现
- 相对独立于心率

不足
- 仅作为RV功能的替代指标
- 当RA压力升高时不可靠

图 9.1 右心室（RV）功能参数。 超声心动图 RV 功能各项参数的定义、优势和不足。CMR：心脏核磁成像；EF：射血分数；STE：斑点追踪超声心动图；TAPSE：三尖瓣环平面收缩期位移；TDI：组织多普勒成像

超声心动图右心室功能指标

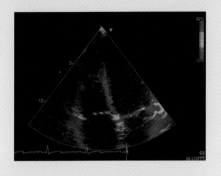

TDI的长轴应变
- 与测量S波峰值速度相似
- 两点速度差的空间导数

优势
- 与速度测量相比，受心脏牵拉和平移运动的影响较小

不足
- 非常耗时
- 可重复性欠佳

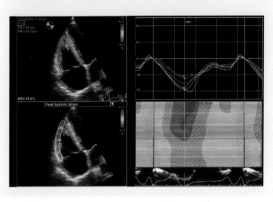

STE的长轴应变
- 常规灰度图像即可
- 通过测量整个收缩期心肌斑点的相对距离或测量心内膜边界的长度变化来评估心肌的形变

优势
- 操作简单
- 可重复
- 不依赖于声束的角度
- 负荷依赖性低
- 预后价值明确

不足
- 需要专用软件
- 图像质量依赖性
- 帧频依赖性

图9.1 （续）

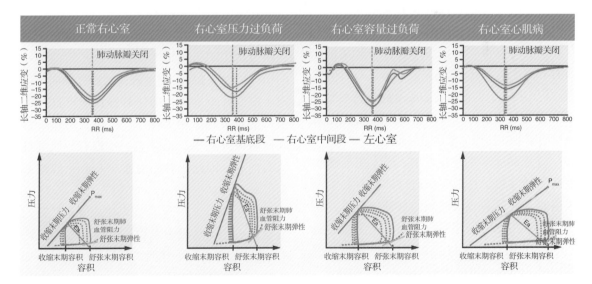

图9.2 正常或病理状态的右心室（RV）应变与生理机制。压力过负荷导致的右心室肥大和纤维化与收缩末期（Ees）、舒张末期（Eed）和动脉（Ea）弹性的大幅度增加有关，也和心肌形变、不同步以及收缩后期缩短的降低有关。容积过负荷的特征是RV扩张和轻度纤维化，肺动脉（PA）-右心室偶联关系保留，以及接近正常和同步的心肌形变。心肌病导致右心室扩张，伴有严重的心肌应变及Ees下降

互依赖的现象，即一个心室的形状、大小和顺应性的改变可以影响另一个心室。

疾病对右室的影响由压力过负荷、容积过负荷和固有收缩力的改变程度决定。与左心室相反，右心室将血液射入压力低、顺应性高的肺循环中。因此，右心室不仅能够很好地耐受容量过负荷，还可以长时间很好地适应右侧瓣膜反流病变或心房左向右分流。与此相反的是，右心室对后负荷的变化非常敏感。肺血管阻力（pulmonary vascular resistance, PVR）的急速增加（例如严重肺栓塞）会诱发右心室急性扩张和泵功能迅速衰竭。然而，缓慢增加的 PVR 可使右心室发生适应性重构，以收缩力和质量的增加为首要表现（主要是由于环向层导致的向心性肥大）（图 9.3）。这解释了与正常情况相比，右心室游离壁的收缩从长轴模式到环向模式转变的原因[12]。当上述适应失效时，不良的重构会导致右心室扩张、偏心性肥大、收缩和舒张功能下降[13]，并由于心包内空间的限制而使左心室前负荷降低。即使 PVR 仅轻微增加，如无明显肺动脉高压（pulmonary hypertension, PH）的慢性阻塞性肺疾病（chronic obstructive pulmonary disease, COPD）患者，右心室也足以发生明显的结构和功能变化，如右心室肥大、扩张，以及伴随而来的功能障碍[14]。同样，即使保持右心室前负荷不变，正压通气期间平均气道压力的轻度增加也会使右心室收缩功能和输出量降低。

应变和应变率是反映 RV 整体和局部收缩功能的参数。长轴应变通过计算右心室壁收缩时基底部到心尖缩短的百分比获得，长轴应变率为缩短的速率。作为一种测量心肌形变的方法，RVLS 与三尖瓣环平面收缩期偏移（tricuspid annular plane systolic excursion, TAPSE）和组织多普勒成像（tissue Doppler imaging, TDI）S 波速度等其他常规反映 RV 长轴运动功能的参数相比，较少受心脏整体运动、平移和负荷（图 9.4）的干扰[15]。

右心室心肌功能的形变指标

RVLS 可通过 TDI 或斑点追踪方法获得。二维（2D）斑点追踪超声心动图（speckle-tracking echocardiography，STE）是目前临床应用的标准技术；与 TDI 应变相比，其角度依赖性小，且可行性和重复性更佳。然而，2D STE 应变的实现需要良好的图像质量与帧频（50~90 帧 / 秒），以及避免心脏缩短、节段脱落和混响伪像的影响[16]。

因此，最新的美国超声心动图学会（ASE）/欧洲心血管影像协会（EACVI）指南中关于超声心动图心腔定量的内容中，已经建议将 RVLS 作为临床上评价 RV 功能的敏感且可重复的良好指标[15]。然而，在各种研究中用于测量和报告 RV 应变的软件、方法和定义的不一致，以及有限的参考值报道，限制了其在临床工作中的全面应用。

2018 年，EACVI/ASE/Industry Task Force 发布了用于临床和科学研究的 RV 应变图像采集和分析的标准化建议[17]，同时还提供了更为可靠的参考值[18]。

同左心室相同，绝大多数关于 RV 应变的研究都是关于长轴方向的，也是目前推荐的指标。由于 RV 游离壁较薄，计算横向（径向）应变并不准确，即使某些情况下这种测量可能具有临床相关性[19-21]，但并不建议常规使用该方法[17]。由于右心室没有心肌纤维的斜向层，因此扭转力对整个右心室收缩影响很弱。

与左侧相似，RV 应变率比应变对负荷的依赖性更小，从概念上讲，它能更好地反映 RV 的"收缩力"。然而，其临床可行性不如应变，因此目前仅限于研究。

RV 长轴应变的图像采集与后处理

二维 STE 测量 RVLS，推荐在以 RV 为主的心尖四腔切面进行（图 9.5），因为同以

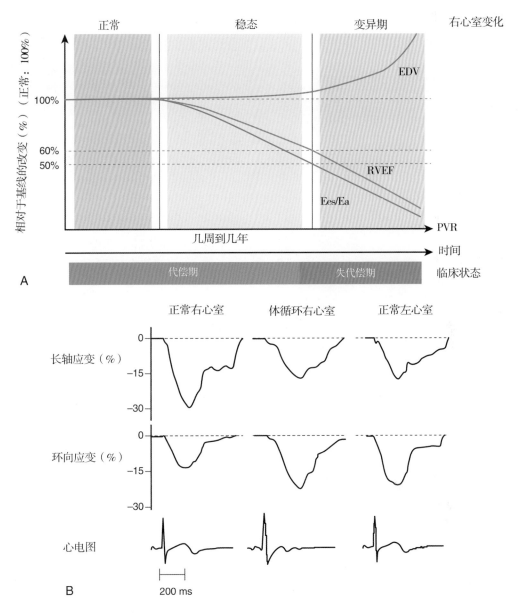

图9.3 肺动脉高压右心室（RV）代偿和失代偿过程。肺动脉（PA）-RV偶联受损在稳态（代偿）阶段逐渐显著，随后RV功能（例如RV射血分数）发生变化；变异期（RV扩大）标志着RV失代偿（A）[1]。在最极端情况下，右心室长轴应变降低并且环向应变增加，与左心室的应变形态类似（称为体循环右心室）（B）但扭转降低[12]。EDV：舒张末期容积；EF：射血分数；Ea：动脉弹性；Ees：收缩末期弹性；PVR：肺血管阻力

LV为中心的标准四腔切面测量相比，此切面能够更好地描记RV游离壁，重复性也更佳[17]。与标准心尖四腔切面相比，该切面角度较偏，同时注意要将LV心尖置于切面中心，并在整个心动周期中呈现RV的最大径（纵向和横向）、心尖和整个RV游离壁（图9.6）[22]。

为了获得正确的角度，以RV为主的心尖四腔切面不应显示主动脉瓣或冠状窦（这意味着切面位置太靠前或太靠后），而应仅显示房间隔。值得注意的是，以RV为主的切面获得的应变值大于标准心尖四腔切面获得的应变值[23]。不同切面的应变分析结果不能通

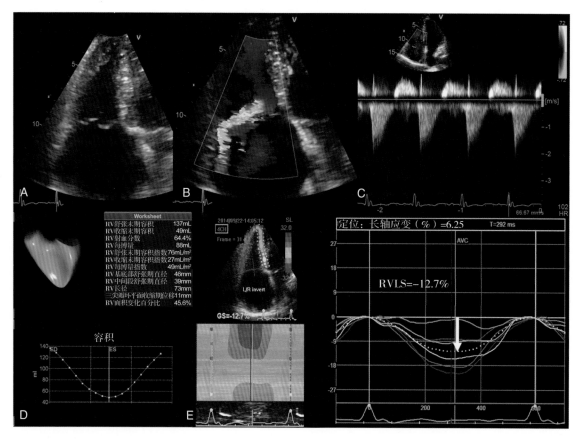

图9.4 评价患有严重器质性三尖瓣反流患者的右心室（RV）功能（B，C）。右心室扩张（A，D），射血分数（D）维持不变。然而，虽然存在容积过负荷，但 RV 四腔长轴应变显著下降，进而可以明确 RV 隐匿性收缩功能障碍。RVLS：右心室长轴应变

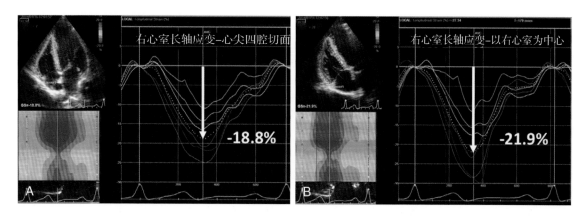

图9.5 同一患者的右心室（RV）四腔长轴应变在常规心尖四腔切面（A4C；A）和以 RV 为主的四腔切面（B）的对比。以 RV 为主的四腔切面显示完整右心室游离壁，应变值更高

用，这对患者随访和界定 RV 功能异常的参考值（见后文参考值）具有重要的实际意义，应该遵循与 EACVI/ASE/Industry Task Force 的建议相一致的方法[17]。

对于感兴趣区（ROI）应手动测量并包括 RV 游离壁和室间隔，同时应调整宽度以覆盖 RV 游离壁的厚度（正常受试者约 5 mm，RV 肥厚者略大）（图 9.6）[24]。应注意避免将 ROI 置于心包位置（导致应变值低估）或过低于三尖瓣环（导致心房充盈引起该区域的收缩期反常延长）（图 9.6）。如果 ROI 宽度太窄，仅主要包括心内膜层，则会导致对应变幅度的高估。其他在心内膜测量应变的软件可能仅要求用轮廓线对 RV 的心内膜进

行描绘，进而提供与采用心室壁整体或心肌中层的软件不同的测量数值[17]。

在确认测值前，应根据心动周期和应变曲线对整个视频中的追踪质量进行人工验证。在临床应用时，应使用多普勒追踪来确定三尖瓣和肺动脉瓣舒张末期和收缩末期的时间，并记录收缩期的应变峰值（即峰值收缩期应变）[17]。

心尖和心底之间的 RV 游离壁节段包括三部分（基底段、中间段和心尖段），它们在舒张末期长度相等。室间隔的分段方式与之类似。对于 RVLS，建议使用游离壁三分段的平均值，并应标记为 RVFWLS。如果应变平均值中包括室间隔，则应明确标明，

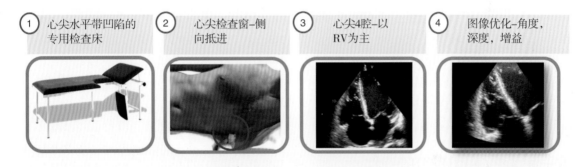

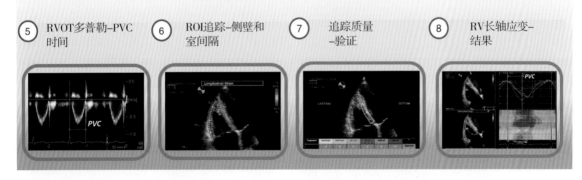

图 9.6　使用斑点追踪超声心动图测量右心室（RV）应变的操作示意图。使用在心尖水平处有横向凹空的专用检查床可使患者保持舒适的姿势，并使探头保持正确的位置和方向。为了获得以 RV 为主的四腔切面，与传统四腔切面相比，探头的位置更偏向侧面且朝向右肩。当获得正确的切面时，应优化增益、对比度和深度后以每秒 50~80 帧的时间分辨率记录图像。在 RV 流出道记录的脉冲波多普勒可以精准确定 RV 射血的起始终止时间。感兴趣区应包括 RV 游离壁和室间隔，宽度调整为覆盖 RV 游离壁的厚度（正常受试者约为 5 mm，RV 肥厚者略大）。在操作人员检查测量质量并最终确认后，显示待测区域的应变值。RV 游离壁长轴应变（RVFWLS）是 RV 游离壁三段应变值的平均值。RV 四腔长轴应变（RV4CLS）是 RV 游离壁和室间隔六段应变值的平均值。PVC：肺动脉瓣关闭时间；ROI：感兴趣区

因为包括游离壁和室间隔（六段，标记为 RV4CLS）的 RV 应变测量值小于 RVFWLS 三分段的测量值[18]。尽管 RVFWLS 是最常用的，但在某些情况下，尤其是可能与室间隔相关的情况下，RV4CLS 可能是有价值的。

最后，除了幅度参数之外，还可以评估时间参数，例如应变达峰时间 [从心电图（ECG）上的 R 波开始到 RV 最大长轴缩短的时间]。RV 机械离散度可以通过 RV 六分段模型中应变达峰时间标准差来计算[25]（图 9.7）。尽管 RV 机械离散度也可以从 RV 的三分段模型（仅包括 RV 游离壁段）获得[26]，但是 RV 六分段模型对于计算标准差更准确[27]。

Chamberlain 等研究了初学者能够在一致性和重复性方面达到独立进行 RVFWLS 分析水平的学习曲线[28]，他总结了所有初学者达到专家水平（组内相关系数 0.90）所需的研究病例数量。在 RVFWLS 分析中，在其学习曲线达到平台期（100 例研究）后，初学者与专家在一致性和可重复性方面没有显著差异，研究 25 例后即有显著改善（图 9.8）。

用于测量 RV 心肌形变的软件

可使用的软件有：RV Strain (EchoPAC, GE Vingmed, Horten, Norway), Syngo Velocity Vector Imaging (VVI) (Siemens Healthineers, Mountain View, CA, USA), EchoInsight Right Ventricle (RV) (Epsilon Imaging, Ann Arbor, MI, USA), AutoStrain RV (Image Arena 4.6, TomTec Imaging Systems, Unterschleissheim, Germany), QLab 13 (Philips Medical Systems, Andover, MA, USA)。

EchoPAC PC

Q-analysis 和 AFI（Automatic Function Imaging，自动功能成像；EchoPAC Software Only）是测量 RV 应变最常用的软件。这两种算法都是针对左心室而不是专门为右心室开发的，因此应该针对以 RV 为主的心尖四腔切面的右心室形状进行调整。近期，适合右心室形状的 RV 应变专用分析软件已经上市（RV Strain, EchoPAC, GE Vingmed, Horten, Norway）（图 9.9）。通过点击三个不同的位置（心尖、侧壁和三尖瓣环间隔点），在 RV 为主的心尖四腔切面的收缩末期方框上识别 RV 心内膜边界后，软件会自动识别 ROI 并跟踪后续斑点的运动。可以调整 ROI 以适应 RV 游离壁和室间隔的厚度。必须对追踪进行即时验证，并通过调整 ROI 宽度或手动调整轮廓进行校正，以确保最佳追踪效果（见图 9.9）。然后，该算法将计算六个节段

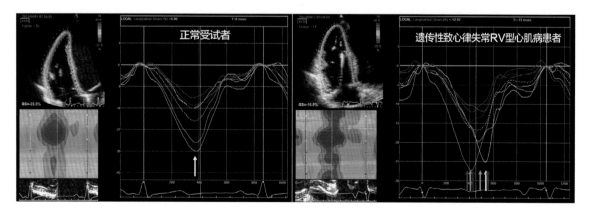

图 9.7　右心室（RV）不同步的评估。正常受试者（左），所有六个 RV 节段同时达到峰值应变（白色箭头）。遗传性致心律失常 RV 型心肌病（ARVC，右）的患者，从心电图（ECG）上的 R 波到节段峰值应变的时间差别很大（彩色箭头）。节段峰值应变时间标准差代表心室不同步的指数

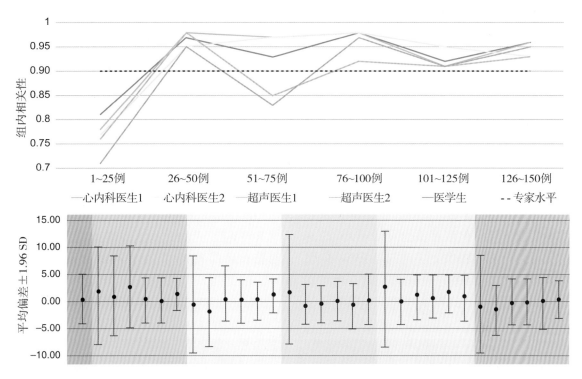

图 9.8 测量右心室（RV）游离壁应变的学习曲线。进行 25 例研究后，每组初学者（上图）的组内相关系数（ICC）都有所改善。进行 100 例研究后，所有组的 ICC 都始终高于 0.9。同样，在进行 25 例学习之后，一致性界限（下图）显著降低，并在学习 25~75 例之后与专家相似。SD：标准差

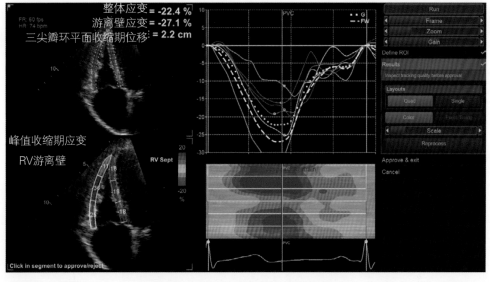

图 9.9 测量右心室应变的软件（EchoPAC，GE Vingmed，Horten，Norway）。该算法在后续图像上追踪心动周期中 RV 心肌斑点的运动，并提供六个节段（左）的峰值应变值。此外，它会自动计算 RV 四腔 [整体应变（GS），右上图中的点线] 和游离壁应变（FWS，右上图中的虚线），以及三尖瓣环平面收缩期位移（TAPSE）。RV 每个节段长轴应变的时间进程显示为时间 - 应变曲线（右上图）或结构 M 型参数曲线（右下图）。颜色用于区分 RV 心肌节段

的峰值应变值（三段在游离壁，三段在室间隔）。RV Strain 软件自动计算完整 RV 心肌的 RV4CLS、RVFWLS 和 TAPSE 参数（见图 9.9）。追踪窗口将单独显示六节段的应变曲线，以及图 9.9 中的 RV4CLS 曲线（点线）和 RVFWLS 曲线（虚线）。EchoPAC PC 是一款厂商专用软件，只能分析 GE 公司产品获得的超声检查原始数据。

Syngo Velocity Vector Imaging

Syngo VVI 是单机软件，用于测量左心室的心肌形变，但该算法也可用于 RV 应变的测量。在一帧图像上手动勾勒 RV 心内膜边界后，软件会在整个心动周期内自动跟踪心内膜边界。心肌速度通过时间间隔和每帧

图像之间位移的比值计算（图 9.10）。这些速度向量（见图 9.10B）在整个心动周期内都有显示，通过比较斑点在整个心动周期中相对于沿心内膜边界的其他斑点的位移来计算二维应变和应变率。该软件可以测量市场上以 DICOM 格式存储的所有超声心动图的应变，除了分段最大应变值外，它还自动提供了应变的分段达峰时间（见图 9.10A）。

EchoInsight Right Ventricle

EchoInsight RV 软件默认设置用户进行 RVFWLS 成像分析，并通过提供灵活的四腔和局部的 RV 应变分析（图 9.11）。此外，根据用户指定的应变成像感兴趣区，EchoInsight RV 软件将自动提供收缩末期和舒

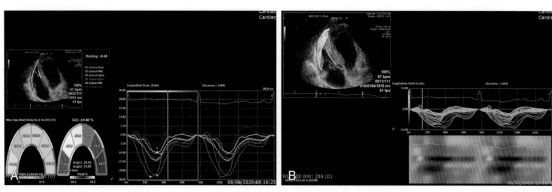

图 9.10　通过调整 Syngo Velocity Vector Imaging 软件（Siemens Healthineers, Mountain View, CA, USA）测量右心室（RV）应变。使用点击式方法，沿着心内膜或心肌的中间层设置若干点，点数多少取决于心内膜的弧度。执行计算过程后，软件在之前设置的每两个点之间插入三个新点，并自动生成具有不同方向和大小的速度向量（B 中的黄色箭头）。软件显示区域达到峰值应变的时间和区域峰值应变值（A）

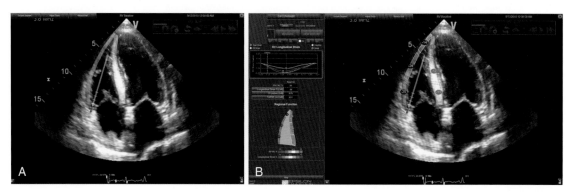

图 9.11　使用 EchoInsight 软件（Epsilon Imaging, Ann Arbor, MI）进行右心室（RV）应变分析。该过程首先沿心内膜边界手动追踪感兴趣区，接着调整感兴趣区大小以匹配 RV 壁的厚度（A）。该软件能追踪完整心动周期的心内膜轮廓（B）

张末期 RV 面积、面积变化分数、TAPSE、S' 和线性测量等数据。EchoInsight RV 软件是一个第三方平台，可以测量所有 DICOM 格式超声心动图的 RV 应变。

AutoStrain RV

AutoStrain RV 是一款专门用于测量 RVLS 的全自动离线软件，只需要在正确的 RV 为主心尖切面上启动算法而无需其他额外操作，当然也可以对自动追踪进行调整。该算法在整个心动周期内对心内膜边界进行追踪（图 9.12）。该软件独立于厂商，可在在所有 DICOM 格式存储的超声心动图图像上测量 RV 应变。该算法可计算 RV4CLS 和 RVFWLS，但不提供 RV 分段应变值。

为了对两个特定厂商（QLab 10.4, Philips Medical Systems, Andover, MA, USA 和 EchoPAC BT13, GE Vingmed, Horten, Norway）和一个独立第三方（ImageArea, 2D CPA version 1.2, TomTec Imaging Systems, Unterschleissheim, Germany）软件的测值进行比较，对 35 例患者进行了 RV 应变的不同软件间重复性测量（所有软件都是为左心室设计的，可根据 RV 形状进行调整）。研究表明，尽管数据差异性较大，系统不同，但彼此间没有重大的系统差异 [29]。

整体 RVLS 的差异度可以接受，但局部应变存在较大差异（有时为 30%~40%），这使得局部 RVLS 意义较小。

参考值

超声心动图中，"异常"的界定基于可靠的参考值范围，即生物学指标的正常区间范围，通常为平均值左右（两倍）标准差或指定百分位数。测量值超出参考值的上限或下限则怀疑或确认为异常。通常情况下，所用参考值的准确度可能取决于收集分析数据所采用的条件和具体方法。

直到 2018 年，RV 应变的测量才逐渐规范 [17]，通过对健康受试者的研究，研究人员采用常规心尖四腔切面 [30-32] 和 RV 为主的四腔切面 [18,33-34] 建立了 RV 应变的参考值。与传统心尖四腔切面相比，RV 为主的四腔切面测得的 RV 四腔和游离壁的长轴应变绝对值更高 [23]。此外，所有与 RV 应变参考值相关的研究均使用的原本用于左心室应变测量的软件。有大量研究对 STE 评价 LV 和左心房（LA）心肌形变的参考值进行探讨，与之相比，基于健康人群探讨 RV 整体和游离壁长轴收缩应变正常值的研究非常有限。事实

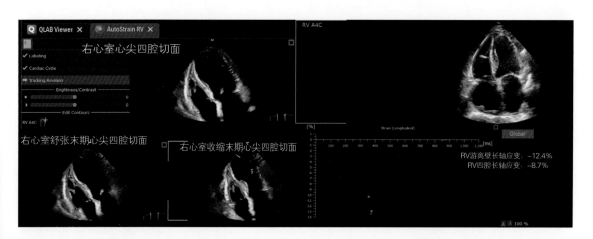

图 9.12　AutoStrain RV 软件（Philips Medical Systems, Andover, MA, USA; TomTec Imaging Systems, Unterschleissheim, Germany）是一款可以全自动测量右心室（RV）长轴应变的离线软件。除了在正确的 RV 为主心尖切面上进行计算之外，它不需要任何操作人员的额外干预。该软件也可以编辑自动跟踪模式

上，很少有研究符合美国临床实验参考区间研究指南（临床和实验标准研究所）的建议[35]，该指南要求此类研究的最小样本量不少于 120 名健康受试者，以避免标准值的范围出现偏差。

表 9.1 总结了此类研究中从 1457 名健康志愿者收集的数据[18,30-34]。大多数数据是通过 EchoPAC 软件（GE Vingmed, Horten, Norway；n=1143）获得的，其余是通过 Syngo VVI（Siemens Healthineer, Mountain View, CA；n=186）和 TomTec 2.0（TomTec Imaging Systems, Unterschlessheim, Germany；n=128）。平均来看，使用 EchoPac（使用 RV 为主的四腔切面）获得的 RV 应变绝对值大于使用 Syngo VVI 或 TomTec 2.0 获得的 RV 应变绝对值（见表 9.1）。现有数据的 meta 分析表明，EchoPac 和 Syngo VVI 的 RV 四腔长轴收缩应变（绝对值）的正常下限（LLN）分别为 17.4% 和 14.1%，而 EchoPac、TomTec 2.0 和 Syngo VVI 的 RV 游离壁长轴收缩应变（绝对值）正常下限分别为 20.2%、15.5% 和 13.4%。没有关于 Q-Lab（Philips Medical Systems, Andover, MA）或 2D Wall Motion Tracking（WMT, Canon Medical

Systems, USA）的数据。平均来看，女性 RV 四腔和游离壁长轴应变的绝对值 LLN 均高于男性（分别为 18.2% 和 17.3%，20.7% 和 20.3%）。至少在 60 岁之前，RVLS 值似乎不会随年龄发生显著变化（图 9.13）——但是目前确实没有针对 120 名以上健康老年受试者的研究。尽管无法对 60 岁以上的健康受试者进行亚组分析，但有研究认为 RV 应变可能会在老年时下降（见图 9.13）。最后，应注意的是，与 RV 游离壁长轴收缩应变相比，RV 四腔长轴收缩应变（包括室间隔和 RV 游离壁）的正常值（和 LLN）显著较低。

目前，ASE/EACVI 指南对心腔定量[15]建议是确定 RV 游离壁收缩应变异常的阈值为 20%，这与我们 meta 分析结果一致。然而，不同厂商开发的软件的应变值存在显著差异，除 EchoPAC 以外，其他软件招募的受试者数量有限（实际并没有可用于 Q-Lab 或 2D Wall Motion Tracking 的数据），这使除 EchoPAC 以外，其他测量 RVLS 内容软件的正常下限值并不明确。事实上，ASE/EACVI 心腔定量指南也强调了这个问题，即目前的 meta 分析

表 9.1　纳入健康受试者人数超过 120 名的右心室四腔（包括室间隔和游离壁）和游离壁长轴应变的研究[a]

作者	年份	样本量 n	女性人数 n(%)	年龄（岁）	种族	软件	RV 四腔应变（%）	正常值下限（%）	RV 游离壁应变（%）	正常值下限（%）
Fine 等[30]	2013	186	114（61）	44±16	白人	Syngo（VVI）	20.4±3.2	14.1	21.7±4.2	13.4
Chia 等[33]	2014	136	67（49）	45±15	白人和亚裔	Echo-Pac（−）	22.3±2.4	17.6	27.3±3.3	20.8
Muraru 等[18]	2016	276	153（55）	42±15	白人	Echo-Pac（BT113）	25.8±3.0	19.9	30.5±3.9	22.8
Morris 等[34]	2017	238	119（50）	36±12	白人和亚裔	Echo-Pac（BT113）	24.5±3.8	17.0	28.5±4.8	19.0
Park 等[32]	2017	493	261（53）	47±15	亚裔	Echo-Pac（BT201）	21.5±3.2	15.2	26.4±4.2	18.1
McGhie 等[31]	2017	128	64（50）	44±13	白人	TomTec 2.0	−	−	25.4±5.0	15.6

a：右心室（RV）长轴应变值以绝对值表示

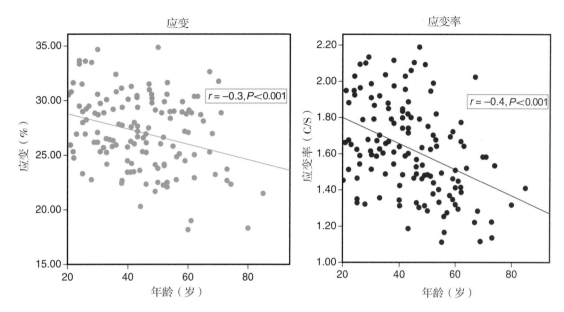

图9.13 年龄对右心室（RV）形变的影响。年龄似乎不能解释 RV 应变在 60 岁之前异常降低的原因。对于 60 岁以上的患者而言，没有足够的数据明确年龄产生的影响 [引自 Chia EM, Hsieh CH, Boyd A, et al. Effects of age and gender on right ventricular systolic and diastolic function using two-dimensional speckle-tracking strain. J Am Soc Echocardiogr, 2014, 27(10):1079−1086.e1.]

发现不同的超声软件，游离壁和 RV 四腔长轴应变的 LLN 存在显著差异。

最后，RV 应变值的种族差异依然有待探讨。到目前为止，只有白人和亚裔受试者参与了 RVLS 参考值的研究。通过进一步的大型研究，如 WASE 研究 [36]，招募不同种族的受试者有望解决这个问题。

关于儿童 RV 应变参考值的数据更加稀缺。Levy 等 [37] 对来自 10 项研究的 226 名儿童的数据进行了 meta 分析，发现 RVFWLS 绝对值范围为 20.8%~34.1%（平均值为 30.1%，95%CI 32.9%~27.2%），而 RV 四腔长轴应变的绝对值范围为 23.6%~31.9%（平均值为 28.2%；95%CI 31.5%~24.9%）。尽管发现存在显著的研究间异质性，但不能归因于年龄、性别、体型、心率或技术因素（即图像帧频、设备或软件）。除了样本量相对有限的 0 至 21 岁的正常儿童（及青年）外，所有纳入的研究均使用同一厂商（GE Healthcare, Horten, Norway）的系统和软件。

不同心脏状态下的临床价值和预后价值

越来越多的文献表明，在各种临床条件下，检测 RVLS 对疾病诊断和预后分级具有重要意义（主旨插图 9.1）。

肺动脉高压（表 9.2）

RV 功能是决定 PH 患者预后的主要因素，无论什么发病原因，RV 衰竭与 PH 患者的生存率下降关系密切 [38]。因此，PH 患者初始和后续的随访有必要对 RV 功能进行准确且可重复的评估。然而，在 PH 患者中通过常规超声心动图检测的大多数 RV 功能参数有很大的技术局限性，这是因为可评估的 RV 心肌面积有限，并且无法区分左心室收缩引起的主动形变和被动牵拉（图 9.14；图 9.1）[5,39]。

与无 PH 的患者相比，PH 患者的 RV 应变参数显著降低 [43]。其与肺动脉压和阻力的有创测量相关 [43-44,49]，与 B 型利钠肽血清水平和 6 分钟步行距离 [44,48-49] 以及随访期间心

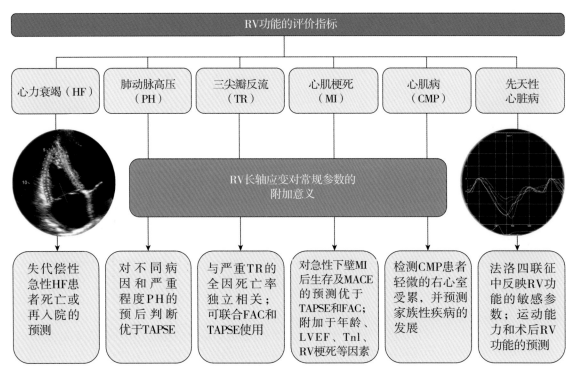

主旨插图 9.1　检测右心室（RV）长轴应变的多重临床意义。LVEF：左心室射血分数；MACE：主要不良心血管事件；MI：心肌梗死；TAPSE：三尖瓣环平面收缩期位移

表 9.2　评估肺动脉高压右心室长轴应变价值的研究

参考文献（年份）	研究人群	样本量（n）	研究类别	超声参数	结果	界值
Fukuda 等 [49]（2011）	组 1	49	前瞻性研究	RV 游离壁长轴应变	RVFWLS 与肺动脉压、肺血管阻力、RV 射血分数和收缩末期容积显著相关	—
Sachdev 等 [51]（2011）	组 1	80	回顾性研究	RV 游离壁长轴应变 a	RVFWLS 和应变率的无创评估可对未来右心衰竭、临床恶化和死亡率进行独立预测	-12.5%
Haeck 等 [40]（2012）	组 1，组 2，组 3，组 4 PH	96	回顾性研究	RV 游离壁长轴应变 a	RVFWLS 与全因死亡率显著相关	-19%
Fine 等 [41]（2013）	组 1，组 3，组 4 PH vs. no PH	406 vs. 169	前瞻性研究	RV 游离壁长轴应变	校正肺动脉压，肺血管阻力和右心房压力后，RVFWLS 仍可预测生存率，比传统临床和超声心动图检测具有更高的预后价值	-20% 或随访期间 RVFWLS 下降 6.7%
Motoji 等 [42]（2013）	组 1	42	前瞻性研究	RV 游离壁长轴应变	在 4 年的随访中，RVFWLS 是心血管事件最有力的预测因子	-19.4%

表 9.2（续）

参考文献（年份）	研究人群	样本量（n）	研究类别	超声参数	结果	界值
Hardegree 等[50]（2013）	组 1	50	前瞻性研究	RV 游离壁长轴应变 a	RVFWLS 在特异性治疗 6 个月后未好转或进展为大幅下降（小于 −12.5%），与疾病程度加重、利尿剂使用增多、平均肺动脉压升高、生存率更差相关。经治疗后 RVFWLS 改善超过 5% 的患者 4 年死亡率降低了 7 倍以上	−12.5%
Ikeda 等[43]（2014）	组 1，组 4 肺动脉高压和无肺动脉高压的结缔组织病	17 vs. 9	前瞻性研究	仅考虑基底和中间段游离壁的 RVFWL	RVFWLS 是与平均肺动脉压超过 35mmHg 和肺血管阻力超过 400 相关的唯一独立因素	−20.75%
Park 等[44]（2015）	组 1	34	前瞻性研究	RV 四腔长轴应变 a RV 游离壁长轴应变 a	RV4CLS 和 RVFWLS 均与 PAH 患者的功能参数和有创血流动力学参数相关。治疗后平均肺动脉压和肺血管阻力的降低与 RV 应变参数的改善有关	_
Freed 等[45]（2015）	组 1	30	前瞻性研究	RV 四腔长轴应变	RV4CLS 与心脏磁共振测量的 RV 射血分数密切相关	_
van Kessel 等[46]（2016）	组 1，组 3，组 4，组 5 TAPSE ＞ 16mm	57	回顾性研究	RV 游离壁长轴应变	在 PH 和 RV 功能障碍但 TAPSE 正常的患者中，RVFWLS 是全因死亡率的重要预测因子	−20%
da Costa 等[47]（2017）	组 1	66	_	RV 游离壁长轴应变	RVFWLS 与 CMR 检测的 RV 射血分数有很密切的相关性，是唯一可独立预测住院和死亡的超声心动图指标	−14%
Kemal 等[48]（2017）	组 1，组 4	92	前瞻性研究	RV 游离壁长轴应变	RVFWLS 与功能分级 NT-proBNP，6 分钟步行距离以及所有随访不良事件，死亡和临床右心衰竭相关	−12.5%

除 a [Syngo Velocity Vector Imaging（Siemens Healthineer, Munich, Germany）]、b [2D Cardiac Performance Analysis v4.5（TomTec Imaging Systems, Unterschleissen, Germany）] 软件外，所有研究均使用 GE Healthcare 超声系统和软件。CMR：心脏磁共振；NT-proBNP：N 端前脑利钠肽；PAH：肺动脉高压；PH：肺高压；RV：右心室；RV4CLS：右心室四腔长轴应变；RVFWLS：右心室游离壁长轴应变；TAPSE：三尖瓣环平面收缩期位移

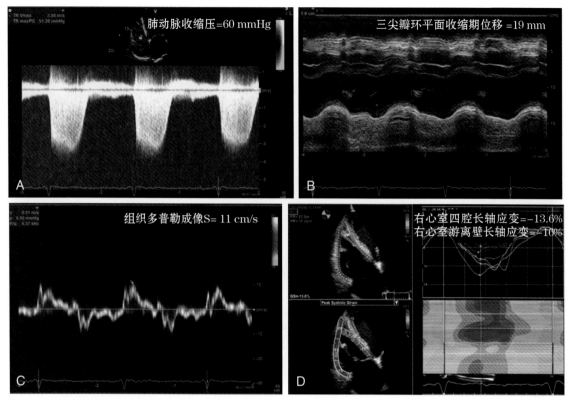

图 9.14 肺动脉高压患者。尽管常规超声心动图的右心室（RV）功能参数 [即三尖瓣环平面收缩期偏移（TAPSE）（B），S 波速度（C）] 处于正常值的下限范围，但四腔和游离壁长轴应变均明显下降（D）

血管事件的发生都相关 [40-42,46-48,50-51]。此外，平均肺动脉压和肺血管阻力的下降 [44] 以及治疗后 6 分钟步行距离的增加 [52] 都与 RV 应变参数的改善相关。最后，通过心脏磁共振发现，RV 应变指标（尤其是 RVFWLS）和 RV 射血分数（RVEF）之间存在显著相关性 [45,47,49]。尽管 RVFWLS 是判断预后的最佳指标，但 RV 应变值的节段分布可能为 RV 功能障碍的病因提供有价值的信息（图 9.15）。

新近发表的两篇 meta 分析 [53-54] 通过对 1000 多例具有广泛病因和疾病严重程度的 PH 患者数据进行分析，均证实了 RV 应变指标在这些患者中的独立预后价值。

心力衰竭（表 9.3）

在对急性和慢性心力衰竭患者进行的众多研究中，越来越多的证据表明 RV 应变在预后判断方面的作用。通过对心脏移植前严重收缩型心力衰竭患者的小样本人群研究（LVEF ＜ 25%，纽约心脏协会心功能分级 Ⅲ ～ Ⅳ 级，进行了药物治疗和心脏再同步治疗），Lisi 等人证明，与其他超声心动图检测 RV 功能相比，RVFWLS 与病理分析证实的 RV 壁纤维化程度具有更佳的相关性。这为其预后判断价值提供了组织学依据 [55]。

在一项针对急性失代偿性心力衰竭住院患者的有限队列研究中，Verhaert 等人 [56] 发现，在所有检测的 RV 功能指标中，只有 48~72h 的 RVFWLS 与不良事件相关。此外，强化治疗后 RVFWLS 的改善与不良事件减少有关 [26% vs. 78%；危险比（HR）为 0.13；95%CI 0.02~0.84；P = 0.02] [56]。在射血分数保留的心力衰竭（HFpEF）患者中，RVFWLS 与心脏指数和肺血管阻力相关，也与心血管入院或死亡的综合结局独立相关 [61]。

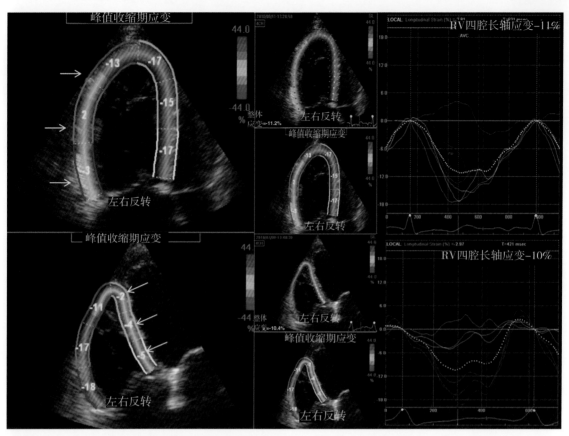

图 9.15 毛细血管前（肺动脉高压，上图）和毛细血管后（扩张型心肌病和严重左心室功能障碍，下图）患者的右心室（RV）局部应变分布。尽管 RV 四腔长轴应变（RV4CLS）相似，但扩张型心肌病患者（右下图）室间隔节段的局部应变值低于侧壁，肺动脉高压患者（右上图）的局部应变值则相反

在初诊为扩张型心肌病并 LVEF 降低的临床症状稳定的门诊患者中，通过 40 个月的随访，发现 RVFWLS[而非四腔长轴应变或 TAPSE，S 波速度，面积变化分数（FAC）等 RV 功能的常规指标] 对全因死亡，死亡或因心力衰竭恶化住院、致命性心律失常或心源性猝死等终点事件具有独立预测价值 [62]。据 Guendouz 等报道 [57]，在左心室射血分数减低的心力衰竭（HFrEF）的但表现稳定门诊患者中，RV4CLS 和 log B 型利钠肽能够独立于其他反映右室或左室收缩功能的超声心动图参数，预测严重不良事件。在另一项纳入临床稳定的 HFrEF 患者的研究中，RV4CLS 与 5 年以上的心脏事件（死亡、心力衰竭住院和心脏移植）独立相关，与年

龄、LVEF 和 E/e' 值无关，并且以 RV 应变小于 −14.8% 为检测标准，RV4CLS 比 LVEF 具有更好的预后价值 [59]。据报道，RV4CLS 和 RVFWLS 均能预测慢性 HFrEF 稳定患者的全因死亡率和心脏移植需求，独立于 TAPSE、FAC 和 RV 游离壁的 S 波速度等临床或超声心动图指标 [60]。对于接受心脏再同步治疗的 HFrEF 患者，以 RV 应变小于 18% 为临界标准也有类似的发现 [58]。一项大型多中心研究将 RV4CLS 和 RVFWLS 值与 RV 功能的其他常规超声心动图参数（无症状高危患者、HFrEF 患者和 HFpEF 患者的 TAPSE、侧壁 S 波速度和 FAC）进行了比较 [34]。研究发现，尽管常规超声心动图参数显示 RV 收缩功能有所保留，RV4CLS 和 RVFWLS 均能在相当

表 9.3　心力衰竭患者右心室长轴应变评估价值的研究

参考文献（年份）	研究人群	样本量（n）	研究类别	超声参数	结果	界值
Verhaert 等[56]（2010）	急性失代偿性心力衰竭	62	前瞻性研究	RV 游离壁长轴应变	在所有测量 RV 功能的参数中，只有 48~72h RFFWLS 的改善与不良事件的减少有关	–
Guendouz 等[57]（2012）	临床稳定的 HFrEF（LVEF 8%±8%）门诊患者	104	前瞻性研究	RV 四腔长轴应变	RV4CLS 和 log B 型利钠肽能够预测严重不良事件，独立于其他 RV 或 LV 收缩功能超声心动图指标	−21%
Sade 等[58]（2013）	接受心脏再同步化治疗（CRT）患者	120	前瞻性研究	RV 游离壁长轴应变	RV 功能障碍与全因死亡、心脏移植和需要 LV 辅助装置的综合结局独立相关。在 RV 功能参数中，RVFWLS 是预后判断的最佳参数	−18%
Motoki 等[59]（2014）	稳定的 HFrEF（LVEF＜35%）门诊患者	171	回顾性研究	RV 四腔长轴应变[a]	无论年龄、LVEF 和 E/e' 比值如何，RV4CS 均与心脏事件（死亡，心力衰竭入院和心脏移植）独立相关，并且具有优于 LVEF 的预后判断能力	−14.8%
Lisi 等[55]（2015）	终末期心力衰竭	27	前瞻性研究	RV 游离壁长轴应变	RVFWLS 是与 RV 心肌纤维化程度以及 RV 功能相关的最准确指标	–
Iacoviello 等[60]（2016）	稳定，HFrEF（LVEF＜45%）门诊患者	332	–	RV 游离壁长轴应变 RV 四腔长轴应变	随访期间 RV4CLS 和 RVFWLS（非 TAPSE，FAC 和 S 波速度）均与全因死亡率相关	RV4CLS = −14% RVFWLS = −20.6%
Freed 等[61]（2016）	HFpEF	308	前瞻性研究	RV 游离壁长轴应变[b]	RVFWLS 与心血管疾病入院或死亡的综合结局独立相关	–
Morris 等[34]（2017）	无症状的高危人群，HFpEF 和 HFrEF	642	多中心，前瞻性研究	RV 游离壁长轴应变 RV 四腔长轴应变	尽管常规超声心动图 RV 功能指标有所保留，但 RV4CLS 和 RVFWLS 仍能在相当比例的 HFrEF 患者和小部分 HFpEF 患者中检测到 RV 长轴收缩的微小异常此外，RV4CLS 和 RVFWLS 与患者的症状表现明显相关	–

表 9.3（续）

参考文献 （年份）	研究 人群	样本量 （n）	研究 类别	超声 参数	结果	界值
Seo 等[62] （2019）	临床症状稳定，初诊为扩张型心肌病的门诊患者	143	前瞻性研究	RV 游离壁长轴应变 RV 四腔长轴应变	RVFWLS，而非常规 RV 功能超声心动图指标，能够独立预测 MACE	16.5%

除 a [Syngo Velocity Vector Imaging（Siemens Healthineer, Munich, Germany）]、b [2D Cardiac Performance Analysis v4.5（TomTec Imaging Systems, Unterschleissen, Germany] 外，所有的研究均使用 GE Healthcare 超声系统和软件。FAC：右心室面积变化分数；HFpEF：射血分数保留的心力衰竭；HFrEF：射血分数减低的心力衰竭；LV：左心室；LVEF：左心室射血分数；MACE：主要不良心脏事件；TAPSE：三尖瓣环平面收缩期偏移；其余缩写如表 9.2 所示

比例的 HFrEF 患者和 HFpEF 患者中检测到轻微的 RV 收缩异常。此外，两种 RVLS 指标均与患者的症状状态显著相关[34]。

最后，RVLS 检查的一个重要临床应用是预测左心室辅助装置（left ventricular assist device，LVAD）植入后的右心衰竭，这仍然是导致术后死亡和发病的主要原因[63]。Cameli 等检测了 10 例患者植入 LVAD 前后的 RV4CLS[64]，结果显示术前 RVLS 下降的患者术后右心衰竭的可能性较高。在一项对 68 例择期 LVAD 手术患者的研究中，于术前 72h 和术后 72h 进行超声心动图检查，结果显示预测 LVAD 术后右心衰竭的敏感度为 88%，特异度为 70%；在另一个术前超声风险指标（RV E/e' 大于 10 或 S 波速度小于 4.4 cm/s）下降的情况下，当 RV4CLS 低于 14% 时，预测准确率为 77%[65]。

RVFWLS 也有类似的报道。Grant 等[66]测量了 117 例接受连续血流 LVAD 植入术患者的 RVFWLS，这些患者术后右心衰竭的发生率为 40%。结果显示，RVFWLS 的绝对值低于 9.6% 可以预测术后右心衰竭的发生，其敏感度为 68%，特异度为 76%。此外，研究人员强调，RVFWLS 可能有助于决策过程，并提高密歇根评分的准确性。近期 Gumus 等[67]证实了 RVFWLS 对 57 例接受连续血流 LVAD 植入术患者的预后价值。研究结果显示，采用

15.5% 的临界值预测术后发生右心衰竭的敏感度为 86%，特异度为 84%。最近，Magunia 等[68]使用三维（3D）超声心动图检测了 26 例接受连续血流 LVAD 植入术患者的 RVEF 和 RVFWLS，结果显示 RVFWLS 的绝对值高于 11.9% 与术后右心衰竭发生率降低和长期存活率提高相关。最后，有一项大型 meta 分析纳入了 4428 例患者，该研究对关于 LVAD 植入术后右心衰竭危险因素的观察性研究进行了系统回顾和 meta 分析。结果显示，在超声心动图 RV 功能指标中，术前 RVFWLS 预测术后右心衰竭的效果最佳，但异质性也最大，因此，它的显著性处于临界水平[68]。

缺血性心脏病（表9.4）

在缺血性心肌病患者中，Syngo VVI 检测的 RV4CLS 与心脏磁共振测量的 RVEF 有显著相关性（表 9.5），较低的 RV4CLS（≥ -15.4%）与 1 年无不良事件生存率下降显著相关（93.0% vs. 67.2%；$P = 0.030$）[69]。据 Chang 等报道[70]，在慢性症状性冠心病患者中，RV 应变（图 9.16）与生存率和室性心律失常事件独立相关。

据报道，RV 应变是 ST 段抬高心肌梗死（STEMI）患者的重要预后判断指标。在首次经皮冠状动脉介入术后 48h 内，RV 应变与临床症状、梗死面积、左室和右室功能特征等不良临床结果的增加独立相关[71]。对下

壁 ST 段抬高型心肌梗死患者随访 5 年的研究中也获得了相似的结果 [72]。除年龄、Killip 分级、肌钙蛋白 I、左心室射血分数和右心室梗死外，在预测 5 年死亡率和主要不良心脏事件（MACE）方面，RV4CLS 显示出比 RV FAC 和 TAPSE 更高的 C 统计值。在针对

ST 段抬高型心肌梗死的糖代谢干预辅助初始 PCI（GIPS）研究的三期临床试验中，研究人员发现，即使大多数患者在术后 4 个月明显好转，用 RVFWLS 即时检测出的 RV 功能障碍在初始 PCI 治疗后很常见 [73]。与无 COPD 的患者相比，LVEF 相对保留且有 COPD 的

表 9.4 评估慢性缺血性心脏病或急性冠状动脉综合征患者右心室长轴应变价值的研究

参考文献（年份）	研究人群	样本量（n）	研究类别	超声参数	结果	界值
Antoni 等 [71]（2010）	PCI 治疗的 STEMI	621	前瞻性研究	RV 游离壁长轴应变	只有 RV FAC 和 RVFWLS 能独立预测 1 年后的复合终点事件。RVFWLS 为临床信息、梗死特征、左室功能和右室 FAC 提供了附加参考价值	−22.1%
Park 等 [69]（2014）	慢性缺血性心脏病	72	回顾性研究	RV 四腔长轴应变 a	RVFWLS 与 CMR 测得的 RVEF 显著相关。V4CLS 绝对值小于 15.4 的患者 1 年预后较差	−15.4%
Park 等 [72]（2015）	下壁 ST 段抬高型心肌梗死	282	前瞻性研究	RV 四腔长轴应变 a	除年龄、Killip 分级、肌钙蛋白 I、LVEF 和 RV 梗死外，RV4CLS 在预测 5 年死亡率和 MACE 时显示出比 RV FAC 和 TAPSE 更高的 C 统计值	−15.5%
Chang 等 [70]（2016）	慢性心绞痛和已证实的冠状动脉疾病	208	回顾性研究	RV 游离壁长轴应变	RVFWLS 是心血管疾病死亡率和血流动力学不稳定性室性心律失常的独立预测因素	−18%
Gorter 等 [73]（2016）	经皮冠状动脉介入治疗 ST 段抬高型心肌梗死	258	前瞻性研究	RV 游离壁长轴应变	在直接接受 PCI 治疗的 STEMI 患者中，1/3 出现 RV 功能障碍。然而，在大多数患者中是可逆的	−20%
Goedemans 等 [74]（2019）	STEMI 与慢性阻塞性肺疾病	117	回顾性研究	RV 游离壁长轴应变	左室射血分数相对保留的 ST 段抬高型心肌梗死患者和 COPD 患者的 RVFWSL 明显低于无 COPD 患者。此外，RVFWSL 大于 −20% 与生存率减低独立相关	−20%

除 a [Syngo Velocity Vector Imaging（Siemens Healthineer, Munich, Germany] 和 b [2D Cardiac Performance Analysis v4.5（TomTec Imaging Systems, Unterschleissen, Germany）] 外，所有研究均使用 GE Healthcare 超声系统和软件。FAC：面积变化分数；HFpEF：射血分数保留的心力衰竭；HFrEF：射血分数减低的心力衰竭；LV：左心室；LVEF：左心室射血分数；MACE：主要不良心脏事件；STEMI：ST 段抬高心肌梗死；TAPSE：三尖瓣环平面收缩期位移；其余缩写如表 9.2 所示

表 9.5　评估慢性缺血性心脏病或急性冠状动脉综合征患者右心室长轴应变价值的研究

参考文献 （年份）	研究人群	样本量 （人）	研究 类别	超声 参数	结果	界值
Garcia Martin 等[4] （2016）	心脏左侧患病的门诊 患者	103	前瞻性 研究	RV4CLS RVFWLS	左心脏患病的患者中， RV4CLS 比 RVFWLS 更好 地预测心力衰竭发作，为 TAPSE 提供了附加参考信息	17.3%
Gavazzoni 等[3] （2020）	无症状患者为治疗左侧 心脏病按照临床指征进 行超声心动图检查	458	回顾性 研究	RVFWLS	RVFWLS 与临床结局独立 相关（首次心力衰竭入院 和死亡的联合终点）	
Park 等[69] （2014）	慢性缺血性心脏病	72	回顾性 研究	RV4CLS[a]	RVFWLS 与 CMR 测得的 RVEF 显著相关。V4CLS 绝对值低于 15.4 的患者 1 年预后较差	−15.4%

CMR：心脏磁共振；RV4CLS：右心室四腔长轴应变；RVFWLS：右心室游离壁长轴应变；TAPSE：三尖瓣环
平面收缩期位移

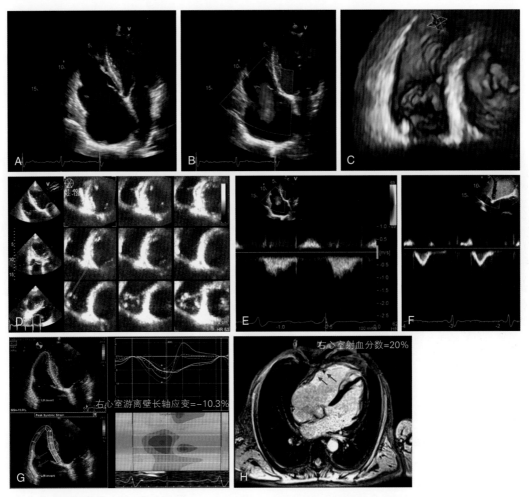

**图 9.16　亚急性下壁 ST 段抬高心肌梗死（STEMI）合并 RV 梗死患者的右心室（RV）应变。右心室扩张伴
侧壁基底段室壁瘤（A）和严重三尖瓣反流（B，E，F）以及较宽的解剖反流口（C）。多层 RV 数据集（D）
显示下壁明显运动障碍，对应于心脏磁共振（H）时 RV 游离壁的广泛钆延迟增强。RV 游离壁长轴应变严重
下降，特别是基底段和中段（G）

STEMI 患者 RVFWLS 明显下降[74]。此外，RVFWLS 大于 −20%（而非常规超声心动图获得的 RV 功能的其他参数）与存活率较低独立相关[74]。

致心律失常性 RV 心肌病

据报道，在致心律失常性 RV 心肌病（arrhythmogenic RV cardiomyopathy, ARVC）患者中，在使用常规超声心动图检查没有任何结构异常的情况下，RV 应变可检出早期（亚临床）局部心肌功能障碍（图 9.17）[26,75]。确定了三种特征性的 RV 长轴形变模式：Ⅰ型为正常形变；Ⅱ型为收缩起始延迟，收缩峰值应变降低，轻度的收缩后缩短；Ⅲ型为收缩期伸展，收缩后缩短明显（图 9.18）[76-77]。大多数结构性突变携带者表现出Ⅲ型 RV 应变模式，而大部分电传导和亚临床阶段受试者均表现为Ⅱ型 RV 应变模式。

最近，Mast 等报道[78]，在对 ARVC 患者亲属近 4 年的随访中发现，RV 游离壁基底段的 RV 应变正常与疾病无进展相关。相反，该区域的异常 RV 形变似乎先于典型 ARVC 表征出现。研究人员推测 RV 形变成像可能在家族性 ARVC 筛查中发挥重要作用。

最后，RV 应变也可用于 ARVC 患者心律失常风险的分层（见图 9.5）[25]。关于在 ARVC 中使用应变的更多细节见第 4 章。

系统性硬化

已发现 RVFWLS 有助于检测系统性硬化患者 RV 游离壁局部和整体心肌功能发生的隐匿性异常，这些患者的常规 RV 功能二维超声心动图参数（如三尖瓣环平面收缩期位移和 FAC）与年龄和性别匹配的对照组相似[79]。在这些患者中，无论肺动脉收缩压和系统性硬化表型如何，RVFWLS 均受损显著[78]。在同组人群的另一项研究中，系统性硬化相关的 PH 患者 RVFWLS 显著

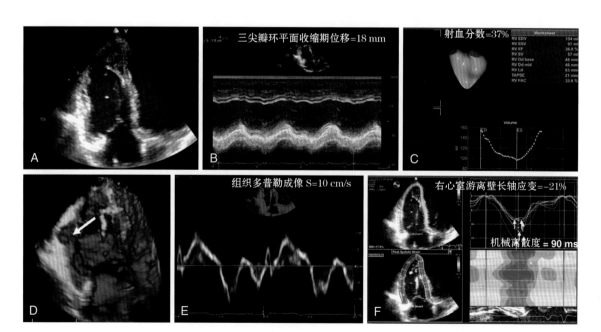

图 9.17 新的超声心动图技术对致心律失常性右心室（RV）心肌病增加了诊断和预后价值。常规二维切面（A）未显示任何室壁运动异常，常规 RV 功能参数（B，E）显示 RV 的功能边界。然而，右心室三维（3D）数据集的专用切面显示出清晰的微室壁瘤（白色箭头，D），三维超声心动图显示 RV 射血分数（EF）呈中度受损，RV 游离壁长轴应变下降，在基底节段呈现收缩期后缩短（F；另见图 9.14）。此外，通过计算从心电图（ECG）上的 R 波到应变峰值区域（白色箭头，F）的时间，记录了 RV 收缩时显著的机械离散度（心律失常风险增加的标志）

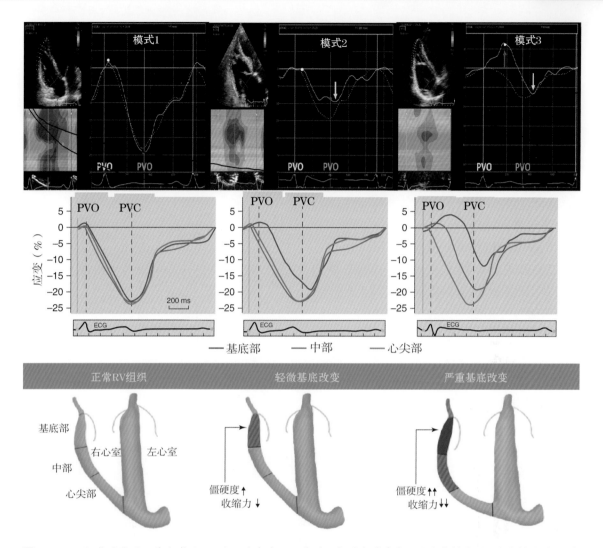

图 9.18 疑似或确诊致心律失常性 RV 心肌病患者右心室（RV）游离壁基底段的应变模式图。应变模式（上排）和模拟（中排）与僵硬度和收缩力（下排）的位置和表现相对应。Ⅰ型：正常形态；Ⅱ型：收缩延迟（白点）和收缩末期应变（红点）值因收缩后缩短（黄色箭头）的出现而降低；Ⅲ型：显著的早期收缩拉伸（红色箭头）伴应变峰值下降，大部分缩短发生在肺动脉瓣关闭后。LV：左心室；PVC：肺动脉瓣关闭；PVO：肺动脉瓣开放 [引自 Sanz J, Sanchez-Quintana D, Bossone E, et al. Anatomy, function, and dysfunction of the right ventricle: JACC state-of-the-art review. J Am Coll Cardiol, 2019, 73(12):1463–1482.][77]

降低（-12.6% ±0.16%），并且以 -13.7% 为临界值可预测长期存活率下降[80]。

未来展望

大多数关于 RV 应变参考值的数据都是使用传统的心尖四腔切面，并根据 RV 特征对用于测量 LV 的软件进行调整而得。明确当前参考值与在 RV 为主的四腔切面通过 RV 应变专用软件获得的测量结果的一致性至关重要。

所有关于 RV 应变参数诊断和预后价值的数据均已在单中心研究中获得。接下来将通过多中心、前瞻性研究对数据的可行性、稳健性和预测价值进行验证。

最后，二维 RV 应变一般通过以 RV 为主的心尖四腔切面获得。由于该切面包含的 RV 心肌范围有限，导致对 RV 收缩功能的评估并不全面。三维超声心动图可以重建动态容积数据集，并可对 RV 心肌进行整体应变分析[81]。三维 RV 应变可进行多向形变评估与长轴应变和环向应变计算，同时还可测量非轴相关参数，如面积应变或主应变。

总　结

　　STE 测量的 RV 应变指标是评价 RV 整体收缩功能客观且准确的参数，其与 RVEF 密切相关，同常规超声心动图获得 RV 收缩功能的其他参数相比，负荷依赖性更小。据报道，在不同临床条件下 RV 应变均具有预测能力，包括 RV 未受到明显影响时，这是因为应变可以检测各种疾病早期的亚临床 RV 功能障碍。最近，斑点追踪超声心动图 RV 应变的测量技术和结果报道规范已经完成。因此，目前正在开发专门用于测量 RV 应变参数的软件以促进临床应用。

参考文献

[1] Sanz J, Sanchez-Quintana D, Bossone E, et al. Anatomy, function, and dysfunction of the right ventricle: JACC state-of-the-art review. J Am Coll Cardiol, 2019,73(12): 1463-1482.

[2] Surkova E, Muraru D, Genovese D, et al. Relative prognostic importance of left and right ventricular ejection fraction in patients with cardiac diseases. J Am Soc Echocardiogr, 2019,32(11):1407-1415.e3.

[3] Gavazzoni M, Badano LP, Vizzardi E, et al. Prognostic value of right ventricular free wall longitudinal strain in a large cohort of outpatients with left-side heart disease. Eur Heart J Cardiovasc Imaging, 2019,jez246.

[4] Surkova E, Muraru D, Iliceto S, et al. The use of multimodality cardiovascular imaging to assess right ventricular size and function. Int J Cardiol, 2016,214:54-69.

[5] Giusca S, Dambrauskaite V, Scheurwegs C, et al. Deformation imaging describes right ventricular function better than longitudinal displacement of the tricuspid ring. Heart, 2010,96(4):281-288.

[6] Jamal F, Bergerot C, Argaud L, et al. Longitudinal strainquantitates regional right ventricular contractile function.Am J Physiol Heart Circ Physiol, 2003,285(6): H2842-H2847.

[7] Vizzardi E, Bonadei I, Sciatti E, et al. Quantitative analysis of right ventricular (RV) function with echocardiography in chronic heart failure with no or mild RV dysfunction: comparison with cardiac magnetic resonance imaging. J Ultrasound Med, 2015,34(2):247-255.

[8] Wang J, Prakasa K, Bomma C, et al. Comparison of novel echocardiographic parameters of right ventricular function with ejection fraction by cardiac magnetic resonance. J Am Soc Echocardiogr, 2007,20(9):1058-1064.

[9] Lu KJ, Chen JX, Profitis K, et al. Right ventricular global longitudinal strain is an independent predictor of right ventricular function: a multimodality study of cardiac magnetic resonance imaging, real time three-dimensional echocardiography and speckle tracking echocardiography. Echocardiography, 2015,32(6):966-974.

[10] Haddad F, Hunt SA, Rosenthal DN, et al. Right ventricular function in cardiovascular disease, part I: anatomy, physiology, aging, and functional assessment of the right ventricle. Circulation, 2008,117(11):1436-1448.

[11] Addetia K, Muraru D, Badano LP, et al. New directions inright ventricular assessment using 3-dimensional echocardiography.JAMA Cardiol, 2019,4:936-944.

[12] Pettersen E, Helle-Valle T, Edvardsen T, et al. Contraction pattern of the systemic right ventricle shift from longitudinal to circumferential shortening and absent global ventricular torsion. J Am Coll Cardiol, 2007,49(25):2450-2456.

[13] Vonk-Noordegraaf A, Haddad F, Chin KM, et al. Right heart adaptation to pulmonary arterial hypertension: physiology and pathobiology. J Am Coll Cardiol, 2013,62(suppl 25):D22-D33.

[14] Hilde JM, Skjorten I, Grotta OJ,et al. Right ventricular dysfunction and remodeling in chronic obstructive pulmonary disease without pulmonary hypertension. J Am Coll Cardiol, 2013,62(12):1103-1111.

[15] Lang RM, Badano LP, Mor-Avi V, et al. Recommendations for cardiac chamber quantification by echocardiography in adults: an update from the American Society of Echocardiography and the European Association of Cardiovascular Imaging. J Am Soc Echocardiogr, 2015,28(1):1-39.e14.

[16] Mor-Avi V, Lang RM, Badano LP, et al. Current and evolving echocardiographic techniques for the quantitative evaluation of cardiac mechanics: ASE/EAE consensus statement on methodology and indications endorsed by the Japanese

Society of Echocardiography. Eur J Echocardiogr, 2011,12(3):167-205.

[17] Badano LP,Kolias TJ,Muraru D,et al.Standardization of left atrial, right ventricular, and right atrial deformation imaging using two-dimensional speckle tracking echocardiography: a consensus document of the EACVI/ ASE/Industry Task Force to standardize deformation imaging. Eur Heart J Cardiovasc Imaging, 2018,19(6):591- 600.

[18] Muraru D, Onciul S, Peluso D, et al. Sex and method specific reference values for right ventricular strain by 2-dimensional speckle tracking echocardiography. Circ Cardiovasc Imaging, 2016,9(2):e003866.

[19] Lakatos B, Toser Z, Tokodi M, et al. Quantification of the relative contribution of the different right ventricular wall motion components to right ventricular ejection fraction: the ReVISION method. Cardiovasc Ultrasound, 2017,15(1):8.

[20] Lakatos BK, Tokodi M, Assabiny A, et al. Dominance of free wall radial motion in global right ventricular function of heart transplant recipients. Clin Transplant, 2018,32(3):e13192.

[21] Kind T, Mauritz GJ, Marcus JT, et al. Right ventricular ejection fraction is better reflected by transverse rather than longitudinal wall motion in pulmonary hypertension. J Cardiovasc Magn Res, 2010,12:35.

[22] Badano LP, Kolias TJ, Muraru D, et al. Standardization of left atrial, right ventricular, and right atrial deformation imaging using two-dimensional speckle tracking echocardiography: a consensus document of the EACVI/ASE/ Industry Task Force to standardize deformation imaging. Eur Heart J Cardiovasc Imaging, 2018,19(6):591-600.

[23] Genovese D, Mor-Avi V, Palermo C, et al. Comparison between four-chamber and right ventricular-focused views for the quantitative evaluation of right ventricular size and function. J Am Soc Echocardiogr, 2019,32(4): 484-494.

[24] Badano LP, Muraru D, Parati G, Haugaa K, Voigt JU. How to do right ventricular strain. Eur Heart J Cardiovasc Imaging, 2020,21(8):825–827.

[25] Sarvari SI, Haugaa KH, Anfinsen OG, et al. Right ventricular mechanical dispersion is related to malignant arrhythmias: a study of patients with arrhythmogenic right ventricular cardiomyopathy and subclinical right ventricular dysfunction. Eur Heart J, 2011,32(9):1089-1096.

[26] Saberniak J, Leren IS, Haland TF, et al. Comparison of patients with early-phase arrhythmogenic right ventricular cardiomyopathy and right ventricular outflow tract ventricular tachycardia. Eur Heart J

Cardiovasc Imaging, 2017,18(1):62-69.

[27] Haugaa KH, Basso C, Badano LP, et al. Comprehensive multi-modality imaging approach in arrhythmogenic cardiomyopathy-an expert consensus document of the European Association of Cardiovascular Imaging. Eur Heart J Cardiovasc Imaging, 2017,18(3):237-253.

[28] Chamberlain R, Scalia GM, Wee Y, et al. The learning curve for competency in right ventricular longitudinal strain analysis. J Am Soc Echocardiogr, 2020,33(4): 512-514.

[29] Il'Giovine ZJ,Mulder H,Chiswell K,et al.Right ventricular longitudinal strain reproducibility using vendor-dependent and vendor-independent software. J Am Soc Echocardiogr, 2018,31(6):721-732.e5.

[30] Fine NM, Shah AA, Han IY, et al. Left and right ventricular strain and strain rate measurement in normal adults using velocity vector imaging: an assessment of reference values and intersystem agreement. Int J Cardiovasc Imaging, 2013,29(3):571-580.

[31] McGhie JS, Menting ME, Vletter WB, et al. Quantitative assessment of the entire right ventricle from one acoustic window: an attractive approach. Eur Heart J Cardiovasc Imaging, 2017,18(7):754-762.

[32] Park JH, Choi JO, Park SW, et al. Normal references of right ventricular strain values by two-dimensional strain echocardiography according to the age and gender. Int J Cardiovasc Imaging, 2017,34:177-183.

[33] Chia EM, Hsieh CH, Boyd A, et al. Effects of age and gender on right ventricular systolic and diastolic function using two-dimensional speckle-tracking strain. J Am Soc Echocardiogr, 2014,27(10):1079-1086.e1.

[34] Morris DA, Krisper M, Nakatani S, et al. Normal range and usefulness of right ventricular systolic strain to detect subtle right ventricular systolic abnormalities in patients with heart failure: a multicentre study. Eur Heart J Cardiovasc Imaging, 2017,18(2):212-223.

[35] CLSI. Defining, Establishing, and Verifying Reference Intervals in the Clinical Laboratory; Approved Guideline. 3rd ed. Wayne, PA: Clinical and Laboratory Standards Institute, 2008.

[36] Asch FM, Banchs J, Price R, et al. Need for a global definition of normative echo values-rationale and design of the World Alliance of Societies of Echocardiography Normal Values Study (WASE). J Am Soc Echocardiogr, 2019,32(1):157-162.e2.

[37] Levy PT, Sanchez Mejia AA, Machefsky A, et al. Normal ranges of right ventricular systolic and diastolic strain measures in children: a systematic review and meta- analysis. J Am Soc Echocardiogr,

2014,27(5):549-560.e3.

[38] Tello K, Seeger W, Naeije R, et al. Right heart failure in pulmonary hypertension: diagnosis and new perspectives on vascular and direct right ventricular treatment. Br J Pharmacol, 2019.

[39] Badano LP, Ginghina C, Easaw J, et al. Right ventricle in pulmonary arterial hypertension: haemodynamics,structural changes, imaging, and proposal of a study protocol aimed to assess remodelling and treatment effects. Eur J Echcardiogr, 2010,11(1):27-37.

[40] Haeck ML, Scherptong RW, Marsan NA, et al. Prognostic value of right ventricular longitudinal peak systolic strain in patients with pulmonary hypertension. Circ Cardiovasc Imaging, 2012,5(5):628-636.

[41] Fine NM, Chen L, Bastiansen PM, et al. Outcome prediction by quantitative right ventricular function assessment in 575 subjects evaluated for pulmonary hypertension. Circ Cardiovasc Imaging, 2013,6(5):711-721.

[42] Motoji Y, Tanaka H, Fukuda Y, et al. Efficacy of right ventricular free-wall longitudinal speckle-tracking strain for predicting long-term outcome in patients with pulmonary hypertension. Circ J, 2013,77(3):756-763.

[43] Ikeda S, Tsuneto A, Kojima S, et al. Longitudinal strain of right ventricular free wall by 2-dimensional speckle- tracking echocardiography is useful for detecting pulmonary hypertension. Life Sci, 2014,111(1-2):12-17.

[44] Park JH, Kusunose K, Kwon DH, et al. Relationship between right ventricular longitudinal strain, invasive hemodynamics, and functional assessment in pulmonary arterial hypertension. Korean Circ J, 2015,45(5):398-407.

[45] Freed BH,Tsang W,Bhave NM,et al.Right ventricular strain in pulmonary arterial hypertension:a 2D echocardiography and cardiac magnetic resonance study.Echocardiography, 2015,32(2):257-263.

[46] van Kessel M, Seaton D, Chan J, et al. Prognostic value of right ventricular free wall strain in pulmonary hypertension patients with pseudo-normalized tricuspid annular plane systolic excursion values. Int J Cardiovasc Imaging, 2016,32(6):905-912.

[47] da Costa Junior AA, Ota-Arakaki JS, Ramos RP, et al. Diagnostic and prognostic value of right ventricular strain in patients with pulmonary arterial hypertension and relatively preserved functional capacity studied with echocardiography and magnetic resonance. Int J Cardiovasc Imaging, 2017,33(1):39-46.

[48] Kemal HS, Kayikcioglu M, Kultursay H, et al.

Right ventricular free-wall longitudinal speckle tracking strain in patients with pulmonary arterial hypertension under specific treatment. Echocardiography, 2017,34(4):530-536.

[49] Fukuda Y, Tanaka H, Sugiyama D, et al. Utility of right ventricular free wall speckle-tracking strain for evaluation of right ventricular performance in patients with pulmonary hypertension. J Am Soc Echocardiogr, 2011,24(10):1101-1108.

[50] Hardegree EL, Sachdev A, Villarraga HR, et al. Role of serial quantitative assessment of right ventricular function by strain in pulmonary arterial hypertension. Am J Cardiol, 2013,111(1):143-148.

[51] Sachdev A, Villarraga HR, Frantz RP, et al. Right ventricular strain for prediction of survival in patients with pulmonary arterial hypertension. Chest, 2011,139(6):1299-1309.

[52] Fukuda S, Gillinov AM, McCarthy PM, et al. Echocardiographic follow-up of tricuspid annuloplasty with a new three-dimensional ring in patients with functional tricuspid regurgitation. J Am Soc Echocardiogr, 2007,20:1236-1242.

[53] Shukla M, Park JH, Thomas JD, et al. Prognostic value of right ventricular strain using speckle-tracking echocardiography in pulmonary hypertension: a systematic review and meta-analysis. Can J Cardiol, 2018,34(8): 1069-78.

[54] Hulshof HG, Eijsvogels TMH, Kleinnibbelink G, et al. Prognostic value of right ventricular longitudinal strain in patients with pulmonary hypertension: a systematic review and meta-analysis. Eur Heart J Cardiovasc Imaging, 2019,20(4):475-484.

[55] Lisi M, Cameli M, Righini FM, et al. RV Longitudinal deformation correlates with myocardial fibrosis in patients with end-stage heart failure. JACC Cardiovasc Imaging, 2015,8(5):514-522.

[56] Verhaert D, Mullens W, Borowski A, et al. Right ventricular response to intensive medical therapy in advanced decompensated heart failure. Circ Heart Fail, 2010,3(3): 340-346.

[57] Guendouz S, Rappeneau S, Nahum J, et al. Prognostic significance and normal values of 2D strain to assess right ventricular systolic function in chronic heart failure. Circ J, 2012,76(1):127-136.

[58] Sade LE, Ozin B, Atar I, et al. Right ventricular function is a determinant of long-term survival after cardiac resynchronization therapy. J Am Soc Echocardiogr, 2013,26(7):706-713.

[59] Motoki H, Borowski AG, Shrestha K, et al. Right ventricular global longitudinal strain provides prognostic value incremental to left ventricular ejection fraction in patients with heart failure. J Am Soc Echocardiogr, 2014,27(7):726-732.

[60] Iacoviello M, Citarelli G, Antoncecchi V, et al.

Right ventricular longitudinal strain measures independently predict chronic heart failure mortality. Echocardiography, 2016,33(7):992-1000.

[61] Freed BH, Daruwalla V, Cheng JY, et al. Prognostic utility and clinical significance of cardiac mechanics in heart failure with preserved ejection fraction: importance of left atrial strain. Circ Cardiovasc Imaging,2016,9(3): e003754.

[62] Seo J, Jung IH, Park JH, et al. The prognostic value of 2D strain in assessment of the right ventricle in patients with dilated cardiomyopathy. Eur Heart J Cardiovasc Imaging, 2019,20(9):1043-1050.

[63] Gumus F, Saricaoglu C, Inan MB, et al. Right ventricular strain to assess early right heart failure in the left ventricular assist device candidate. Curr Heart Fail Rep, 2019,16(6):212-219.

[64] Cameli M, Lisi M, Righini FM, et al. Speckle tracking echocardiography as a new technique to evaluate right ventricular function in patients with left ventricular assist device therapy. J Heart Lung Transplant, 2013,32(4):424-430.

[65] Kato TS, Jiang J, Schulze PC, et al. Serial echocardiography using tissue Doppler and speckle tracking imaging to monitor right ventricular failure before and after left ventricular assist device surgery. JACC Heart Fail, 2013,1(3):216-222.

[66] Grant AD, Smedira NG, Starling RC, et al. Independent and incremental role of quantitative right ventricular evaluation for the prediction of right ventricular failure after left ventricular assist device implantation. J Am Coll Cardiol, 2012,60(6):521-528.

[67] Gumus F, Durdu MS, Cakici M, et al. Right ventricular free wall longitudinal strain and stroke work index for predicting right heart failure after left ventricular assist device therapy. Interact Cardiovasc Thorac Surg, 2019,28(5):674-682.

[68] Magunia H, Dietrich C, Langer HF, et al. 3D echocardiography derived right ventricular function is associated with right ventricular failure and mid-term survival after left ventricular assist device implantation. Int J Cardiol, 2018,272:348-355.

[69] Park JH, Negishi K, Kwon DH, et al. Validation of global longitudinal strain and strain rate as reliable markers of right ventricular dysfunction: comparison with cardiac magnetic resonance and outcome. J Cardiovasc Ultrasound, 2014,22(3):113-120.

[70] Chang WT, Liu YW, Liu PY, et al. Association of decreased right ventricular strain with worse survival in non-acute coronary syndrome angina. J Am Soc Echocardiogr, 2016,29(4):350-358.e4.

[71] Antoni ML, Scherptong RW, Atary JZ, et al. Prognostic value of right ventricular function in patients after acute myocardial infarction treated with primary percutaneous coronary intervention. Circ Cardiovasc Imaging, 2010,3(3):264-271.

[72] Park SJ, Park JH,Lee HS,et al.Impaired RV global longitudinal strain is associated with poor long-term clinical outcomes in patients with acute inferior STEMI.JACC Cardiovasc Imaging, 2015,8(2):161-169.

[73] Gorter TM,Lexis CP,Hummel YM,et al. Right ventricular function after acute myocardial infarction treated with primary percutaneous coronary intervention(from the Glycometabolic Intervention as Adjunct to Primary Percutaneous Coronary Intervention in ST-Segment Elevation Myocardial Infarction III Trial).Am J Cardiol, 2016,118(3):338-344.

[74] Goedemans L, Hoogslag GE, Abou R, et al. ST-segment elevation myocardial infarction in patients with chronic obstructive pulmonary disease: prognostic implications of right ventricular systolic dysfunction as assessed with two-dimensional speckle-tracking echocardiography.J Am Soc Echocardiogr, 2019,32(10):1277-1285.

[75] Teske AJ, Cox MG, Te Riele AS, et al. Early detection of regional functional abnormalities in asymptomatic ARVD/C gene carriers. J Am Soc Echocardiogr,2012,25(9):997-1006.

[76] Mast TP, Teske AJ, Walmsley J, et al. Right ventricular imaging and computer simulation for electromechanical substrate characterization in arrhythmogenic right ventricular cardiomyopathy. J Am Coll Cardiol, 2016,68(20): 2185-2197.

[77] Sanz J, Sanchez-Quintana D, Bossone E, et al. Anatomy, function and dysfunction of the right ventricle. JACC state-of-the art review. J Am Coll Cardiol, 2019,73(12):1463–1482.

[78] Mast TP, Taha K, Cramer MJ, et al. The prognostic value of right ventricular deformation imaging in early arrhythmogenic right ventricular cardiomyopathy. JACC Cardiovasc Imaging, 2019,12(3):446-455.

[79] Mukherjee M, Chung SE, Ton VK, et al. Unique abnormalities in right ventricular longitudinal strain in systemic sclerosis patients. Circ Cardiovasc Imaging, 2016,9(6):e003792.

[80] Mukherjee M, Mercurio V, Tedford RJ, et al. Right ventricular longitudinal strain is diminished in systemic sclerosis compared with idiopathic pulmonary arterial hypertension. Eur Respir J, 2017,50(5):1701436.

[81] Kusunose K, Popovic ZB, Motoki H, et al. Prognostic significance of exercise-induced right ventricular dysfunction in asymptomatic degenerative mitral regurgitation. Circ Cardiovasc Imaging,2013,6(2):167-176.

10

应变成像应用前景

Nobuyuki Kagiyama, Sirish Shrestha, Partho P. Sengupta

应变超声心动图自 20 世纪 90 年代诞生以来，在过去的 20 年间不断发展。目前，整体长轴应变（GLS）已经得以标准化，成为一个可靠的临床诊断和预后指标，在多种疾病中相对于传统收缩功能指标（如左心室 EF）具有明显的优越性。但是，其仍存在一些挑战。不同厂家间的应变值需要标准化和统一。由美国超声心动图学会和欧洲心血管影像协会牵头的应变标准化工作组已经在降低厂家间的 GLS 差异方面取得了进展，推动其成为一个可靠的稳健指标[1-2]。但因其在心肌机械性评价方面仍表现出明显的重测变异度（图 10.1）和厂家间差异（图 10.2）[3-5]，对于局部应变仍较为困难，这就给临床应用造成了重要的阻碍。对图像质量的高度依赖和无法采用心脏造影图像也限制了应变的应用。此外，应变曲线和数值的陌生性、学习曲线和认知负荷都影响了使用者对结果的解读和交流。尽管如此，美国最近引入的新的现行程序术语代码以报道心肌应变成像结果，加速了应变在临床实践中的应用。鉴于临床的新需求，本章将对临床和科研领域中应变

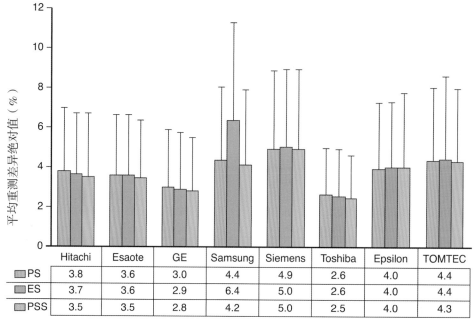

图 10.1 局部应变的重测变异度。各厂家的节段性长轴峰值（PS）、收缩期（ES）和收缩后收缩（PSS）应变的重测差异绝对值相似。但是，绝对值差异 4% 已经比较大，标准差意味着个体重测的绝对差异可能达到 8%，即相对变化达到 30%~50%（引自 Mirea O, Pagourelias ED, Duchenne J, et al. Variability and reproducibility of segmental longitudinal strain measurement: a report from the EACVI-ASE Strain Standardization Task Force. JACC Cardiovasc Imaging, 2018, 11:15−24.)

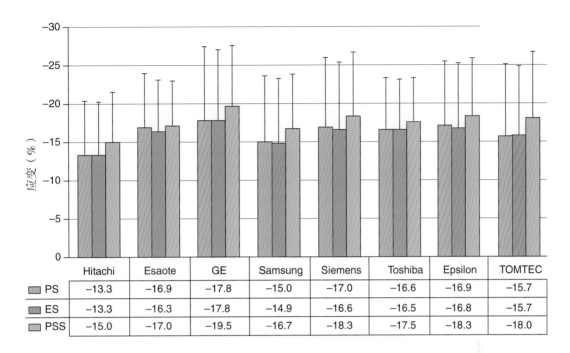

	Hitachi	Esaote	GE	Samsung	Siemens	Toshiba	Epsilon	TOMTEC
PS	−13.3	−16.9	−17.8	−15.0	−17.0	−16.6	−16.9	−15.7
ES	−13.3	−16.3	−17.8	−14.9	−16.6	−16.5	−16.8	−15.7
PSS	−15.0	−17.0	−19.5	−16.7	−18.3	−17.5	−18.3	−18.0

图 10.2 各厂家的平均节段性长轴峰值（PS）、收缩末期（ES）和收缩后收缩（PSS）应变。同一个患者采用不同厂家软件测得的平均局部应变差异范围在 14%~18%，标准差也较大（引自 Mirea O, Pagourelias ED, Duchenne J, et al. Variability and reproducibility of segmental longitudinal strain measurement: a report from the EACVI-ASE Strain Standardization Task Force. JACC Cardiovasc Imaging, 2018, 11:15−24.）

超声心动图的机遇和创新进行介绍，为读者展示应变成像的未来发展方向。

应变成像作为临床试验中的生物标记物

应变成像即将成为临床试验中的替代性终点指标。尽管硬性的终点指标，比如死亡率，对医学研究十分重要，但观察到这些终点往往需要很大的样本量和长期的随访。传统上，左心室 EF 被认为是反映心脏收缩功能变化的替代性终点指标。但是，对于受过训练的观察者，GLS 的可靠性已经被良好的重复性证

实。已有不少临床试验开始采用应变作为一个可重复的客观终点指标。比如，Ikonomidis 等对白介素 12 阻滞剂对牛皮癣患者心脏功能的影响进行研究，就是以应变参数作为首要结局指标[6]。结果表明抗白介素组的 GLS 改善显著好于肿瘤坏死因子 α 组和环孢霉素组。类似的，很多大型队列研究，如哥本哈根心脏研究和 ARIC 研究，都是用斑点追踪技术进行左心室收缩功能分析[7-8]。值得注意的是，左心室 EF 在各组间无区别。应变指导的化疗干预以改善心血管结局研究（Strain Surveillance of Chemotherapy for improving

Cardiovascular Outcomes, SUCCOUR）[9] 是另一个特色研究，该研究比较了应变与常规超声心动图指标的效力。在该研究中，进行蒽环类药物化疗的老年患者被随机分配至 GLS 或左心室 EF 指导的干预组（图 10.3）。在 GLS 干预组，随访期间（3、6、9 和 12 个月）GLS 相对减低 12% 被定义为启动心脏保护治疗的阈值，而左心室 EF 指导组需达到常规 EF 阈值（无症状者二维 EF 降低 > 5%，或无症状者二维 EF 降低至 < 55%）。在 307 例随访期超过 1 年的患者中，GLS 指导组的化疗心脏毒性发生率明显较低 [9（5.8%）*vs.* 21（13.7%），$P = 0.022$]，尽管首要终点指标 EF 的变化是相似的（-3.0% *vs.* -2.7%，$P = 0.69$）[10]。

因此，应变检出轻微收缩功能不良的能力无法用 EF 评估 [11]，提示应当将其作为早期心血管疾病收缩功能评价的主流指标。总结这些随机临床试验的证据，有助于进一步形成应变临床应用的推荐共识。此外，Aguilar 及其同事报道了"考古"应变超声心动图，是指对早期的原始模拟信号超声图像进行数字化应变分析 [12]。该技术将为使用早期超声心动图图像研究亚临床左心室功能不良对结局的影响提供机会。

三维应变成像

尽管二维应变成像已经在临床研究中发挥重要作用，其仍具有一些固有的局限性。首先，心脏是三维结构，其运动（收缩和舒张）不仅发生在声束方向上，也在肌纤维方向上。因此，某些心肌可能垂直于声束运动（穿平面现象），二维斑点追踪可能无法在心动周期中追踪到同层的心肌。其次，二维斑点追踪提供牛眼图以代表心脏的所有节段。但其实际上是从三个标准切面（心尖二腔、三腔、四腔）重建得到的，可能会忽略这些切面没有包括的一些细节异常。此外，由于个体心脏形态的不同，获取这三个切面的探头位置和方向也可能不同。各切面的心跳也不一致。这些不足可以被三维超声心动图获得的应变克服，因此三维应变理论上是研究心脏机械功能的更优技术。尽管三维超声心动图同二维相比具有图像质量和帧频较低的缺点，目前最新的技术在这些方面已经有所改进。最新的三维技术能够在单心动周期内完成全左心室的扫描，图像质量良好，容积帧频达到 30 帧 / 秒以上，已经接近后处理过程中用以分析应变的时间分辨率。对三维应变的标准化和进一步的现实条件下的二维 - 三维比较将可以验证其临床应用可行性。

主应变、纤维方向和材料学特性

尽管目前的应变在三个独立的方向（长轴、环向和径向）上对心肌形变或面积变化进行定量，实际的心肌是由三层不同的肌纤维构成的，其收缩方向各异。因此，目前的应变方向均未与心肌生理收缩的特定方向对应。主应变分析等技术可以描述多维心肌形变，兼顾肌纤维方向和收缩方向。主应变描述了产生负荷方向的最大形变，通常与心肌纤维方向相关。同主应变方向垂直方向的应变称为次应变（图 10.4）[13-15]，该技术有助于提供心肌收缩的整合信息，而不是孤立的长轴、环向和径向应变。Mangual 等 [13] 在健康人群中进行主应变分析，结果显示主应变同已知的人体肌纤维方向和激励顺序高度相符（图 10.5）。此外，Pedrizzetti 等 [14] 对高血压患者进行该分析，发现尽管长轴和环向应变同健康人相似，但次应变可以将高血压患者和健康人区分开（图 10.6）。

除肌纤维方向外，心肌材料学特征还可以通过剪切波成像进行评估。应用该技术，每一小块心肌都能由聚焦超声产生的声放射力所代表，并且剪切波的传播（剪切负荷引

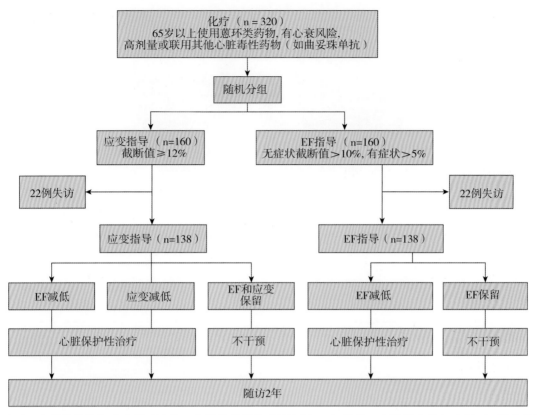

图 10.3 应变指导的化疗干预以改善心血管结局研究（SUCCOUR）设计。本图显示了 SUCCOUR 研究的流程图，GLS 在其中发挥了关键的治疗指导作用（引自 Negishi T, Thavendiranathan P, Negishi K, et al. Rationale and design of the strain surveillance of chemotherapy for improving cardiovascular outcomes: The SUCCOUR Trial. JACC Cardiovasc Imaging, 2018, 11:1098-1105.）

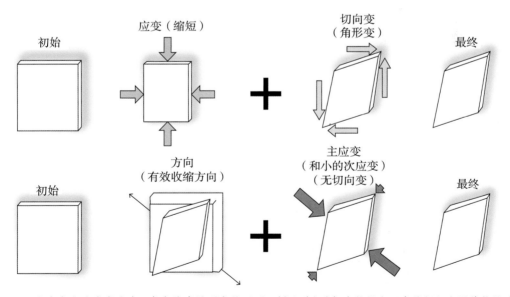

图 10.4 主应变和次应变方向。每个体素的形变处理可以描述（上方）为长轴和环向缩短加上沿着长轴（扭转）和环向（旋转）切向形变。同样的过程，还可以被描述为（下方）既得主方向上的主应变加上横断方向的次应变，无切向变（引自 Pedrizzetti G, Sengupta S, Caracciolo G, et al. Three-dimensional principal strain analysis for characterizing subclinical changes in left ventricular function. J Am Soc Echocardiogr, 2014, 27:1041-1050.e1.）

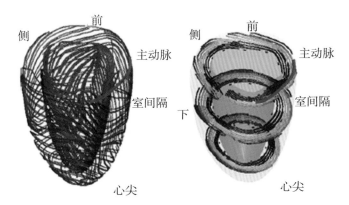

图 10.5　收缩末期心肌三维主应变线性模式图。(左)心外膜层为蓝色流线，心内膜层为红色流线。(右)三个解剖平面的短轴切面(基底、中间、心尖)，流线模式从外膜下的蓝色变为内膜下的红色(引自 Mangual JO, De Luca A, Toncelli L, et al. Three-dimensional reconstruction of the functional strain-line pattern in the left ventricle from 3-dimensional echocardiography. Circ Cardiovasc Imaging, 2012, 5:808−809.)

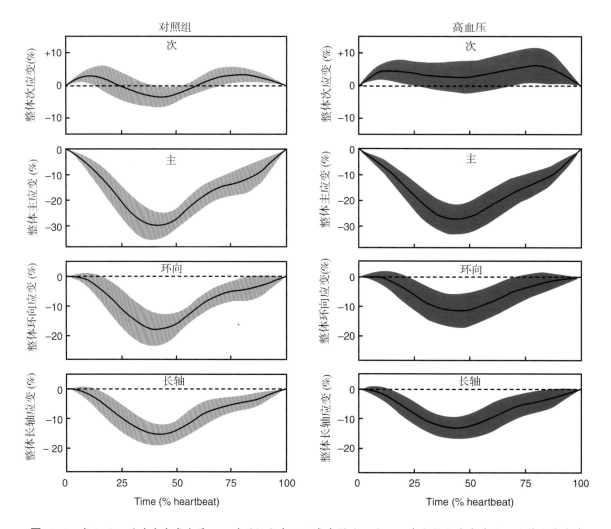

图 10.6　高血压心脏病应变成分展示。对照组和高血压患者的次、主、环向和长轴应变曲线。尽管主应变有所保留，但次应变已发生改变

起的位移垂直方向上传播的波）可以通过超快速超声心动图观察到，其时间分辨率可达数千帧/秒（图10.7，图10.8）。剪切波传播方向同主波方向垂直，其传播速度由纤维方向（平行于纤维方向较快）和组织硬度决定（软组织较慢）（图10.9）。采用该技术，Lee等[16]在活体开胸羊的心脏上研究了心肌纤维方向，Pernot及其同事[17-18]则在开胸羊、健康成人、高血压患者和儿童肥厚型心肌病患者上测量了心肌的舒张期僵硬度（图10.9）。Petrescu等[19-20]进一步应用了此技术，他们直接使用了二尖瓣和主动脉瓣关闭产生的自然剪切波，而不是生成的虚拟剪切波（图10.10）。他们的结果显示，该自然剪切波的速度在心肌淀粉样变患者中较快，在健康人群中与年龄相关，其僵硬度与舒张功能不良和充盈压有关（图10.11）[20]。

考虑到应变超声心动图在直接测量心肌材料学特征上的不足，剪切波成像可补充用于更精确的组织定征，特别是测量心肌弹性。此外，尽管应变作为心肌功能无创评价指标可反映收缩功能，但其并不能直接反映心肌收缩力。使用剪切波成像估计收缩期心肌僵硬度将有助于更好地评价心肌收缩力，而对舒张期僵硬度的评估将有助于更好地描述心脏舒张功能。但目前该技术还不成熟，仍有

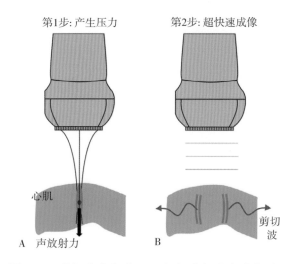

图10.7 剪切波成像原理。（A）剪切波由外部的超声刺激产生，在焦区引起垂直于波方向的组织位移。（B）剪切波可以由超声探头发出的脉冲平面波（10,000Hz）测得。将脉冲超声信号存储在电脑上，离线生成图像（引自 Villemain O, Correia M, Khraiche D, et al. Myocardial stiffness assessment using shear wave imaging in pediatric hypertrophic cardiomyopathy. JACC Cardiovasc Imaging, 2018, 11:779−781.）

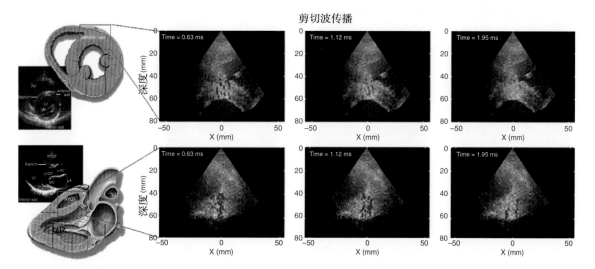

图10.8 剪切波传播。本剪切波弹性成像显示了剪切波在室间隔短轴（上方）和长轴（下方）方向的传播，发生在外部刺激后 60~80ms（引自 Villemain O, Correia M, Khraiche D, et al. Myocardial stiffness assessment using shear wave imaging in pediatric hypertrophic cardiomyopathy. JACC Cardiovasc Imaging, 2018, 11:779−781.）

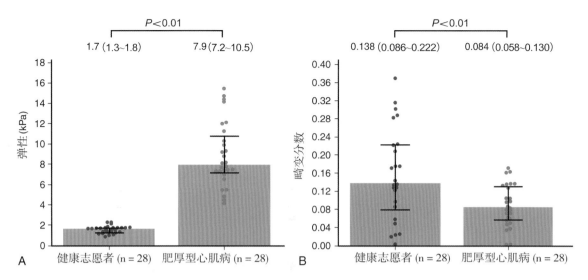

图 10.9　健康志愿者和肥厚型心肌病患者的剪切波成像。（A，B）弹性和畸变分数的结果显示肥厚型心肌病患者心肌僵硬度显著增强（引自 Villemain O, Correia M, Khraiche D, et al. Myocardial stiffness assessment using shear wave imaging in pediatric hypertrophic cardiomyopathy. JACC Cardiovasc Imaging, 2018, 11:779-781.）

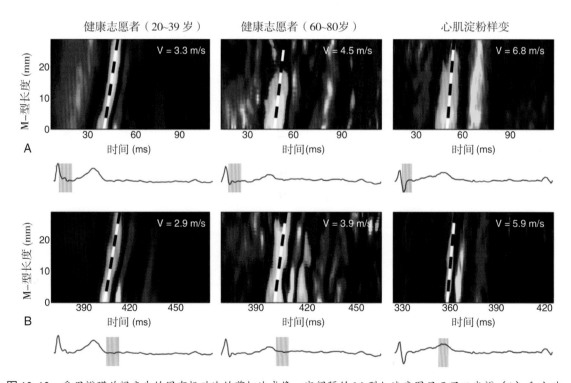

图 10.10　采用瓣膜关闭产生的固有振动波的剪切波成像。室间隔的 M 型加速度图显示了二尖瓣（A）和主动脉瓣（B）关闭的剪切波传播速度（V），三组人群分别为健康志愿者（20~39 岁）和老年志愿者（60~80 岁）以及一例心肌淀粉样变患者（CA）。随着心肌僵硬度增加，传播速度加快（虚线更加陡峭）。心电图上标记的区域表示 M 型图像所显示的时间（引自 Petrescu A, Santos P, Orlowska M, et al. Velocities of naturally occurring myocardial shear waves increase with age and in cardiac amyloidosis. JACC Cardiovasc Imaging, 2019, 12:2389-2398.）

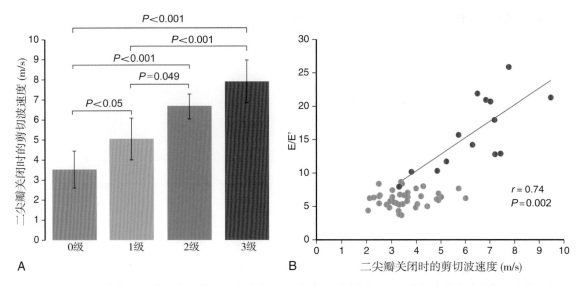

图 10.11 不同程度舒张功能不良的剪切波速度变化。（A）二尖瓣关闭后的剪切波速度随着舒张功能不良的加重而加快（0~3 级）。（B）二尖瓣关闭后的剪切波速度同左心室充盈压的替代指标 E/E′ 相关（注意红色相关线只适用于红色的心肌淀粉样变患者的数据点）

众多假设和不足，其结果受到心脏形态和解剖结构的影响。在其准备好进行临床应用前，还需要更多的研究。

应变与其他影像模式融合

在超声技术不断发展的同时，多种影像模式融合技术也逐渐形成，可以提高心血管异常的检出率，减少假阳性诊断。融合成像利用超声的高时间分辨率来捕捉心血管系统的功能信息，结合其他高对比和高空间分辨率的影像模式，如 MRI、CT、PET 来优化解剖结构的检测。这些数据的整合，通过不同的追踪方式，能够提供的诊断能力优于任何单独的影像模式。例如，对于准确评估缺血性心脏病中心肌梗死面积和冠脉狭窄的关系，有时很难在脑海中将三维应变图与不同的冠脉解剖对应起来。针对该问题，Mor-Avi 及其同事研究表明，三维应变和冠脉 CT 造影的融合图像能够成为负荷试验的重要替代手段[21]（图 10.12）。在结构性心脏病中，三维超声心动图和造影的融合目前已经应用于临床实践，在介入性操作中作为实时引导的有力工具。相似的应用也适用于应变成像，特别是三维应变。 比如，临床试验已经表明在心脏再同步化治疗中采用应变引导左心室导联放置能够提高治疗效果[22-23]，并且三维应变和造影的融合成像是可行的[24]，很快将出现相应的实时融合图像。

人工智能和机器学习

人工智能（AI）计算机科学领域的技术，旨在建立能够通过学习和经验以类似人类智能的方式执行推理、自然语言处理、语音识别等任务。机器学习是 AI 的一种，其采用不同的算法和统计模型以解析数据规律，从而执行有监督的预测或分级、无监督的聚类观察或根据既定目标寻找最佳方法等任务[25]。鉴于其大数据管理能力，机器学习在消费和科学等领域广泛应用，包括心血管成像。该技术也可能对应变超声评估心脏功能起到推动作用。

将应变引入临床实践的主要阻碍在于，该技术具有一定技术性，会消耗时间和精力，需要经验来达到较好的重复性。但是，这些阻碍可能被基于机器学习的自动化程序所解

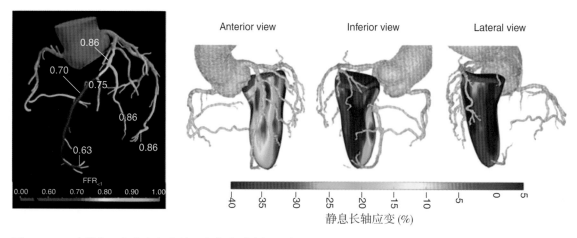

图 10.12　造影和三维应变超声的融合成像（左）。基于 CT 的冠脉血流储备分析显示左前降支中段明显狭窄（右）前间隔和间隔可观察到明显的静息应变异常，显示为红 – 橙 – 黄区域（引自 Mor-Avi V, Patel MB, Maffes-santi F, et al. Fusion of three-dimensional echocardiographic regional myocardial strain with cardiac computed tomography for noninvasive evaluation of the hemodynamic impact of coronary stenosis in patients with chest pain. J Am Soc Echocard, 2018, 31:664−673.）

决。一项最新的研究显示了基于机器学习的应变自动化程序的可行性：全自动识别超声切面并进行心腔节段划分，完成包括 GLS 在内的心脏功能分析[26]。在该研究中自动测量和人工测量的 GLS 的绝对差异中位数只有1.6%。相似的基于机器学习的超声指标自动测量已经在手持超声设备中实现。2018 年，GE 发布了口袋型超声设备，能够通过机器学习技术实现自动左心室 EF 评估[27]。因此，未来可能出现产品化的能够自动应变分析的手持设备，作为常规物理诊断的有力辅助。

　　AI 还能帮助采集超声图像。2020 年，FDA 批准了一项超声软件，能够指导操作者获取适当的图像[28]。该软件对获得的图像进行实时评估，指导对探头角度进行调整。该技术将有助于提高重复性，将图像采集统一化，对应变超声十分有利，特别是在序惯重复检查的情况下。

　　机器学习的另一个潜在应用是能够将应变成像的大量数据进行整合。比如，心动周期中各切面的整体和局部各节段的应变及应变率产生大量数据，令临床医生难以整合

得出有用的结论。同时高维度和大样本的数据还带来了异质性、信噪比和伪相关等传统统计方法难以解决的问题[1]。因此，很多应变参数被放弃，只有 GLS 和峰值心房应变等少数参数得以应用。机器学习采用的新的统计思路和计算方法将有望能够处理应变超声产生的这些大量的、高维度的复杂数据。Tabassian 等[29]的研究证明了这一点，他们设计的机器学习模型，能够整合静息和负荷超声心动图产生的应变和应变率的全部时空信息（图 10.13）。结果显示相对于单一代表性指标，如峰值收缩和早期舒张应变等，全部时空数据整合后能够更好地判断患者疾病状态（图 10.14），以及功能情况（图10.15）。这些结果说明机器学习能够从应变成像中挖掘出被目前技术所忽略的信息。

组织工程学中的应变成像

　　应变成像还可能在心脏组织工程学中发挥重要作用。在心脏组织工程学中，生物机械和生理学细胞和非细胞材料被注射入受损心肌以阻止或逆转重构。很多含或不含干细胞或

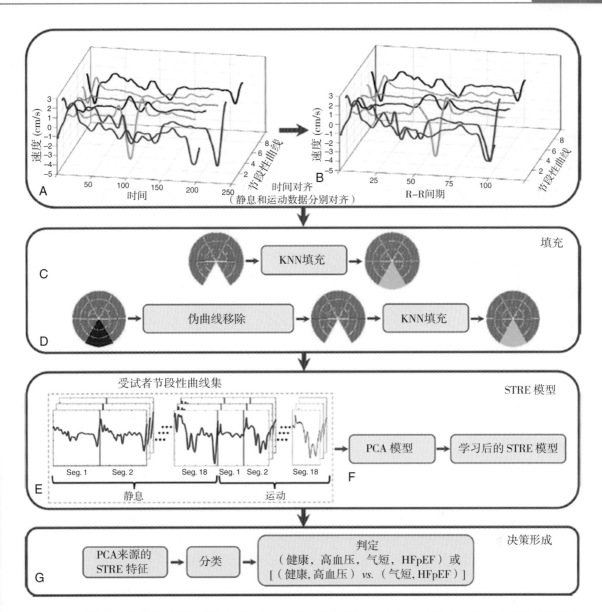

图 10.13 将综合应变信息通过机器学习进行整合。第一步是将静息（A）以及运动（B）状态下的每条曲线进行时间对齐。下一步包括伪曲线移除和缺失值填充（C, D）。将每个受试者的 18 节段曲线关联起来（E）经过机器学习算法处理（F）。最后，计算后的数据用于建立分类系统，并对受试者分类进行决策（G）。KNN：K 最临近算法；PCA：主成分分析；STRE：运动 – 静息时空关联（引自 Tabassian M, Sunderji I, Erdei T, et al. Diagnosis of heart failure with preserved ejection fraction: machine learning of spatiotemporal variations in left ventricular deformation. J Am Soc Echocardiog, 2018, 31:1272–1284.e9.）

基因的水凝胶被用于加厚心肌，以减少异常负荷[30]。为了设计理想的材料，需要在操作前后对心肌的生物机械特性进行迭代评估，因此无创成像非常重要。Plotkin 等[31]在鼠心梗模型左心室重构过程中注射水凝胶，比较了左心室壁厚度和心脏功能的变化（左心室容积、短轴缩短率和 EF）。采用影像技术测量心肌的功能和机械特性（如应变、纤维方向和僵硬度）将在该领域起到重要作用，能够在过程中无创、重复且敏感的评估材料特性的变化。

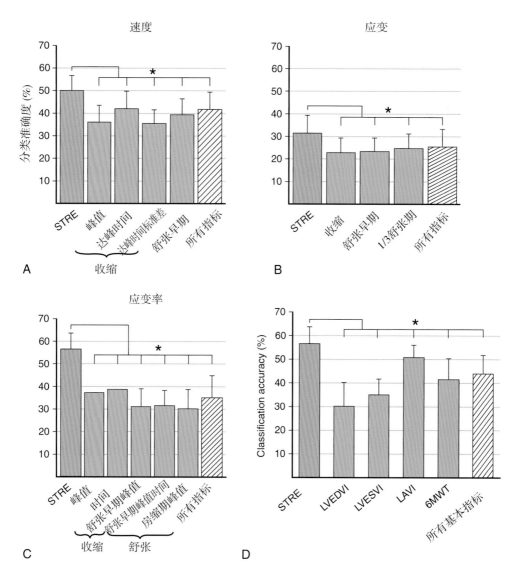

图 10.14　基于机器学习的整合应变信息和临床分类的相关性。本组样本量为 100（年龄 69±7 岁），患者分为四类：健康、高血压、呼吸困难、EF 保留的心衰。结果表明机器学习在患者分类方面优于速度（A）、应变（B）和应变率（C）的标准指标。实际上，机器学习算法得到的应变率，优于其他所有影像指标（D）。6MWT：6 分钟步行试验；LAVI：左心房容积指数；LVEDVI：左心室舒张末期容积指数；LVESVI：左心室收缩末期容积指数。STRE：运动－静息时空关联

在 In silico 试验中的应用

医学研究所需经费不断增加。2019 年报道，研发一种新药并获得市场批准需要 26 亿美元 [32]。In silico 试验是一种新型的医学研究方式，治疗性干预在个体化的计算机模拟模型中进行，而不是人体或动物样本上。模拟模型有很多优点，包括生成具有异质性的人群样本并采集数据。同传统的医学研究相比，In silico 试验实施相对较快，高效且经济，行政管理阻碍少。该方式已经成为药物研发和设计过程中的重要一环 [1,33-35]。

In silico 试验还可能在探索某些心血管疾病机制和研究心肌材料学特性中发挥优势。尽

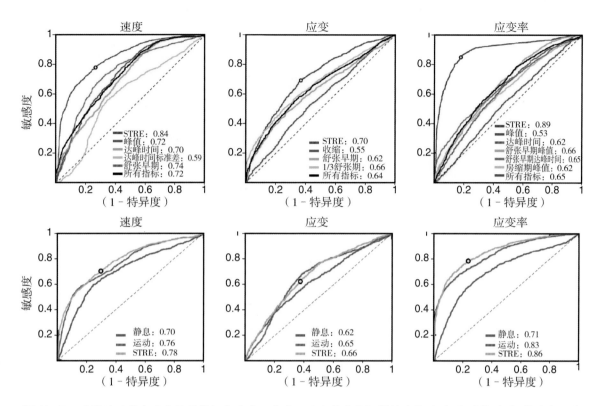

图 10.15 通过运动静息时空关联指标和速度、应变以及应变率指标判断症状（A）和功能（B）的对比。功能评估采用 6 分钟步行试验，截断值为 400 米。STRE：运动 – 静息时空关联

管已经有能够单独模拟心脏功能的电和机械反应的计算模型，但能够模拟整个心脏功能反应（包括机械形变、血流动力学和电传导）的模型最近才被 Living Heart 计划建立出来 [2]。该模型对应变成像十分有利，因为在其中能够对心肌形变进行定量，包括环向和长轴应变。Dabiri 等 [3] 就基于三维斑点追踪超声心动图建立了一种模型来测量左心室的机械特性。研究采用了 16 节段应变数据。这标志着心血管研究的重要进步，联合计算机模型和机器学习技术能够为应变信息获取和评估心肌机械特性变化提供一种有效的策略。该技术可应用于对疾病心脏进行模拟治疗性干预的反应评估。

结　论

　　超声心动图应变成像已经能够为心脏功能评价提供具有良好重复性和敏感度的测量指标。未来，推进其应用于心脏疾病精准分型的研究将使其在临床实践和科研中发挥更广泛的作用。这些应用结合应变强有力的预后价值，将使应变超声心动图成为临床试验或患者选择的重要终点指标（取代 EF），也能作为针对亚临床（A 级和 B 级）心衰的治疗研究的结局监测指标。局部应变、三维应变、主应变分析和剪切波成像（同 AI 技术下的自动化和数据整合发展一起）的进步将提高临床应用中应变算法的精确度和标准化程度（主旨插图 10.1）。此外，合成数据的出现以及 FDA 对 In silico 试验的认可将有助于应变算法的进步，为新的心血管治疗手段的设计和效果评估提供帮助。

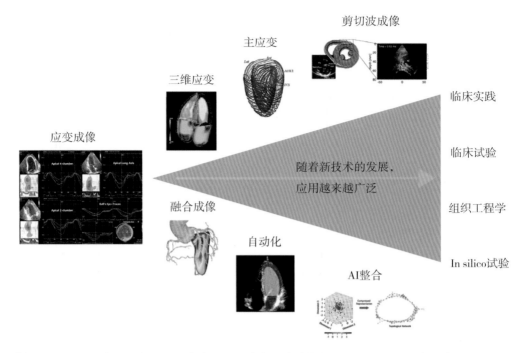

主旨插图 10.1　应变成像的新技术和未来应用。将来，随着新技术的出现，应变成像将应用越来越广泛。
AI：人工智能

参考文献

[1] Edvardsen T, Haugaa KH. Strain echocardiography: from variability to predictability. JACC Cardiovasc Imaging, 2018,11:35-37.

[2] Yang H, Marwick TH, Fukuda N, et al. Improvement in strain concordance between two major vendors after the strain standardization initiative. J Am Soc Echocardiogr, 2015,28:642-648.e7.

[3] Ünlü S, Mirea O, Pagourelias ED, et al. Layer-specific segmental longitudinal strain measurements: capability of detecting myocardial scar and differences in feasibility, accuracy, and reproducibility, among four vendors. A report from the EACVI-ASE Strain Standardization Task Force. J Am Soc Echocardiogr, 2019,32:624-632.e11.

[4] Mirea O, Pagourelias ED, Duchenne J, et al. Variability and reproducibility of segmental longitudinal strain measurement: a report from the EACVI-ASE Strain Standardization Task Force. JACC Cardiovasc Imaging, 2018,11:15-24.

[5] Mirea O, Pagourelias ED, Duchenne J, et al. Intervendor differences in the accuracy of detecting regional functional abnormalities: a report from the EACVI-ASE Strain Standardization Task Force. JACC Cardiovasc Imaging,2018,11:25-34.

[6] Ikonomidis I, Papadavid E, Makavos G, et al. Lowering interleukin-12 activity improves myocardial and vascular function compared with tumor necrosis factor-a antagonism or cyclosporine in psoriasis. Circ Cardiovasc Imaging, 2017,10:e006283.

[7] Biering-Sørensen T, Biering-Sørensen SR, Olsen FJ, et al. Global longitudinal strain by echocardiography predicts long-term risk of cardiovascular morbidity and mortality in a low-risk general population: the Copenhagen City Heart Study. Circ Cardiovasc Imaging, 2017,10:e005521.

[8] Nadruz Jr W, Kitzman D, Windham BG, et al. Cardiovascular dysfunction and frailty among older adults in the community: the ARIC Study. J Gerontol A Biol Sci Med Sci, 2017,72:958-964.

[9] Negishi T, Thavendiranathan P, Negishi K, et al. Rationale and design of the strain surveillance of chemotherapy for improving cardiovascular outcomes: The SUCCOUR Trial. JACC Cardiovasc Imaging, 2018, 11:1098-1105.

[10] Thavendiranathan P,Negishi T,Somerset E,et al.Strain-guided management of potentially cardiotoxic cancer therapy.J Am Coll Cardiol,2021,77(4):392-401.

[11] Kraigher-Krainer E, Shah AM, Gupta DK, et al. Impaired systolic function by strain imaging in heart failure with preserved ejection fraction. J Am Coll Cardiol, 2014,63:447-456.

[12] Aguilar FG, Selvaraj S, Martinez EE, et al. Archeological echocardiography: digitization and speckle tracking analysis of archival echocardiograms in the HyperGEN Study. Echocardiography (Mount Kisco, NY), 2016,33: 386-397.

[13] Mangual JO, De Luca A, Toncelli L, et al. Three-dimensional reconstruction of the functional strain-line pattern in the left ventricle from 3-dimensional echocardiography. Circ Cardiovasc Imaging, 2012,5:808-809.

[14] Pedrizzetti G, Sengupta S, Caracciolo G, et al. Three-dimensional principal strain analysis for characterizing subclinical changes in left ventricular function. J Am Soc Echocardiogr, 2014,27:1041-1050.e1.

[15] Pedrizzetti G, Kraigher-Krainer E, De Luca A, et al. Functional strain-line pattern in the human left ventricle.Phys Rev Lett, 2012,109:048103.

[16] Lee WN, Pernot M, Couade M, et al. Mapping myocardial fiber orientation using echocardiography-based shear wave imaging. IEEE Trans Med Imaging, 2012,31: 554-562.

[17] Pernot M, Lee WN, Bel A, et al. Shear wave imaging of passive diastolic myocardial stiffness: stunned versus infarcted myocardium. JACC Cardiovasc Imaging, 2016,9:1023-1030.

[18] Villemain O, Correia M, Khraiche D, et al. Myocardial stiffness assessment using shear wave imaging in pediatric hypertrophic cardiomyopathy. JACC Cardiovasc Imaging, 2018,11:779-781.

[19] Santos P, Petrescu AM, Pedrosa JP, et al. Natural shear wave imaging in the human heart: normal values, feasibility, and reproducibility. IEEE Trans Ultrason Ferroelectr Freq Control,2019,66:442-452.

[20] Petrescu A, Santos P, Orlowska M, et al. Velocities of naturally occurring myocardial shear waves increase with age and in cardiac amyloidosis. JACC Cardiovasc Imaging, 2019,12:2389-2398.

[21] Mor-Avi V, Patel MB, Maffessanti F, et al. Fusion of three-dimensional echocardiographic regional myocardial strain with cardiac computed tomography for noninvasive evaluation of the hemodynamic impact of coronary stenosis in patients with chest pain. J Am Soc Echocard, 2018,31: 664-673.

[22] Adelstein E, Alam MB, Schwartzman D, et al. Effect of echocardiography-guided left ventricular lead placement for cardiac resynchronization therapy on mortality and risk of defibrillator therapy for ventricular arrhythmias in heart failure patients (from the Speckle Tracking Assisted Resynchronization Therapy for Electrode Region [STARTER] trial). Am J Cardiol, 2014,113:1518-1522.

[23] Khan FZ, Virdee MS, Palmer CR, et al. Targeted left ventricular lead placement to guide cardiac resynchronization therapy: the TARGET study: a randomized, controlled trial. J Am Coll Cardiol, 2012,59:1509-1518.

[24] Gorcsan J, Ryo K, Onishi T, et al. Latest mechanical activation mapping by three dimensional strain echocardiography and feasibility of fusion imaging with fluoroscopy to guide left ventricular lead positioning for cardiac resynchronization therapy. J Am Coll Cardiol, 2014,63:A990.

[25] Kagiyama N, Shrestha S, Farjo PD, et al. Artificial intelligence: practical primer for clinical research in cardiovascular disease. J Am Heart Assoc, 2019,8:e012788.

[26] Zhang J, Gajjala S, Agrawal P, et al. Fully automated echocardiogram interpretation in clinical practice. Circulation,2018,138:1623-1635.

[27] LVivo EF. Cardiac tool now available for GE Vscan extend handheld mobile ultrasound,DAIC. 2018:26.

[28] Food and Drug Administration. FDA Authorizes Marketing of First Cardiac Ultrasound Software That Uses Artificial Intelligence to Guide User. Washington, DC: FDA,2020.

[29] Tabassian M, Sunderji I, Erdei T, et al. Diagnosis of heart failure with preserved ejection fraction: machine learning of spatiotemporal variations in left ventricular deformation.J Am Soc Echocardiogr, 2018,31:1272-1284.e9.

[30] Matai I, Kaur G, Seyedsalehi A, et al. Progress in 3D bioprinting technology for tissue/organ regenerative engineering. Biomaterials, 2019,226:119536.

[31] Plotkin M, Vaibavi SR, Rufaihah AJ, et al. The effect of matrix stiffness of injectable hydrogels on the preservation of cardiac function after a heart attack. Biomaterials, 2014,35:1429-1438.

[32] DiMasi JA, Grabowski HG, Hansen RW. Innovation in the pharmaceutical industry: new estimates of R&D costs. J Health Econ, 2016,47:20-33.

[33] Negishi T, Negishi K, Thavendiranathan P, et al. Effect of experience and training on the concordance and precision of strain measurements. JACC Cardiovasc Imaging, 2017,10:518-522.

[34] Negishi K, Negishi T, Kurosawa K, et al. Practical guidance in echocardiographic assessment of global longitudinal strain. JACC Cardiovasc Imaging, 2015,8: 489-492.

[35] Farsalinos KE, Daraban AM, Ünlü S, et al. Head-to-head comparison of global longitudinal strain measurements among nine different vendors: the EACVI/ASE Inter-Vendor Comparison Study. J Am Soc Echocardiogr, 2015,28:1171-1181.e2.